U0010876

跟古代名醫做料理

吃出好健康

根據病症，以古代內科權威 張仲景《傷寒論》的藥方，調配出的50道獨家料理

莊靜芬 醫師——著

晨星出版

藥食同源，最高的 AI 食療智慧

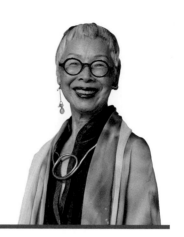

藥食為何同源？

　　小時候，常見母親莊淑旂博士捧讀《傷寒雜病論》，那時候她是中醫師的身分，她告訴我這一本是她最愛的一本醫書。後來，她到日本進修西醫，獲得慶應義塾大學醫學博士學位返臺後，我看她持續閱讀這本書，於是引發了我的好奇心。西醫小兒科出身的我，畢業於日本國立新潟大學醫科，當時中西醫學並用的醫生非常少，但是我們母女時常討論這本書裡面藥方的巧思。草本植物是取自大自然的藥材和食材，例如紅棗、當歸、茶葉等，因此始終支持「藥食同源」是自然醫學的特色之一，也是千錘百鍊的食療精華。至今，無論科技如何發達，尤其現在我們經歷了 COVID-19 和進入 AI 世代，人們最關心的是以最科技的健康方法幫助我們身體具有免疫力，故我稱之為「藥食同源是最高的 AI 食療智慧」，也因為「藥食同源」有許多被誤會之處，臺灣衛生福利部食品藥物管理署因此有一個連

結提供大家查詢，即「食物原料整合查詢平臺」[1]。我相信，中西醫學是可以互補互助的。

《傷寒論》經歷千年的考驗

有人說古代的研發可能退流行了，讓我先介紹《傷寒雜病論》千錘百鍊的過程。這本書的作者張機（150 年～ 219 年），字仲景，在東漢末年寫成此書，後世分為《傷寒論》與《金匱要略》兩部分，成為中醫臨床經典的範本。書名中的「傷寒」一詞，狹義來說，是「指人體感受風寒邪氣，感而即發的病證」；廣義來說，是「指一切外感病的總稱」。外感病是指風、寒、暑、濕、燥、火等六氣或六淫，包括疫癘之氣等，在不正常情況下出現了太過或不及，才會傷害萬物而引起疾病。也就是說，所有外來的邪氣傷人以後發生的疾病，統稱為「外感病」，共同的特徵是都會發熱。因此我們會進一步說，外感病即一切外感發熱病的總稱。這裡的「熱」，主要指這一類的病證皆以發熱為主要特點。

在古代，將所有因為外來邪氣而導致、以發熱為主要特徵的證候，都稱為「傷寒」。《傷寒論》全文共有 398 條條文，用藥 92 味。雖設計 113 個藥方，但因為有一個藥方叫「禹餘糧丸」，只有方名而無藥物，故通稱為 112 個藥方。書中明確定義了三大劑型：一、湯劑 99 個，例如吳茱萸湯；二、散劑 8 個，例如五苓散；三、丸劑 5 個，例如烏梅丸。

經過我這樣扼要的說明，相信您已經有了初步的認識。即使經歷了千年不同世代的臨床考驗，《傷寒雜病論》至今歷久不衰，故元、明朝以後敬稱張仲景為「醫聖」，《傷寒論》一書更被世人奉為傳統醫學內科的權威。

1　食物原料整合查詢平臺

　　https://consumer.fda.gov.tw/Food/Material.aspx?nodeID=160&p=2

這本書如何誕生？

2022 年，我在出版了《怎樣吃最健康 2.0》[2] 上下冊這套書之後，重讀《傷寒論》，多數以研讀張仲景藥方中的湯劑為主，心想如果能轉換成日常的食療料理，對大眾會是一件美事，於是我便開始著手寫稿。我一改再改全書框架，希望這本書適合普羅大眾，藥材如同食材，不必太貴，才能普及。

傳統醫學的五臟六腑重功能、重抽象和整體，而西醫的五臟六腑重形體，只看部位，例如精神官能症，西醫會思考是大腦的問題，而中醫會從心的角度去思考，所指「心」與「神」，實際上只包括了大腦功能的一部分，主要指的是人的精神、思維、意識的發源地，即藏神的地方。我整理出 50 種兩千年前一般民眾的常見疾病，發現至今這些疾病仍然很普遍，因此我沒有從西醫的角度來分類這些疾病。相信讀者從目錄可以看出，這 50 種疾病中沒有大病，因為大病就請一定要到醫院診治，避免因迷信而不就診，反而耽誤了健康。我將 50 種常見疾病寫成 50 篇，每一篇包含病症、藥方、莊醫師的話、調配料理四大部分。

在此提醒讀者，《傷寒論》書內提到的中藥材重量和容量是漢朝時期的重量容量規格，至今中藥界仍然是莫衷一是。雖然有很多中醫師、學者都曾發表文章或學術論文針對這個問題討論，但至今還是沒有定論。因此，所有中醫師在配藥上或者消費者到中藥房購買的藥方，都是依照中醫師本身的臨床經驗，或根據中藥房藥師的經驗而抓的量，故在藥方項目上，我沒有將之換算成現代的單位，請讀者參考就好。

在中藥材的呈現，我們邀請插畫家以彩畫描繪藥用植物與飲片，調配料理和食材（含藥材）則以實物照片呈現，希望以直觀、易懂的方式來普及參考，讓讀者可用於事先預防或病後調理。調配料理所使用的藥材分

2　《怎麼吃最健康 2.0》，莊靜芬，大大創意出版。

量，為了適合一般民眾日常食用，均已酌量減少，請大家不必擔心。若專為病人準備的料理，建議由專業醫師來調配藥方與分量。

這是全球首次根據《傷寒論》的藥方來調配料理，所以在設計食譜及烹飪後，都曾邀請親朋好友試吃，吃完大家讚不絕口，因此我將這份口福和讀者分享。大家知道我一向提倡「以食補代替藥補，以廚房代替藥房」，以健康為前提來滿足口腹之欲，這樣才會吃得安心、滿足和長壽。

感謝和感恩

自從退休後，每一年我都會完成一本醫療健康書，這是我對自我的期許，也是感謝和感恩母親的教誨。懷著喜悅的心情，以寫書的方式來紀念母親的冥誕，一方面可以延續她創立「莊淑旂基金會」對全民健康的貢獻，二方面可以實踐我對預防醫學的志向。

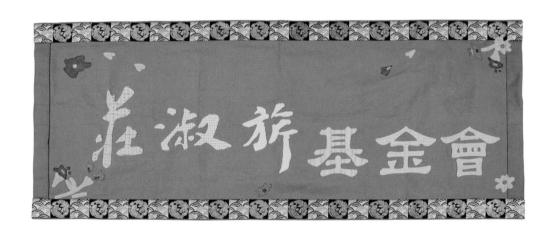

莊淑旂基金會董事長

莊靜芬於天母

2023 年 11 月

目　次 | CONTENTS

01

慢性咽喉炎

✿ 症狀

- 病人的喉嚨非常乾燥、疼痛腫大、出現聲音嘶啞。
- 其他的症狀有心煩、失眠、不容易入睡等。
- 頭髮出現焦枯，臉部有皺紋，皮膚很粗糙。
- 產生胃痛，經期不順的現象。

✿ 莊醫師的話

　　一早起床，發現吞下口水時有刺痛感，導致喝水、吃東西，甚至講話都受到影響，這種情況許多人都曾經歷不少次，大部分的人第一反應是覺得自己「是不是要感冒了？」有些人覺得，放著「一定會自然好」。不過，有些喉嚨痛的情形，其實沒這麼簡單，有可能是扁桃腺發炎，或者是咽喉炎，放著不管的話，嚴重起來還是有可能會危及生命的。

　　急性扁桃腺炎和感冒最明顯的差異是「喉嚨劇痛」，甚至「吞嚥困難」，與此同時還會有頭痛、耳朵痛與頸淋巴結腫痛，但卻不會有鼻水、鼻涕，症狀在急性期較輕微，往往只有吞嚥疼痛或者喉嚨異物感而已，但嚴重時，會出現頸淋巴結腫痛、頸部觸痛的症狀，病人可能扁桃腺化膿，連講話都會變得含糊不清；也有人是慢性扁桃腺炎，使得扁桃腺長期反覆發炎。

　　感冒、流感、扁桃腺炎、咽喉炎是完全不一樣的病症。感冒有時候不

藥方 | 豬膚湯

「少陰病，下利（腹瀉）、咽痛、胸滿（胸悶）、心煩，豬膚湯主之。」

——《傷寒論》條文 145

製法用量

豬皮二百兩，用十碗水煮成五碗水*。用刀子將豬皮的白油刮除乾淨，加入一碗蜂蜜和半碗白米磨成的米粉，然後混在一起煮熟，建議分六次食用。

*一碗水大約 200 ～ 250 毫升

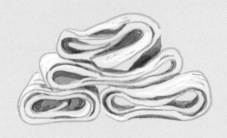

豬皮

主治

豬膚就是豬皮，功用在利咽喉而消腫痛，清心肺而除煩惱。《傷寒論》說豬膚湯的作用在於治療咽喉痛，因為豬皮白色的成分可以止痛，滋潤乾燥而消除煩惱；肺金清涼而司皮毛，豬皮善於清肺，肺氣清降，浮火歸根，則咽痛與煩躁自然就消除了。

用吃藥也會好，症狀通常較輕微，病人多休息就有可能自行痊癒。但如果是扁桃腺炎則要吃抗生素，有時候還要吃類固醇。部分的病人初期可能先感冒，細菌再乘虛而入，引發成扁桃腺炎，也有可能是兩者同時發生，醫生會依照病症進行治療。

你只有喉嚨痛嗎？要如何辨別是哪種疾病呢？我列出一個簡表讓大家明白。

表 1　流感、一般感冒、扁桃腺發炎、咽喉炎症狀比較表

	分類名稱	流感	一般感冒	扁桃腺發炎	咽喉炎
病原體	細菌			✓	✓
	病毒	流感病毒	✓	✓	✓
症狀	喉嚨痛	✓	✓	✓✓	✓✓
	吞嚥困難			✓✓	✓✓
	鼻水	✓	✓		
	頭痛	✓	✓	✓	✓
	發燒	✓✓	✓	✓	✓
	肌肉痠痛	✓✓			
併發症		肺炎 腦炎 心肌炎	中耳炎	猩紅熱 風溼熱 腎絲球腎炎	猩紅熱 風溼熱 腎絲球腎炎
治療方法		抗病毒藥、 克流感	多休息、 症狀治療	抗生素、 症狀治療、 視情況給予 類固醇	症狀治療、 視情況給予 類固醇

說明：✓ 有症狀出現　　✓✓ 強烈症狀

　　只是別以為單純「喉嚨痛」是小事而忽略，有時候扁桃腺腫得太大，阻礙鼻子的呼吸暢通，嚴重時可能腫大到阻塞上呼吸道，使病人呼吸困難、甚至窒息。目前多數臨床就診的病人大部分還是感冒，當然，其中都會伴隨喉嚨痛的症狀，也有可能再引發扁桃腺發炎的問題，所以要會先辨別是細菌性、還是病毒性感染。

　　一般來說，鏈球菌引起的細菌性扁桃腺炎多發生在兒童身上，很少出現咳嗽、流鼻水、打噴嚏等感冒症狀。倘若確定是細菌性扁桃腺炎，則需要投予抗生素治療 10 天左右；倘若是病毒性咽炎扁桃腺炎，只需要症狀治療、而不需要使用抗生素。但如果你只有喉嚨痛的症狀，初步要如何區分呢？醫生自然會做一番檢查：扁桃腺如果非常紅腫又化膿，就是細菌感染扁桃腺。因此，醫生會詳細檢查發炎的部位，一旦發生部位在咽喉，那肯定是咽喉炎。

　　如果發生喉嚨痛，飲食方面請多留意！因為喉嚨痛會帶來劇烈的疼痛感，難以吞下食物，所以吃的東西要更加小心！可以選擇較軟的、流質的，以及食用營養價值高的食物，避免吃下擾亂消化道和免疫系統的食物，例如常見的過敏原有乳製品、麩質、大豆、貝類或茄科植物、含防腐劑和人工成分的加工食物、高含糖的精製食品；太刺激性食物，例如炸物、麻辣鍋，抽菸也不適合。

　　此外，我特別提醒，當流感就診人次呈現上升**趨勢**，併發重症病例也會隨之上升，代表流感可能進入流行期。因此民眾如果在初期發現已經有「喉嚨痛」時，建議即早看病，以便了解究竟是什麼疾病，避免病情惡化。

　　在夏秋交替之際，空氣會變得十分乾燥涼爽。但由於溼度的降低，容易使人感到口乾舌燥，皮膚或嘴唇乾裂。如果休息不夠，臟腑失調影響，免疫力也會隨著降低，就容易出現喉嚨乾癢、咳嗽、喉嚨痛等症狀。最好的預防方案，就是透過平時的食補來養生，讓自己能夠舒服過秋！

《傷寒來蘇集》說：「少陰下利，下焦虛矣，少陰脈循喉嚨，其支者，出絡心注胸中，咽痛胸滿心煩者，腎火不藏，循經而上走於陽分也，陽併於上，陰併於下，火不下交於腎，水不上承於心，此未濟之象，豬為水畜，而津液在膚，君其膚以除上浮之虛火，佐白蜜白粉之甘瀉心潤肺而和脾，滋化源，培母氣，水升火降，上熱自除而下利止矣。」

《本經疏證》記載：「豬膚之用，仍不外乎豬膏（豬油），特較之豬膏，則輕薄而及外耳。」

從西醫的角度分析，豬皮的成分就像人的皮膚一樣，除了表皮層外，也有較厚的真皮層。真皮層裡原本就含有纖維質，包括膠原纖維、彈性纖維、格子纖維等成分，這些和血管組織等就合稱為「結締組織」，它的基本成分就是蛋白質，也就是大家熟知的富含膠原蛋白的意思，可為皮膚除皺補水，保持豐潤飽滿，也有強筋壯軟骨的功效，可增進潤滑。臨床實際驗證，病人反應良好，才是最重要的證明。

做好的豬膚湯，除了給病人服用，也可以分享給家人食用，達到養顏美容、強筋壯骨、瀉心潤肺和脾好的效果。每天早上用電鍋蒸熱後，加點燕麥片，搭配包子或鹹麵包，就是很棒的早餐了。只要把豬脂去除乾淨，就完全沒有油膩感，不必擔心膽固醇太高，大家可以把豬膚湯，當成美容養生方來食用。簡單說，豬皮的膠原蛋白含量高，養護肌腱、韌帶和結締組織，經常食用可以讓我們皮膚亮麗，看起來輕鬆愉快。不過，有高血壓、高血脂、高血糖的三高族群，不宜經常食用。

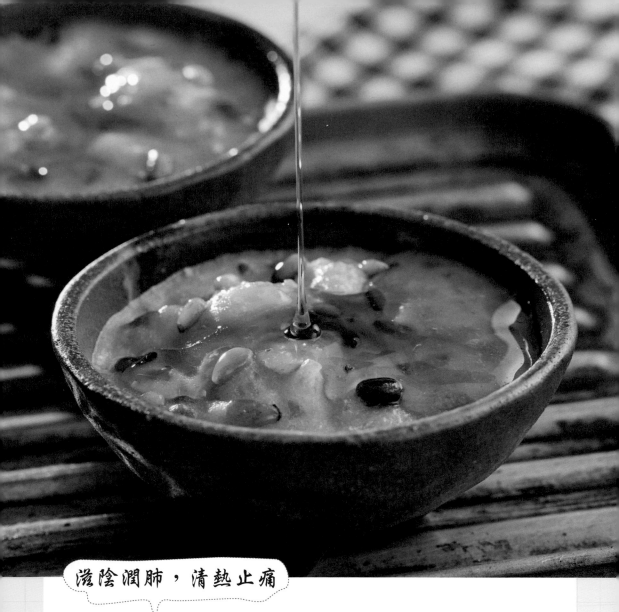

滋陰潤肺，清熱止痛

蜂蜜糕

調配料理

功效

1 豬皮甘潤，善於清肺，滋陰潤肺退虛熱。
2 蜂蜜甘寒，滋陰潤燥，清熱緩急止痛。
3 生米粉甘淡，炒香後和胃補脾止利。諸藥合用滋陰降火，養陰潤燥，甘緩止痛。
4 膠原蛋白為皮膚提供彈性和緊緻度，供給表皮水分。

食材

豬皮 200 克、生米粉或糯米粉 300 克、雞蛋 2 ～ 3 顆、橄欖油 10 克、松子仁 5 克、海鹽 2 克、蜂蜜適量

做法

1 先將豬皮上的脂肪刮乾淨後放入鍋中，加入兩碗水，開大火煮滾後，再轉小火熬煮，待豬皮軟爛，取出切碎，備用。

2 將做法 **1** 及其他食材打勻，除了蜂蜜之外，倒入碗或模型中，放入電鍋內，外鍋放一杯水。待電鍋跳起後，拿筷子插入，筷子不黏即可。

3 將碗或模型放涼後，取出，整碗或者切片食用，隨個人喜好再淋一些蜂蜜，風味更佳。

Tips

豬皮宜煮爛，含有豐富的膠原蛋白。蜂蜜在醫藥上，可以用於治療咳嗽。本道料理最適用於過勞與壓力過大，造成虛熱上擾所致的咽痛、瘖啞；至於外感風熱，肺胃實火等實熱所致的咽痛，則不可食用。

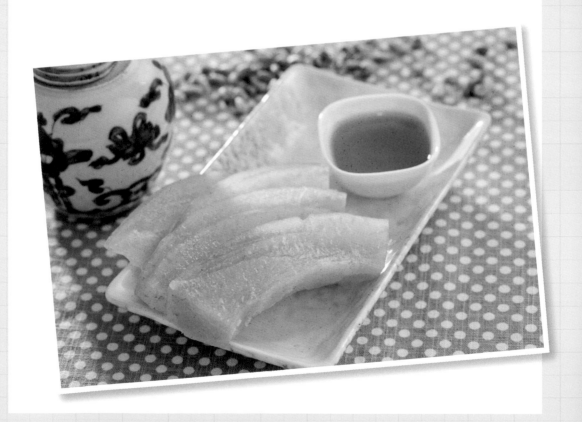

02

慢性結腸炎

✿ 症狀

　　慢性結腸炎是一種腸道疾病,以結腸、乙狀結腸和直腸為發病部位的肛腸病。結腸炎又稱「非特異性潰瘍性結腸炎」,起病多緩慢,病情輕重不一。

- 腹瀉是主要症狀,排出膿血便、黏液血便或血便,多數情況下會有短暫、輕微的腹痛,腹瀉發作時腹痛十分顯著,有腹痛→便意→排便→緩解的特點。輕者每一至二小時排便一次,有時候全是黏液膿血便或水樣便,沒有糞質。潰瘍性結腸炎病人 5% 有便祕,因為大便帶血,時常會被誤認為痔瘡出血。

- 經常呈現間斷性腹部隱痛、腹脹、腹痛,這是腸炎主要的表現,屬於消化道的症狀。吃冷的、油膩的食物,情緒波動或勞累之後尤其明顯。

- 會有食慾不振或噁心嘔吐,屬於中度或嚴重的症狀,少部分的病人是因為伴隨「腸梗阻/腸部的機能性阻」的緣故。

- 輕者的病人全身症狀不會很明顯,重者會有發熱、心率加快、消瘦、貧血、失水、電解質平衡失調和營養不良等表徵。

✿ 莊醫師的話

　　慢性結腸炎是一種慢性、反覆性、多發性,以結腸、乙狀結腸和直腸

藥方 │ **烏梅丸**

「傷寒，脈微而厥，至七八日膚冷，其人躁，無暫安時者，此為臟厥（內臟陽氣衰微而引起的四肢厥冷），非蚘厥（因蚘蟲感染而引起急性腹痛和四肢厥冷的病症）也。蚘厥者，其人當吐蚘。今病者靜，而後時煩者，此為藏寒。蚘上入其膈，故煩，須臾後止。得食而嘔，又煩者，蚘聞食臭出，其人常自吐蚘。蚘厥者，烏梅丸主之。又主久利（泄瀉）。」

——《傷寒論》條文 338

製法用量

烏梅肉五兩、人參一兩、桂枝一兩、細辛一兩、黃連三兩、當歸一兩、川椒一兩、黃柏一兩、炮附子一兩、乾薑一兩，作小丸。一日服三次；也可水煎兩次作兩次服用，一日服兩劑。

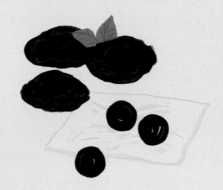

烏梅丸

主治

解表散寒，祛風止痛，通竅（指用具有輕清、辛散、芳香、走竄特性的藥方，治療清竅閉塞病證的方法），溫肺化飲。

為發病的部位。直腸結腸因各種致病原因導致腸道的炎性水腫、潰瘍、出血病變。症狀為左下腹疼、腹瀉、時便下黏液、便祕或泄瀉交替性發生，時好時壞，反覆發作。慢性結腸炎通常根據致病原因分為特異性和非特異性，即有明顯原因的結腸炎和致病原因不明的結腸炎。我從幾個方面和大家談一談這個疾病。

一、**過敏性病變**：主要是腸道性過敏，對魚、蝦、蟹等海鮮類、牛乳等高蛋白食物產生過敏，都是異體蛋白進入體內所產生組織胺物質，而引發了過敏性反應。當受致敏物質刺激，自身免疫會引起反應，釋放出自衛物質激發了大量免疫細胞凝聚，均結集在消化道黏膜表面，從而引起黏膜表面水腫充血和滲液等炎症發生。

二、**感染導致**：在結腸炎病因中也是至關重要的角色。當發病時，使用抗生素會有不同程度控制病情和治療效果，顯示抗生素能抑制大腸桿菌和其他致病菌，可以減緩症狀。我們是雜食性的動物，在吃下變質的食物後，會發生腸道病變，這是結腸炎大部分導致的病因。

三、**結腸炎和免疫疾病的關係**：在我們的免疫系統中，細胞免疫是主要的免疫，其中有「嗜中性細胞」和「淋巴細胞」。慢性結腸炎的發生，時常引起大量淋巴細胞結集於「腸泌素」（自腸道所分泌的激素）周邊的淋巴結內，對抗發生腸系感染和腸道黏膜損傷的病毒。而嗜中性細胞則針對細菌性感染產生免疫作用，經過一段時間，會引起免疫細胞增強攻擊力，互相殺滅，把正常細胞破壞，導致發炎加重，這也是長期發炎無法治癒的主因。

四、**在飲食方面需要忌口的食物有：**

① **牛奶** 雖然牛奶富含多種人體必需的營養素和維生素，不過，建議大部分的慢性結腸炎病人不宜飲用。如果你是特別敏感者，飲用後就會出現腸鳴、腹瀉，因為牛奶有「滑潤大腸」的作用，所以不要輕忽這個原因。

②**瓜果**　例如西瓜、香瓜、黃瓜、香蕉、桃子、柿子、枇杷、生梨等。這些瓜果雖然有豐富的維生素、礦物質、無機鹽等營養素，但是性屬寒涼，容易損及脾陽，滋生濕邪，阻擋脾胃的運作功能。有些瓜果產生滑腸的功效，因而會讓我們腹瀉，影響了治療的效果。所以有時候我們在夏天吃太多的西瓜，容易引起腹瀉。

在《傷寒論》的藥方提到烏梅丸可以治療「慢性結腸炎」，而烏梅還有其他的作用。烏梅的酸味可刺激唾液分泌，生津止渴，在夏天飲用烏梅汁可以去暑解渴，增加能量。烏梅裡的檸檬酸幫助吸收維生素和酵素，還可以預防疾病和消除疲勞。

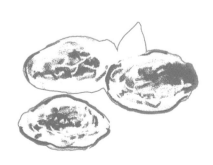

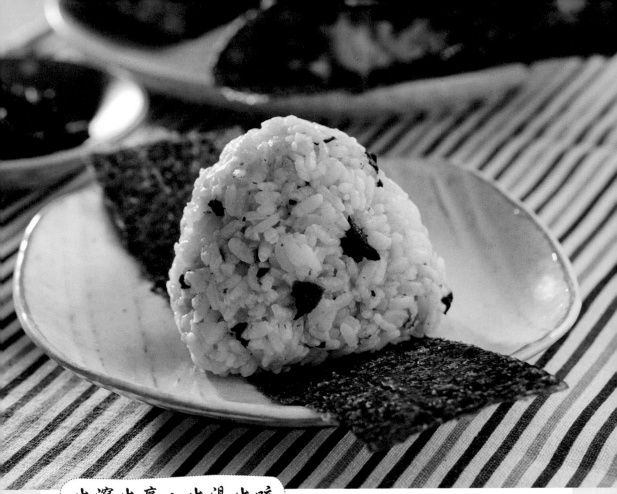

止瀉止痛，止渴止咳

烏梅養生飯糰

調配料理

功效

以前有一帖有關烏梅丸的中藥方專治「蛔厥」，「蛔厥」指「膽道迴蟲症」，現在這種病已經很少見了。不過，在《傷寒論》第 338 條的「又主久利」，意思是這帖藥方可以治療慢性腹瀉。而這裡所稱的「久利」即指「潰瘍性結腸炎」。烏梅丸味道微甜、微苦、微酸，通常治療厥陰寒熱錯雜類型的結腸炎，如果搭配的好，也可以治療慢性結腸炎。當「上焦」（位於橫膈膜以上的部位，包括心、肺）有火，出現口苦、嗓子疼，「下焦」（位於臍以下的部位，包括肝、腎、小腸、大腸及膀胱）出現肚子涼、畏寒、腹瀉，我們稱為「上熱下寒」，可以使用烏梅丸來溫下清上。不過，寒熱錯雜的結腸炎比較複雜，建議病人先請醫生診斷再飲食。

食材

烏梅肉 20 克、黨參 8 克、桂枝 2 克、細辛 0.5 克、黃連 0.5 克、當歸 3 克、黃柏 1 克、川椒 0.5 克、炮附子 0.5 克、乾薑 2 克、生白米 1 杯、芝麻 2 小匙、糖 1 小匙、松子 2 小匙、海苔片 1～2 片、味醂適量

Tips

烏梅丸具有抑菌、鎮痛、抗疲勞、耐缺氧，改善膽道及腸道平滑肌的痙攣，驅除膽道蛔蟲，促進膽囊收縮和利膽等作用。食用時，禁食生冷食物，孕婦慎用。

做法

1 先將黨參、桂枝、細辛、黃連、當歸、黃柏、川椒、炮附子、乾薑等食材放入鍋中，水兩碗大火煮滾，轉小火煮剩約一碗，去渣取汁，備用。

2 將做法 1 的備用湯汁與米入電鍋，按照平常水米比例，將一杯米煮成兩碗熟飯。如果湯汁不夠，再添加水即可。

3 飯煮好後，將烏梅肉、芝麻、糖、松子、味醂一起拌勻，再用海苔片包好，做成飯糰食用。

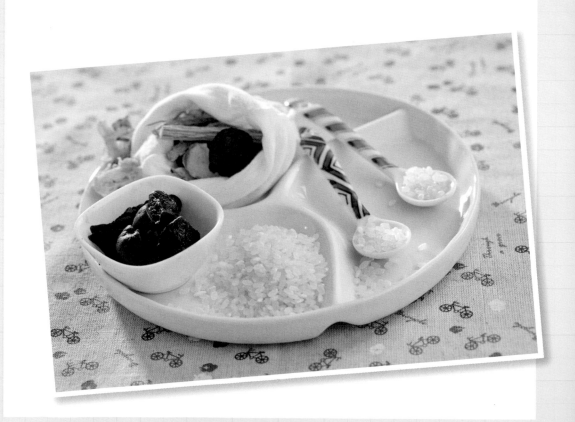

03

一般性感冒

❀ 症狀

一般性感冒的典型症狀,有發燒、咳嗽、流鼻水、多汗症、喉嚨痛和鼻塞,有時候還伴有皮膚病、肌肉痠痛、疲勞、頭痛、虛弱和食慾不振。這些症狀中有三項是普遍出現,喉嚨痛占了 30%,咳嗽占了 35%,肌肉痠痛占了 35%。

大部分成年人感染一般性感冒後不會發燒,不過在抵抗力弱的嬰幼兒身上,發燒的機率高。在咳嗽項目,一般性感冒比流感較緩和,在你我的經驗裡,感冒最難受的,莫過於發燒和咳嗽的症狀,若較嚴重則是流感的典型症狀。至於痰或鼻腔分泌物的顏色,則會有透明、黃色或接近綠色,但無法事先知道是哪一種病毒所造成的感染。

一般性感冒假使感染了消化系統,我們稱為胃腸型一般感冒,會出現噁心、腹痛、腹瀉、嘔吐等症狀。在《傷寒論》第 47 條記載「太陽病,外證未解」,就是說,一般性感冒還沒好;「脈浮弱者」表示身體的津液被消耗一些時間,假使出現手腳冰冷的症狀,都是用出汗來解病。即便有便祕,也是以出汗解病為優先考慮。

❀ 莊醫師的話

臺灣屬於亞熱帶氣候,潮溼多雨,住在臺灣的人幾乎都有得到一般性感冒的經驗。不過,談起症狀,許多人分不清「一般性感冒」和「流感」

藥方 ｜ 桂枝湯

「太陽病，外證未解，脈浮弱者，當以汗解，宜桂枝湯。」

——《傷寒論》條文 47

製法用量

去皮桂枝三兩（去皮）、白芍三兩、炙甘草二兩、生薑三兩（切）、大棗十二枚
（剝開）。共五味，以水七百毫升，微火煮三百毫升，去渣。

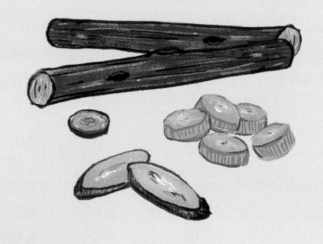

桂枝

主治

容易感冒，頭痛發熱，汗多，怕風或怕冷，鼻塞或鼻鳴，有時候乾嘔、舌苔薄
白。

的不同，這個問題其實我們當醫生的也沒有辦法很清楚告訴你，主因在於一般性感冒和流感有太多相似的症狀。

　　一般性感冒，通稱傷風，正式稱呼為「急性上呼吸道感染」或「急性鼻咽炎」，為一種上呼吸道的病毒性感染，主要原發在鼻腔，也有可能侵犯到喉嚨和鼻竇。通常在暴露病原後，兩天內開始出現症狀，有喉嚨痛、流鼻水、咳嗽、打噴嚏、頭痛、發燒等，大約在一星期左右會逐漸緩解。嚴重的話，會持續三星期以上，甚至會併發肺炎。

表 2　一般性感冒和流感分別表

項目	一般性感冒	流感
類別	上呼吸道感染的疾病	急性病毒性呼吸道症狀
致病原	大約 200 多種，常見的有：鼻病毒、副流感病毒、呼吸道細胞融合性病毒、腺病毒等。	流感病毒，分為 A、B、C 三型，因為極易發生變異，故會大流行。
症狀	輕微，常見者打噴嚏、鼻塞、流鼻水、喉嚨痛，偶爾出現咳嗽、發燒和全身痠痛。	發燒、頭痛、肌肉痠痛、疲倦、流鼻涕、喉嚨痛、咳嗽。
併發症	急性中耳炎、急性鼻竇炎、下呼吸道感染。	肺炎，包括病毒性及細菌性肺炎，其他還包括中耳炎、鼻竇炎、腦炎、腦病變、雷氏症候群及其他嚴重之繼發性感染。
流行季節	春秋冬季	冬季
傳染性	不一	高傳染性
預防之道	增強免疫力，正常作息，戴口罩，注意衛生。	戴口罩，注意衛生，接種流感疫苗。

　　目前可掌握的有兩百種左右的病毒株會導致一般性感冒，我們最常見的是鼻病毒。病毒一般以空氣當媒介來傳播，也會直接接觸感染者，或者在環境裡、從口鼻吸入病毒而感染。一般性感冒是盛行率最高的一種傳染

病，通常成年人平均每年會感染二至三次，抵抗力弱的兒童會高達六至八次，在寒冷的冬季比較常見。

感染一般性感冒首先會感到四肢無力、發冷、打噴嚏、頭痛，一兩天以後，開始流鼻水和擾人的咳嗽。症狀一般大約在感染 16 小時後陸續顯現，尤其在感染二到四天後是病情最為嚴重的階段。目前尚無合成藥物或草藥可以縮短感冒的時間。醫生治療的方式僅限於緩解病人的症狀。

我記得碰過一位家長，以為讓孩子吃特效藥或打針就能早日康復，事實上並不是。醫生常提供的建議是多休息、多喝水、早晚以溫鹽水漱口。雖然大部分的病人表示有從治療中得到改善，我都據實答覆，應該歸因於安慰劑的效果。

有人問我，是否有疫苗可以預防一般性感冒，答案是：沒有。但是，我們可以從日常可做的預防方式入手，例如勤加洗手，不用髒手觸碰眼、鼻、口，或者戴上口罩，盡量不接觸病人。在 COVID-19 流行期間，每個人都戴口罩的情況下，同時也降低了感染一般性感冒的機率。

因此，一般性感冒其實沒有解藥，不過可以進行症狀治療。有研究發現，感冒初期吃營養補充品——鋅，可以縮短病程和減緩嚴重程度，至於布洛芬等非類固醇消炎止痛藥則可以解緩疼痛。除非有特殊狀況，否則盡量不使用抗生素。我有一位年長的病人，她和先生很喜歡買咳嗽糖漿當感冒藥來喝，這是嗜吃成藥的壞習慣，反而對健康不利。

在《傷寒論》提供感冒的解方是桂枝湯。我從小聽母親說，這是她們當中醫的名方，藥材不多，就桂枝、白芍、甘草、生薑、大棗五種，可以說是小兵立大功。桂枝湯出現在《傷寒論》的太陽病篇，表示它應用在急性發熱性疾病。第 47 條文說：「太陽病，頭痛，發熱，汗出，惡風，桂枝湯主之。」這是典型的桂枝湯證。遇到感冒發燒的病人，如果脈弱無力，就可以用桂枝湯退燒止痛。

　　在這裡要提醒的是，要有下面的體質才會適合飲用桂枝湯：纖細柔弱、不耐勞動、胃口一般或不佳、皮膚細嫩、容易饑餓、血壓低、怕風畏寒、容易冒汗、脈弱無力。倘若反覆感冒，例如出現咽喉疼痛，可以繼續飲用，它可以調理體質，降低感冒頻率。桂枝湯屬於胃腸強健劑，換句話說，就是體質強化劑、溫和解表劑，不僅可以促進血液循環，也可以溫和地調理瘦弱體虛的人。不過，由於桂枝溫通經脈，服用後會促進血液循環，身體會發熱，容易有流產的風險，所以請孕婦謹慎飲用。

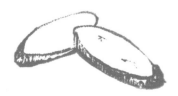

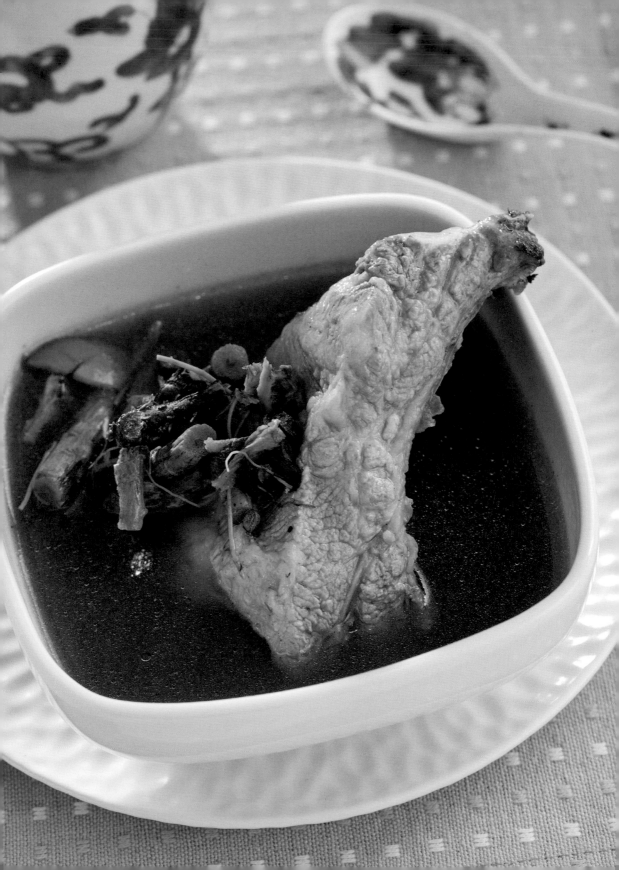

解熱鎮痛，抗炎驅寒

氣血肋骨煲

調配料理

功效

1 調整汗腺功能，促進血液循環，抑制感冒病毒。

2 有解熱、鎮痛、抗炎與鎮靜作用，桂枝辛溫解表；生薑辛溫，既可助桂枝解肌散寒。又可溫胃止嘔，紅棗甘平，既能益氣和中又能補脾生津，薑棗相配可升騰脾胃生發之氣，而調和營衛；炙甘草益氣和中，調和諸藥。

食材

當歸1克、黃耆2克、桂枝5克、參鬚5克、炙甘草3克、枸杞2克、八角2粒、紅棗5粒、水6000毫升、老薑3克、豬肋骨600克、冰糖4大匙、海鹽1大匙

做法

1 除了枸杞和紅棗外，將當歸、黃耆、桂枝、參鬚、甘草、八角裝入棉布袋中備用。

2 豬肋骨先用水洗乾淨，放入沸水中汆燙，去雜質後撈起，再以冷水洗淨不去皮的老薑，用刀背拍碎，備用。

3 取一只大砂鍋，放入做法1的棉布袋和紅棗，加入水6000毫升後，開火煮至水沸騰，讓棉布袋內的藥材出味。

4 將做法2的豬肋骨和老薑放入做法3的大砂鍋內，持續以小火煮約40～50分鐘，再加入枸杞煮約5分鐘後，放入調味料調味即可。

Tips

　　桂枝又叫柳桂，主要的功效在於散寒解表、促陽化氣，其作用在治風寒、寒濕痺（肢體失去感覺）痛、四肢發冷、經閉痛經、癥瘕結塊（婦女下腹有結塊，或脹，或滿，或痛者）、胸部悶痛、心悸、痰飲（津液代謝障礙所形成的病理產物，較稠濁的稱為痰，清稀的稱為飲）、小便不利等。但請留意如果是熱病高熱，陰虛火旺，血熱妄行（皮膚出現青紫斑點或斑塊，或伴有便血、尿血或有發熱、口渴等）的人，禁服桂枝。此外，桂枝溫通經脈，服用後，會加快血液循環，使身體有發熱感，會有流產的風險，因此孕婦請謹慎服用。

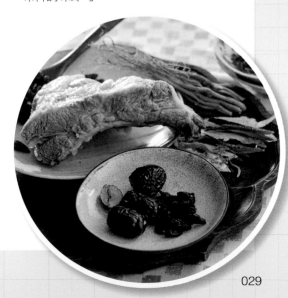

慢性腸胃炎

✿ 症狀

　　典型症狀為上吐下瀉，病人因為在痛苦中，故就醫時都要求醫生可以立刻吃藥止吐、止瀉，但是倘若服藥後症狀消除，反而會更傷害身體健康。雖然上吐下瀉非常不舒服，不過可幫助病人排出腸道內的細菌毒素，一旦醫生給病人太強的止瀉藥，殘留的病菌就會在腸胃裡持續累積，過幾天以後還是會復發，這樣拖延病程，其實更不好。以下是整合的病狀：

- 時常會出現間斷性腹部隱痛、腹脹、腹痛、腹瀉。吃冷食、吃油膩食物、情緒波動、或勞累後特別明顯，伴有發燒、噁心、嘔吐等症狀。
- 胃部疼痛和飽脹感，飯後症狀加重，空腹時比較舒服。每次一進食，就覺得很飽而不適，經常伴有脹氣、反酸、噁心、嘔吐、食慾不振、消化不良等。
- 進食少又消化不良，產生營養不好、消瘦、貧血和虛弱。甚至出現神經系統症狀，例如精神緊張、心情煩躁、失眠、心悸、健忘等。

　　夏天是腸胃炎的高峰期，冬天和夏天都是好發期，不過它們造成的原因不同。臺灣是亞熱帶海島氣候，在潮溼悶熱的環境，食物容易變質，而且在盛暑吃生食的機會多，食物又容易滋生細菌，稍不留意腸胃炎就會上身。

藥方 │ 吳茱萸湯

「食穀欲嘔,屬陽明也,吳茱萸湯主之;得湯反劇者,屬上焦也。」

——《傷寒論》條文 243

製法用量

吳茱萸三兩、人參三兩、生薑七兩、大棗四枚。共四味,以水七升,煮取二升,去滓,溫服七合,日三服。

主治

肝胃虛寒證,一吃東西便嘔吐,乾嘔,吐涎沫。泛酸嘈雜或胃部疼痛,厥陰頭痛,心腎陽虛又嘔吐、手足十分冰冷。

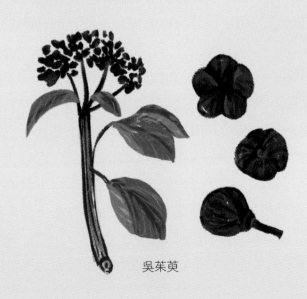

吳茱萸

因遭汙染的食物或水源而引起的腸胃炎，我們稱為「細菌型腸胃炎」；另外類似感冒的腸胃炎，我們稱為「病毒型腸胃炎」，有時候以「腸胃型感冒」代稱，一般稱呼的「諾羅病毒」就是指「腸胃型感冒」。這兩種類型的腸胃炎都屬於急性腸胃炎，病狀相當相似。不過，細菌型腸胃炎因為腸胃道黏膜受損，因此會有黏液便或有便意卻無法順利排出的情況，而病毒型腸胃炎的感冒症狀則比較顯著。

✺ 莊醫師的話

所謂慢性腸胃炎，是指從不同病因所導致的胃黏膜慢性炎症。其主要臨床症狀有食慾減退、上腹部不適和隱痛、打飽嗝、泛酸、噁心、嘔吐等，病程非常緩慢，反覆發作而難痊癒。慢性腸胃炎的發病誘因有許多，常見的有長期、大量飲酒和吸菸，飲食沒有規律，吃過冷或過熱的、過粗糙堅硬的食物，喝濃茶、咖啡和吃辛辣刺激性食物等，都很容易誘發或加重病情。通常，飲食不衛生導致胃黏膜受到幽門螺桿菌的感染因而引發慢性腸胃炎，則不容易康復。倘若急性腸胃炎治療不徹底的話，會轉成慢性腸胃炎。

腸胃炎的分期以病程 14 天為基本標準，一般急性腸胃炎分為「病毒型腸胃炎」和「細菌型腸胃炎」兩種，病情來去很快，大部分會在 14 天內康復；假使不舒服的症狀持續一個月以上，這時候醫生會判定為「慢性腸胃炎」。不過，急性腸胃炎變成慢性腸胃炎的機率並不高。

慢性腸胃炎一般是免疫系統失調，例如克隆氏症、潰瘍性結腸炎等引起，經過一段時間很容易有腸胃道出血、貧血等問題，需要病人仔細觀察自己的不適情況，建議最好到醫院檢查。

其實，腸胃炎不太容易引起嚴重的併發症，倘若病程時間拖延太久，或者是病程中發生脫水，才會併發其他的症狀。誰會發生脫水的情況呢？請了解，一旦腹瀉、嘔吐，就會大量流失水分和電解質，例如抵抗力弱的

嬰幼兒、體力差的老人或長期臥床的病人，由於表達能力不夠或者沒辦法自己主動補充水分，這時候就會非常容易發生脫水的情況。而接受免疫療法者和癌症治療者因為抵抗力不佳，所以腸胃炎感染的症狀也會嚴重，我們視為脫水的高危險群。

表3　急性腸胃炎和慢性腸胃炎症狀比較表

急性腸胃炎	慢性腸胃炎
胃痛	消化不良
腹膜炎症狀	噁心
發燒	容易腹脹
為細菌、病毒感染造成	嘔氣

表4　病毒性腸胃炎和細菌性腸胃炎比較表

比較項目	病毒性腸胃炎	細菌性腸胃炎
症狀	腹瀉、嘔吐、胃痛、脫水、發燒、全身無力、肌肉痠痛	膿便、血便、腹瀉、嘔吐、胃痛、脫水、噁心
致病原	輪狀病毒、諾羅病毒、腺病毒、星狀病毒	沙門氏菌、大腸桿菌、葡萄球菌
潛伏期	1～3天	0.5～5天
天數	2～3天	7～10天
治療方法	支持性療法	抗生素治療
流行季節	四季	夏季

在《傷寒論》裡談到病人進食後想嘔吐的，屬於陽明胃寒症。要如何治療慢性腸胃炎病人呢？其藥方是「吳茱萸湯」。嘔吐有很多「吐」的症狀，例如沒來由的亂吐，不吃飯也會吐的那一種。而《傷寒論》第243條提到的吳茱萸湯症狀是指「平常沒事，但吃了飯，就要吐」，條文中提到

的「食穀欲嘔」，是一個辨證的關鍵點，「吃了飯才吐」即是一個特徵。基本上，吳茱萸的藥性是辛熱的，歸經是歸在厥陰肝經，這個藥走肝經，例如女人的子宮發炎；屬於陰症的很多，這時候就可以用吳茱萸，它可以通這整條的足厥陰肝經。

因為吳茱萸辛香氣濃，把它煮成粥品，空腹食用，可以減少吳茱萸對胃腸的刺激，延緩在胃腸的吸收，有助於發揮溫中暖胃，趨寒止痛的效果。倘若加蔥薑一起食用，可以幫助吳茱萸健脾暖胃，溫中補虛，祛痰止咳，治疼痛麻木、反酸、頭痛、腹瀉等症狀。我們從張仲景治療慢性腸胃炎用「吳茱萸湯」治療的藥方，把吳茱萸轉成調理粥品來食用，也是善用《傷寒論》一個很好的範例。

表 5　慢性腸胃炎飲食原則

建議飲食原則	盡量避免不吃
少量多餐	刺激性辛辣的食物
清淡食物	高纖食物
少油食物	過油食物
低糖食物	高糖食物
補充水分	糖果和糕餅
補充電解質	奶類

我在《怎樣吃最健康 2.0》書中，提醒大家平常怎麼吃得健康，在這裡特別向慢性腸胃炎的病人提點以下飲食之道：

一、**請細嚼慢嚥**：食用幫助消化、減少刺激、減少胃腸負擔的食物，盡量做到定時定量。從小，我就被要求吃東西的時候，要細嚼慢嚥，不要暴飲暴食，囫圇吞嚥，食物要充分咀嚼，對腸胃才會友善。

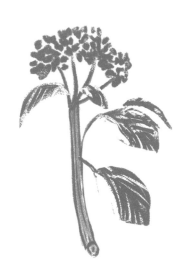

二、**多吃沒有刺激性食物**：一般醫生都會建議病人少吃刺激性的食物避免加重病情，我則請病人——多吃沒有刺激性的食物。我以正向的方式鼓勵病人，多吃沒有刺激性的食物，他們反而會聽得進去。

三、**以口香糖代替菸酒**：菸酒不益人體，尤其不利於慢性腸胃炎的病人。為了幫助他們戒掉菸酒，我鼓勵他們以口香糖來代替，效果還不錯，有這方面需求的人可以試一試。

四、**愛吃酸的，也喝一下豆漿吧**：如果有慢性腸胃炎的病人嘴饞，喜歡吃酸的食物，我會建議他們也嘗試喝點牛奶或豆漿，酸鹼中和對他們有營養又有好處。

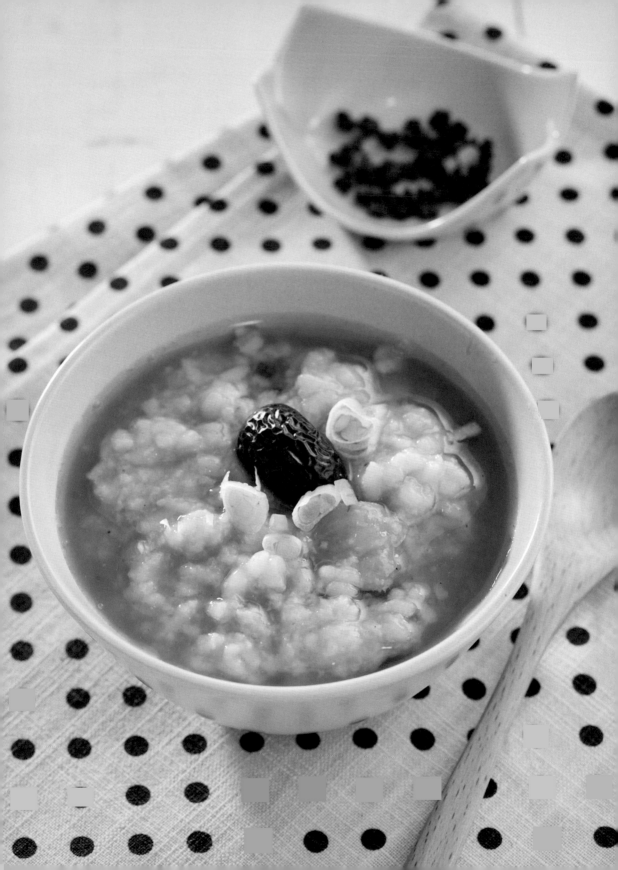

健脾暖胃，溫中補虛

吳茱萸鹹粥

調配料理

功效

1 溫中散寒、止嘔止痛。
2 提高免疫力、抑菌消炎鎮痛。
3 治食慾不振、腰膝痠痛、精神萎靡。

做法

1 將生米洗乾淨，泡水 30 分鐘至 1 小時，備用。
2 再將吳茱萸和其他藥材黨參、紅棗等，放入棉布袋中，備用。
3 接著把做法 1 的備用生米和薑，與做法 2 的棉布袋放入鍋中加水，煮到米熟透，最後再灑蔥白末和海鹽調味，即可享用。

食材

吳茱萸 10 克、生米 60 克、黨參 2 克、生薑 10 克、紅棗 3 ～ 5 顆、蔥白半根、海鹽少許

Tips

慢性腸胃炎的病人應挑選溫和食物，除去對胃腸黏膜產生不良刺激的因素，創造黏膜修復的條件。食物需要細、碎、軟、爛；烹調方法多採用蒸、煮、燉、燴和煨等。在這裡再提供「吳茱萸茶」的調理飲料，做法十分簡單：

功效 可補腎固尿、小便不規律、體倦神疲

食材 吳茱萸 15 克、益智仁 9 克、人參 6 克、白朮 6 克

做法 ① 請將食材放入 500 毫升的大杯中，沖入 100℃ 的開水，燜約 15 分鐘即可飲用。

② 茶水喝完後可再續沖，泡三次以後就可停飲，次日再換新的。

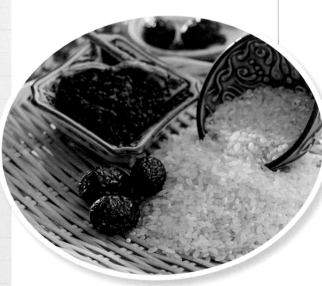

05

手腳冰冷

✿ 症狀

　　手腳冰冷的人時常伴隨其他的現象，例如貧血、血液循環不良、全身冰冷等。出現的症狀有糖尿病、甲狀腺低下、血栓閉塞性脈管炎、神經血管性頭痛、肩周炎、關節痛、坐骨神經痛、胃及十二指腸潰瘍、慢性蕁麻疹、雷諾氏病、心絞痛、心肌梗塞、凍傷、手掌角皮症、脫疽等。造成的主因是因為心臟血管循環發生問題。我們知道，心臟供給血液，血液攜帶氧氣輸送到全身，血液中的紅血球關係到氧氣量的多寡。倘若貧血或血管阻塞，血液就沒有辦法正常流通到末端的肢體，造成四肢末端血液循環不好，於是輕則手腳冰冷，重者全身冰冷。

✿ 莊醫師的話

　　全身發冷，不易保暖的人，要避免吃冷性的食物，採取「三段式入浴法」（頁 40）以暖和手腳；有寒症手腳冰冷的女性，在生理期間更應確實遵守注意事項（例如不洗頭等），以改善身體狀況，每週至少吃一次像麻油雞等食物。

　　我時常看到手足不溫、四肢冰冷，發生在女性病友身上，除了因為末梢循環不好而導致手腳冰冷外，還有就是工作或教育子女造成精神壓力大，讓自己處於緊張的狀態。也有家庭主婦因為多做家務而虛弱勞累和內分泌失調，引發血管調節功能障礙，變成手腳冰冷族。因此，我會建議病

藥方 ｜ 當歸四逆湯

「手足厥寒，脈細欲絕者，當歸四逆湯主之。若其人內有久寒者，宜當歸四逆加吳茱萸生薑湯。」

——《傷寒論》條文 310

製法用量

當歸三兩、桂枝三兩、白芍三兩、通草二兩、灸甘草二兩、大棗二十五枚（剝開）、細辛三兩。共七味，以水八升，煮取三升，去渣，溫服一升，日三服。

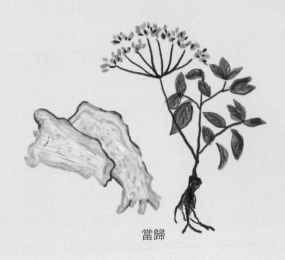

當歸

主治

厥陰傷寒，血脈凝澀，手足厥寒，脈細欲絕；或腸鳴腹痛，下利不止；或陰癩疝氣，睪丸掣痛。坐骨神經痛、風溼性關節炎、腰腿足踝酸痛、胃十二指腸潰瘍、慢性蕁麻疹、精索靜脈曲張、女子閉經、痛經、月經不調、凍瘡、雷諾氏病、血栓閉塞性脈管炎、皸裂等屬血虛寒凝經脈者。

人找機會抒發壓力，例如散步、運動、聽音樂等，都是減少手足冰冷不錯的方法。

小時候常聽母親說，手腳冰冷的人有分「陽虛體質」和「氣機鬱滯」兩種。所謂陽虛體質，就像陽氣不足、體力衰弱，好比說年長者、容易貧血的婦女、減重不當的人，都會造成體溫太低，出現無法溫暖全身的情況，所以病人會跟我描述怕冷、畏寒等情形。這時候需要改善和調理身體，才能滋補陽氣。所謂氣機鬱滯，是指血氣不通，有壓力和睡眠不足，生活步驟不順，容易緊張煩躁者。肝氣鬱結這樣的病人容易手足冰冷，除了安定神經外，也要放鬆心情，達到身心平衡。

我雖然已經 80 歲了，但是仍然每天運動。因此，我建議除了參考張仲景設計的這一道「當歸四逆湯」外，體質陽虛的病人，可以透過運動來調整身體，好比慢走、快走、短跑、長跑等。無論你按摩身上哪一個部位，都可以透過磨擦生熱來改善血液循環。在飲食方面，適度地吃些溫熱的食材，好比薑、蒜、火龍果、芒果、熱飲、熱湯等，盡量不做過累的勞務。

我所設計的「三段式沐浴法」，手腳容易冰冷的人可以在洗澡時嘗試看看：

一、**脫衣服之前，先用蓮蓬頭以溫熱的水，噴膝蓋以下的小腿部位，邊噴邊按摩（也可浸泡在熱水中約 5 分鐘）。**

二、**泡澡時，臍部以下先泡 3 分鐘，再泡到肩部 1 ～ 3 分鐘，在發汗前 1 分鐘離開浴缸。由於泡到肚臍階段時，身體便會相當暖和，因此浸泡肩部的時間可縮短些。**

三、**泡澡時閉上眼睛，可指壓耳朵、臉部、口腔四周、頭部等。在入浴時，可以手持空罐。進入浴缸後，不妨邊哼歌曲，邊用空罐刺激頸部、腋下、背部、腰與大腿四周及淋巴腺，藉以消除肩膀痠痛，使肌膚有彈性，恢復年輕，自然地增加身心調和的效果。**

當歸四逆湯是由當歸、桂枝、白芍、細辛、甘草、通草（今日的木通）、大棗組成，原藥方出自張仲景的《傷寒雜病論・辨厥陰病脈證并治》第 310 條，「手足厥寒，脈細欲絕者，當歸四逆湯主之」、「若其人內有久寒者，宜當歸四逆加吳茱萸生薑湯主之」，主治血虛寒鬱，不能濡養四肢，因而厥逆，非薑、附所宜時，當以當歸四逆湯溫運血行，散寒通脈。本藥方的作用在於溫經散寒，養血通脈，被後世廣泛應用在治療內科、婦科、皮膚科、骨科、神經系統等疾病。

當歸不僅養血，又能活血；桂枝溫通經脈，以暢血行，白芍益陰和營，兩味相配，內疏厥陰，發生調和作用；細辛散表裡內外之寒邪，通草入經通脈為佐；甘草、大棗溫養脾氣為使。這些藥材一起合用，具有溫養經脈，通暢血行的功效。以當歸四逆湯的成分組成來看，應該算「桂枝湯類方」，主要作用在溫經散寒，養血通脈，內則達到溫臟散寒、通調血脈，外則達到益衛固表（即健脾氣補腎氣，加強肌體防護功能之意）。

這一藥方短短幾個字卻透露了張仲景的內科智慧，囊括太陰、少陰與厥陰的有關症狀，幾乎都可以輔助辨證。平常我們俗稱「冷底」的人，不妨參考這一道湯品來改善體質。

表 6　常見冷底體質的症狀

症狀	提醒
四肢冰冷	起床前，先把雙手合掌拱起，再用嘴巴吹氣暖和雙手 6 分鐘。晚上睡覺前，腳泡溫暖的米酒，或穿襪子、戴手套。
腰痠	按摩命門穴、腎俞穴等。
臉色發白	代表免疫力不足，多吃含鐵的菠菜。
脣色偏紫	可能因血瘀造成或運動傷害，長期久坐不動而血液循環差。紅花、丹參能幫助祛瘀，川芎、赤芍藥、桃仁、益母草、鬱金能活血。
站起來容易頭暈	起身前，先反覆抬膝蓋 30 秒；起身後，雙腳交叉加速，消除暈眩感。以運動幫助下肢肌肉收縮，促進下肢血液回流。
怕吹風	添加衣物，並多晒背，可疏通經絡，緩解血液不暢。

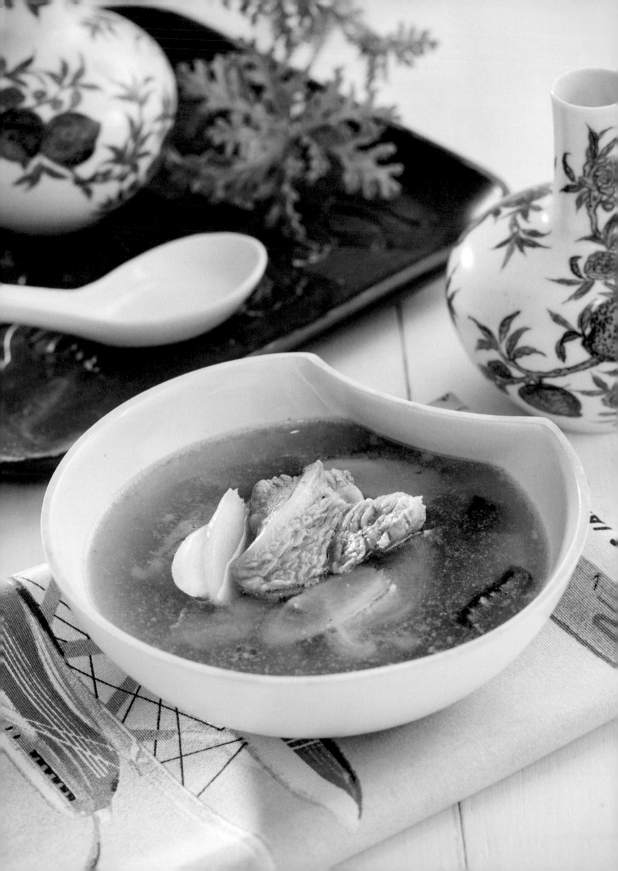

活血養血，溫暖全身

當歸細辛排骨

調配料理

功效

1 當歸苦辛而溫，活血養血，可以增強血液循環，和白芍一起合用，善補血虛和營。

2 桂枝辛甘而溫，溫經散寒，與細辛一起合用，善除內外的寒邪。

3 甘草、紅棗甘平，益氣健脾，一方面可助歸芍補血，二方面又可助桂枝、細辛通陽。

4 此湯品通暢經脈，使陰血充，驅寒生熱，補足陽氣，暢通經脈，全身上下都暖和起來，是怕冷的人一道聖品。有以下症狀的人都可以品嘗：

① 手足易冷、經脈不通、凍瘡、腰痛、腳氣。

② 需要幫助血液循環、消炎、血栓閉塞性脈管炎、神經血管性頭痛、肩周炎、關節痛、坐骨神經痛、胃及十二指腸潰瘍、慢性蕁麻疹、心絞痛、心肌梗塞、凍傷。

食材

排骨適量、米酒 1 瓶、薑片 5 片、水適量、枸杞 1 克、桂枝 1 克、八角 3 粒、當歸 1 克、白芍 1 克、紅棗 1 克、炙甘草 1 克、細辛 0.3 克、通草 0.2 克

Tips

當歸四逆湯在日常生活裡運用廣泛。凡是四肢手腳冰冷的人，或者有嚴重的下肢靜脈栓塞者、閉塞性動脈硬化等周邊血管疾病者，都可以飲用這道湯品。它還可以抗凝血、抗血栓形成、抗血小板凝集，降低血液黏稠度的作用，促進擴張末稍血管，改善血液循環。

也可以改用鴨肉代替排骨。想將鴨肉煮得軟爛，有一個訣竅可以運用：在燉鴨肉前，將已經處理乾淨的鴨肉以白醋浸泡，約三個小時後將鴨肉清洗一遍，再放進鍋內慢慢燉煮。以白醋浸泡過的鴨肉容易燉爛，也會讓燉出來的鴨肉更加鮮甜。

做法

1 先將排骨剁成小塊，再放入煮沸的水中汆燙 2～3 分鐘去雜質血水，撈起後用冷水清洗乾淨，備用。

2 取一只深鍋，倒入適量的水，加入所有配料食材、米酒、薑片和做法 **1** 的備用排骨。先以大火煮沸後再轉成小火，接著續煮大約 1 個小時（肉質軟硬度以個人喜好可以自行調整），最後再調味，即可上桌。

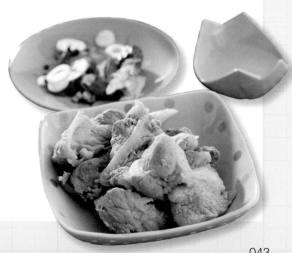

06

頭暈頭痛

❀ 症狀

　　平常身體稍微不舒服，經常出現頭暈頭痛之類的症狀。頭暈通常不會危及生命，不過卻能反映身體某部位出現了問題。頭痛也是許多疾病的症狀之一，原因眾多，我整理比較常出現在疾病裡的頭暈頭痛，有感冒性吐瀉、胃腸炎、胃弛緩、胃下垂、消化不良、腎炎、心臟性水腫、尿毒、陰囊水腫、習慣性頭痛、偏頭痛、三叉神經痛等。

❀ 莊醫師的話

　　輕微的頭暈頭痛通常不會造成生命危險，但假使出現以下幾種症狀，請到醫院檢查：胸痛、視力模糊或出現複視的狀況、昏厥、心跳不規律或變快、高燒、四肢或臉部麻木、無力或刺痛、口齒不清、頸部僵硬、嘔吐、無法起身走動。

　　頭暈可以先看神經內科。倘若病因不只是神經問題，其他例如高血壓、心血管或耳部功能失調，也會造成頭暈頭痛，需要視情況再轉介至其他科別。

　　張仲景放在《傷寒論》有關服用五苓散藥方的條文不少，我歸納一下：第 71 條「脈浮，小便不利，微熱消渴者」；第 72 條「發汗已，脈浮數，煩渴者」，顯示口渴的程度嚴重；第 73 條「傷寒，汗出而渴者」；第 74 條「渴欲飲水，水入則吐者」；第 156 條「痞不解，其人渴而口燥煩，

藥方 | 五苓散

在《傷寒論》裡有許多條目談及「五苓散」這個藥方，但用在不同的疾病，需要全科思維，現在整理如下：

「太陽病，發汗後，大汗出，胃中乾，煩躁不得眠，欲得飲水者，少少與飲之，令胃氣和則愈。若脈浮，小便不利，微熱消渴者，五苓散主之。」

——《傷寒論》條文 71

凡出現發熱、惡寒、頭痛、項強（指頸部連及背部筋脈肌肉強直，不能前俯後仰及左右運動）、脈浮等脈證，就叫太陽病。

「發汗已，脈浮數，小便不利，煩渴者，五苓散主之。」

——《傷寒論》條文 72

「傷寒，汗出而渴者，五苓散主之；不渴者，茯苓甘草湯主之。」

——《傷寒論》條文 73

「中風發熱，六七日不解而煩，有表裡證，渴欲飲水，水入則吐者，名曰水逆，五苓散主之。」

——《傷寒論》條文 74

「病在陽應以汗解之，反以冷水潠之，若灌之其熱被劫不得去，彌更益煩，肉上粟起，意欲飲水，反不渴者，服文蛤散，若不差者與五苓散。」

——《傷寒論》條文 141

「本以下之，故心下痞，與瀉心湯。痞不解，其人渴而口燥煩，小便不利者，五苓散主之。」

——《傷寒論》條文 156

「太陽病，寸緩關浮尺弱，其人發熱汗出，復惡寒不嘔，但心下痞者，此以醫下之也。如其不下者，病人不惡寒而渴者，此轉屬陽明也。小便數者，大便必硬，不更衣十日無所苦也，渴欲飲水，少少與之，但以法救之，渴者，宜五苓散。」

——《傷寒論》條文 244

「霍亂，頭痛發熱，身疼痛，熱多欲飲水者，五苓散主之。寒多不用水者，理中丸主之。」

——《傷寒論》條文 386

從上述第 71、第 72、第 73、第 74、第 386 條條文中說的「發汗後」、「發汗已」、「發熱六七日」、「霍亂（上吐下瀉）」來看，反映了病因，且都出現口渴，表示「口渴」是使用五苓散最重要的分析論證。

製法用量

豬苓三兩、澤瀉五兩、白朮三兩、茯苓三兩、桂枝二兩。共五味，搗為散，以白飲和，服方寸匕，日三服，多飲暖水，汗出愈，如法將息。

主治

外有表邪、內停水溼。頭痛發熱，煩渴欲飲或水入即吐，小便不利，舌苔白、脈浮。水溼內停證，水腫、泄瀉、霍亂吐瀉。痰飲臍下動悸，吐涎沫而頭眩，或短氣而咳。

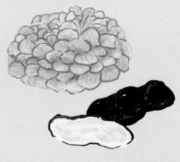

豬苓

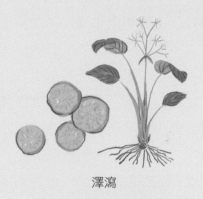

澤瀉

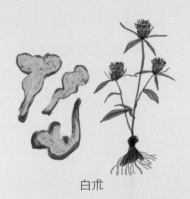

白朮

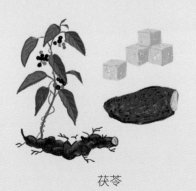

茯苓

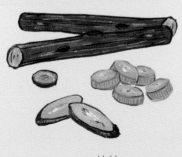

桂枝

小便不利者……心下痞」，上腹部不舒服，不僅口渴、口乾，而且心裡面非常煩躁。

五苓散還可治療霍亂：第 386 條「霍亂，頭痛發熱，身疼痛，熱多欲飲水者」。霍亂是古代一種以嘔吐、腹瀉為主要特徵的疾病，此病出現頭痛發熱，而且身疼痛，同時還伴隨熱多，想喝水。在這些症狀裡，張仲景描述得最多的就是口渴和小便不利。他告訴我們，用五苓散方證的特徵是口渴和小便不利，因此務必從這裡了解，什麼時候服用五苓散比較妥當。

五苓散有利尿的作用，可以協助治療各種浮腫。除了口渴、小便不利這兩個主要特徵外，還會出現其他的現象：

一、**出汗**：五苓散可以用來治療自汗和盜汗。例如肥胖者時常全身溼淋淋，就可服用。

二、**嘔吐**：古代常用此藥方來治療水逆。水逆即水入即吐，就是我們說的嘔吐，特別是吐水的，都可以服用五苓散。採用的方式要像「小柴胡湯」一樣，進行二次濃縮，再少量地慢慢吃，或者使用散劑。

三、**口乾舌燥**：醫生常看到病人的口腔裡面乾燥沒有津液，但舌頭並不紅，而且是胖胖的，布滿舌苔，這也是五苓散證。

四、**悸動**：五苓散裡面有桂枝配方，它可以用來治療悸動，指的是臍下悸。循環系統疾病的病人時常會有動悸感，例如心悸、心慌、肚臍跳動。還有一種是肌肉的跳動或痙攣，例如我們有時候感覺眼皮老在跳，肌肉好像在跳動等。在五苓散、特別是茯苓的配方，它專門治療肌肉的跳動。茯苓和桂枝相配後，對於臍下悸、胸中悸，都能治療的服服貼貼。

再者，我還要談癲眩。「癲」指精神錯亂、言語行動失常，而「癲癇」則有抽搐的涵義，表示意識的模糊。五苓散也能治療此類的神經內科

疾病。有一次，我的病人李先生打了抗生素後過敏，腦內因積水而時常頭痛，問我怎麼辦？我請他去看神經內科，於是醫生利用管子幫他把積液引流到胸腔裡面。不過從此之後，他會瞬間出現意識模糊，幾乎各種治療方式都無見效。他來到我的診所，我見他頭痛又嘔吐，而且很會流汗，就建議他用五苓散。後來，他的症狀就逐漸解緩了。我們看張仲景在書裡寫「癲眩」二字，是很中肯的。

五苓散可以治療下利。下利，就是俗稱的「腹瀉」，指的是大便無法成形，尤其是水瀉。如果醫生要確定病人是否可以服用五苓散，通常會問他的大便情況。還有些人飲酒過多或吃油膩的食物後會拉肚子，也可以服用五苓散。我記得有一次，我的病人廖太太前一晚吃了麻辣鍋導致拉肚子，她很緊張跑來看病。我除了給她止瀉藥外，也建議她平常可以備著五苓散。

五苓散可以治療很多種頭痛頭暈、眼花、幻覺症狀。眼花，即所謂的「眩」，是日常說的「眼睛發花」，屬於視物模糊。總的來說，五苓散可以治療嘔吐、盜汗的問題，也可以延伸治療神經內科的疾病。

綜合上面的解說，有關口渴、小便不利、自汗或盜汗、嘔吐、口乾、悸動、癲眩、腹瀉等，都可以服用五苓散。我個人也嘗過五苓散煎出來的湯，並不難喝，一般人是可以接受的。當秋天來臨時，我也會用五苓散治療虛寒型腹瀉，作用比抗生素明顯。

在這裡要呼籲服用五苓散的人，不能吃冰，不能喝冰涼的飲料，最好飲用熱開水。喝一杯熱開水會讓我們全身發熱，些微流汗，表示有效果。倘若一邊服用五苓散，一邊吃冰又喝冰涼飲料，那就無效了。通常病人服用五苓散，如果還是拉肚子，十之八九應該是偷吃冰或喝冰涼的飲料了。

假使真的無法服用五苓散，不妨嘗試我設計的調配料理──五神豬肚湯，一則可舒緩頭痛頭暈，二則可享用美食，都是讓你能心情愉快的食療方。

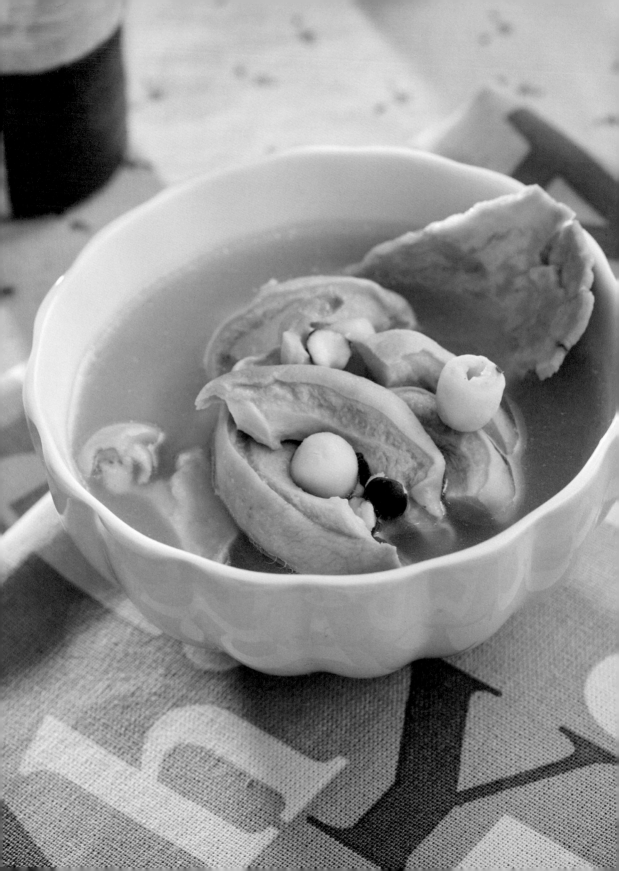

五神豬肚湯

調配料理

功效

將五苓散轉用在調配料理上，我採用了類似功用的食材。平常大家喜歡喝四神湯，四神原來指茯苓、山藥、蓮子、芡實四種材料，後來再加入薏仁則稱為五神。芡實補腎益精、滋養強壯；薏仁利水滲溼、健脾止瀉；茯苓利尿消腫、鎮靜安神；山藥滋補益氣、補虛止瀉；蓮子清心益腎、清熱除煩。五神豬肚湯可以健脾開胃，增進食慾，調理消化不良、腹瀉等症狀；還具有利尿效果，能消水腫、治溼疹、治尿道炎等；也有美白美容、消炎減敏、抗癌、止慢性腹瀉等功效。

食材

芡實 3 克、薏仁 3 克、茯苓 1 克、乾品山藥 1 克、蓮子 12 克、豬肚 1/2 或 1 副、海鹽 2 小匙、米酒 1 大匙

做法

1 用鹽巴把豬肚反覆搓洗乾淨，接著放入煮沸的水中汆燙，再取出洗淨切成小塊。

2 將芡實、薏仁、茯苓、乾品山藥、蓮子用清水快速沖乾淨，備用。

3 將做法 1 的豬肚和做法 2 的食材加水，以大火煮開後，轉小火煮至豬肚軟爛，再加適當的海鹽和米酒，即可裝碗，酌量食用。

Tips

有腸胃功能障礙的人，建議將五神的食材以調理機打碎為較小顆粒再烹煮，更容易消化吸收；豬肚切成小丁，較容易煮軟，方便咀嚼。此外，五苓散也可以用來減重，比較適合用於伴有高脂血症、脂肪肝、高血尿酸、痛風的肥胖者。其最明顯的特徵是下半身肥大、肚子大、腰粗，屁股大、腿粗，脂肪囤積在腹部、臀部者。這樣的肥胖者非常容易拉肚子，身體浮腫，而五苓散可以協助減少體重，排除體內的水分。想要減重者，可以列入參考。

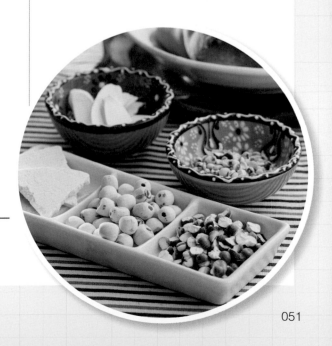

07

習慣性便祕

✿ 症狀

- 生活環境和個人行為，如飲水不足，纖維食物攝取不足。
- 排便動力缺乏，如老年人、多次妊娠女性、過胖者。
- 情緒因素，如緊張、壓力或憂愁、疲勞、藥物作用。
- 運動不足，飲食習慣不良等相關。

✿ 莊醫師的話

　　從小，母親就訓練我們每天早上七點排便的習慣。她告訴我們，宿便為萬病之源，倘若大便在大腸久留不走，人體會吸收毒素。60 歲以上年長者發生便祕的情況非常多，這是因為年紀大，腸胃蠕動比較慢的緣故。如果能在每天早上五點到七點把便排光，才是上上之策。

　　慢性便祕包括因疾病而引起的「器官性便祕」，又稱為「症狀性便祕」，以及因腸功能低下所引起的「功能性便祕」，又稱為「習慣性便祕」。習慣性便祕可分為三種：

一、**弛緩型便祕**：因為大腸運動機能降低，糞便通過腸道的時間加長。內核心呼吸可以增加腸子的收縮力量，使大腸排便機能提升。大部分因為飲食、排便習慣不當所引起，還有**攝取纖維食物不足、運動量不夠、壓力太大**等。

藥方 | 調胃承氣湯

「太陽病，三日，發汗不解，蒸蒸發熱者，屬胃也，調胃承氣湯主之。」

——《傷寒論》條文 248

承氣湯系列，出於《傷寒論‧陽明病篇》全篇：

一、大承氣湯：大黃四兩酒洗、厚朴八兩、枳實五枚、芒硝三合。

二、小承氣湯：大黃四兩不炮製、厚朴二兩、枳實三枚。

三、調胃承氣湯：大黃四兩酒洗、甘草二兩、芒硝半升。

製法用量

大黃四兩（去皮，清酒洗）、炙甘草二兩、芒硝半升。共三味，以水三升，煮取一升，去滓＊，最後放入芒硝，再次煮沸即可關火，少少（少量）溫服。

＊去除雜質，保留藥液

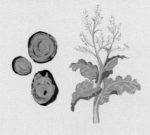
大黃

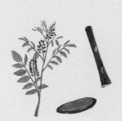
炙甘草

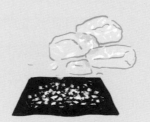
芒硝

主治

陽明腑實，熱結在下之傷寒陽明腑證，不惡寒反惡熱，口渴便祕，腹滿（腹部脹痛）譫語（病中神志不清，胡言亂語），中焦（包括脾及胃）燥實；及傷寒吐後腹脹滿；或陽明病，不吐不下而心煩者。

現代應用於急性胃腸炎、習慣性便祕、闌尾炎、腹脹、呃逆（打嗝）、下痢、齒齦腫痛、胰腺炎、膽囊炎、諸熱性疾病、蕁麻疹、食物中毒、糖尿病、宿食（積食之症）。

二、**痙攣型（抽筋）便祕**：這是一種大腸攣縮或蠕動亢進，導致腸內容物輸送和排便滯礙，通常伴隨腹痛。大腸急躁症的病人會出現痙攣型便祕，有慢性腹痛與排便異常。病人的腸道感受力差，持續焦慮，抗壓力也比較差。

三、**直腸型便祕**：由於糞便到達直腸但無法催促便意而引起。主因來自壓抑便意的習慣導致，或經常使用瀉劑，使得和排便反射有關的神經產生障礙。因為肛門的內擴約肌為平滑肌，由自律神經管轄，持續的緊張會引起便祕；肛門的外擴約肌為骨骼肌，可由意志控制，因為過度壓抑便意，使得擴約肌持續緊縮，如此不聽從於排便反應的主導，所以造成便祕。

我們一天吃三餐，標準的排便次數應該為「一天三次至三天一次」。如果以小時計算，腸胃道正常轉移時間的範圍約 18 ～ 48 小時。若一個人有足夠攝取來自水果、蔬菜、全穀類的膳食纖維建議攝取量，則糞便會較多且較柔軟，也較容易通過腸道。反之，若缺乏膳食纖維、水、活動力不足等，就會有便祕的問題。

大腸在大便形成中扮演相當重要的角色，透過回收體內水分（水分、膽汁、胃液、唾液等），讓累積在直腸裡的大便不會太硬，也不會太稀，製造出漂亮的大便。但若每天攝取不到「體重 ×30 毫升」的純水量，也愛吃油炸、辛辣等重口味食物來消耗身體水分，大腸在水分不足的情況下，就會開始從大便裡抓水，讓大便愈來愈乾硬，造成便祕現象。便祕族可透過一天喝 100 ～ 200 毫升的黑棗汁來幫助排便，也可多吃地瓜、菠菜、海帶、香蕉、蘋果等高纖食物。蔬果、五穀類和豆類等高纖食物，有助減少身體吸收脂肪，增加大便體積，刺激腸子蠕動促進排便，一來縮短毒素停留在腸道的時間，二來大便也比較不會臭哦！

惱人的腸躁症，又稱為「過敏性腸道症候群」，病人腸道構造正常，但蠕動功能失常，大腸處於激烈緊張急躁的情緒，因而過度蠕動或蠕動不

夠，使食物通過速度太快或太慢，造成拉肚子、便祕、肚子脹、肚子痛情況。絕大多數發生原因都與壓力有關，心理的壓力會導致胃、腸道蠕動功能異常，或是腸道神經變得敏感而引發「腸躁症」。

我建議可以透過運動來幫助減壓，除了增加腸道的抗壓性，運動時大腦也會分泌「快樂荷爾蒙」──多巴胺（Dopamine）。多巴胺對內臟血管（腎、腸繫膜、冠狀動脈）有擴張作用，能增加血流量，加速腸胃蠕動，同時能幫助平撫過度亢奮的交感神經，降低焦慮、憂鬱與憤怒的情緒。只要整體的新陳代謝能力提高，就能加速搬運累積在腸道的廢物毒素，改善便祕，也有助減輕腸躁症狀況。

養成每天 20 ～ 30 分鐘，心跳達 130 下的運動，如跳繩、快走、慢跑都是很好的選擇，但晚上八點以後不要做劇烈運動，建議以拉筋、伸展、散步、深呼吸、瑜珈來代替，舒緩的運動會使四肢末梢放鬆，避免血液集中大腦，同時放鬆中樞神經，晚上才能睡得好。

記憶中，我和哥哥、姐姐與弟弟從小就被母親訓練要定時上廁所。試想每天吃進肚子的食物，經過吸收後，有一些廢物要排出體外，如果沒有定時排出，就像肚子裡囤積了一座垃圾山，會腐蝕我們的身體，因此排便和飲食同樣重要。在這裡和大家分享「莊醫師順暢排便法」：

一、**定時上廁所**：常有便祕的人，自覺便意稍縱即逝，長久下來更難排便，建議養成規律如廁時間，如晨起盥洗完，就可嘗試蹲一下廁所，培養便意。

二、**早起空腹喝杯溫開水**：有便意時，可喝杯 500 毫升的溫開水，刺激腸胃道蠕動增加便意，尤其對改善大便乾結難排出，更有正面幫助，且秋冬多喝溫開水也有助身體各器官補充水分，減少氣候乾燥引起皮膚龜裂。

三、**記得拿矮凳墊腳**：若有難解便的狀況，建議可倚賴物理原理。拿

一張約 15 公分高的矮凳將雙腳墊高，可幫助髖關節呈適度彎曲狀，改善排便。矮凳高度可視個人雙腿長度調整，採舒服的姿勢即可。

四、**雙手幫腹部按摩**：肚臍為圓心，以慣用手的手掌輕壓順時針畫圓，不用刻意用力或是搓熱雙手，按摩時間也視排便狀況調整即可。

五、**常吃蘋果或香蕉**：若長時間便祕，建議多吃蔬果改善症狀。蘋果和香蕉均富含山梨醇、果寡糖與纖維質，可幫助腸道益菌增生與刺激腸道蠕動。當早餐吃，也可建立早上排便習慣。

六、**專心上廁所，禁止玩 3C 產品或看書**：上廁所最忌分心，尤其容易便祕者。在排便時，玩手機、看書等，恐會增加便祕症狀，且還會延長如廁時間。若每次上廁所時間過久，長期下來直腸靜脈容易曲張，恐引發痔瘡困擾。

七、**不靠瀉藥**：要改善便祕，得從多吃蔬果、多喝水、多活動做起。嚴重便祕者可先諮詢醫生，勿濫用瀉藥，以免造成腸壁反應遲鈍難以正常排便，日後養成對瀉藥的依賴性。

八、**多吃助便食物，搭配喝水**：建議可吃纖維含量高的黑木耳，能穩定神經的香蕉，或有豐富 Omega- 3 的亞麻仁籽油與能幫助消化的鳳梨，並補充大量水分，搭配腸道按摩，來改善便祕不適。

大吃大喝後卻便祕，糞便長時間待在腸道中，糞便裡的含氮物質容易被大腸的細菌發酵，產生毒素，長期下來可能會產生脹氣、口臭、血液循環不良、黑斑等症狀。男性的中廣型肥胖、女性小腹凸出，也部分與便祕有關，甚至曾有研究指出，嚴重便祕者可能會導致肩頸痠痛。過多糞便堆積在腸道，會擠壓到其他器官，使內臟偏移，應特別注意。

有哪些是助便食物呢？我幫大家整理一個簡易助便食物表，方便閱讀和食用。

表 7 簡易助便食物表

建議食物或油品	益處	說明
不要太甜的鳳梨	可以緩解脹氣	鳳梨含鳳梨酵素、維生素 C。鳳梨酵素可以幫助消化腸道過多的蛋白質,協助減緩脹氣,更具有減輕發炎症狀,呼籲在餐前,一天吃一小碗分量的鳳梨,作用非常好。不過要特別提醒,有腸胃潰瘍疾病者最好不要在空腹的時候吃。
黑木耳	膳食纖維高	想要助便,補充纖維素是首選,特別是乾的黑木耳,膳食纖維含量很高,每 100 公克就有 6.5 公克膳食纖維。它富含水溶性纖維素,可以穩定血糖,幫助腸道好菌生長,促進腸胃蠕動。呼籲大家每天吃三、四片黑木耳,就能幫助排便順暢。
香蕉	安定神經	容易對便祕感到焦慮不安的人,我會建議吃香蕉,它不僅僅含水溶性膳食纖維,而且還有鉀、鎂礦物質,可以安定神經,使我們放鬆心情,而且幫助排便。呼籲一天吃一根,最好在餐前吃,可以加無糖豆漿打成果汁,在吃早餐時飲用,效果很好。
亞麻仁籽油	可以潤腸道	假使你的腸道阻塞非常嚴重,建議先按摩腹部約 10 分鐘後,再喝 15 毫升富含 Omega-3 的亞麻仁籽油,可以潤滑腸道,另一方面,Omega-3 具有抗發炎的作用。倘若你害怕聞到油味,建議可以拿來拌生菜沙拉吃。此外,多吃鮭魚和秋刀魚,也有助排便。

　　無論吃多少通便食物,請務必記得補充大量水分。假使水喝得不夠多,會讓纖維停留在腸道中,反而更造成大便不通。最好搭配腸道按摩,可以幫助蠕動。以肚臍為中心,照著順時針的方向輕輕畫圓按摩一分鐘

後，再將手掌內側放在肚臍上，由上往下輕推 20 下，也可以促進排便。有病人因嚴重便祕感到焦慮不安，結果使得症狀愈來愈糟。面對便祕問題時，請先把心情放輕鬆，避免惡性循環，造成便祕更加嚴重。

便祕雖然不算是疾病，而是一種症狀，屬於疾病的表現。一般人會認為排便過硬、排不乾淨、小腹脹痛等，就是便祕，但就醫學上而言，便祕所指的是，一週排便少於三次才算是便祕。

承氣湯系列出於《傷寒論・陽明病篇》全篇。張仲景在煎煮方面非常講究，大承氣湯分三個階段煎煮：先煮厚朴、枳實，次煮大黃，沸後再放芒硝。如果不照此法煎煮，往往無法發揮藥效。

厚朴性苦辛溫，主治燥濕消痰、下氣除滿，用於濕滯傷中、脘痞吐瀉、食積氣滯、腹脹便祕、痰飲喘咳。枳實性苦辛寒，主治破氣消積、化痰散痞，用於積滯內停、痞滿脹痛、瀉痢後重、大便不通、痰滯氣阻胸痹、結胸、胃下垂、脫肛、子宮脫垂。訶子性味苦酸、澀平，主治澀腸止瀉、斂肺止咳、利咽開音，用於久瀉久痢、便血脫肛、肺虛喘咳、久嗽不止、咽痛音啞。木香性辛味辛苦溫，主治行氣止痛、健脾消食，用於胸脘脹痛、瀉痢後重、食積不消、不思飲食、泄瀉腹痛。黃連性苦寒，主治清熱燥濕、瀉火解毒，用於濕熱痞滿、嘔吐吞酸、瀉痢、黃疸、高熱神昏、心火亢盛、心煩不寐、血熱吐衄、目赤、牙痛、消渴、癰腫疔瘡、外治濕疹、濕瘡、耳道流膿。甘草性甘平，主治補脾益氣、清熱解毒、袪痰止咳、緩急止痛、調和諸藥，用於脾胃虛弱、倦怠乏力、心悸氣短、咳嗽痰多、四肢攣急疼痛、癰腫瘡毒、緩解藥物毒性、烈性。大黃性苦寒，主治瀉熱通腸、涼血解毒、逐瘀通經，常用於治療實熱便祕、積滯腹痛、濕熱黃疸、血熱吐衄、目赤、咽腫、腸癰腹痛、癰腫疔瘡、瘀血經閉、跌打損傷。

在承氣湯系列，三款承氣湯皆可用於治療便祕。如果燥屎排不出，用芒硝軟堅，厚朴、枳實推動，大黃則刺激腸管，可以達到通便的效果。我將張仲景的藥方轉為一道調配料理——靈菇益胃煲，方便茹素者食用，改善便祕帶來的不舒服。

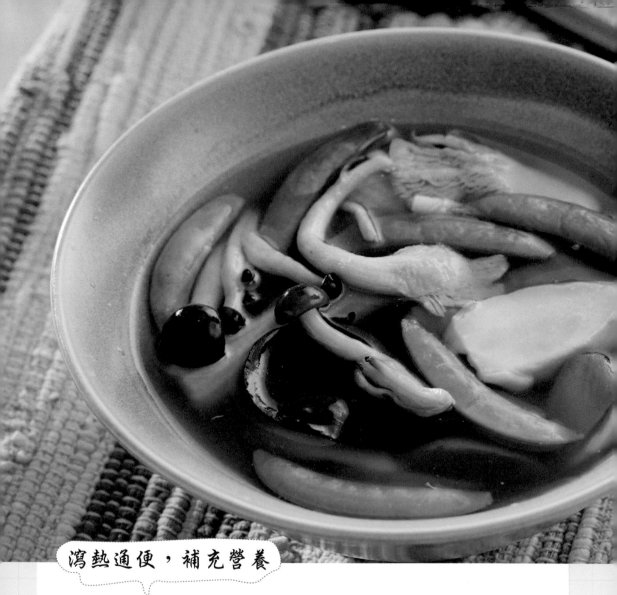

靈菇益胃煲

調配料理

功效

1 菇類營養成分很高，含有豐富的蛋白質，多達數種的胺基酸、鐵、維生素。可轉化為維生素 D 的麥角甾醇，能有效的預防貧血、高血壓和骨質疏鬆。另外，所含多種醣類，能夠提高人體免疫機能。

2 大黃瀉熱通便，蕩滌腸胃；芒硝鹹寒，瀉熱通便，軟堅潤燥；甘草緩急和中，去邪而不傷正，又能緩和瀉下力量。

食材

大黃 3 克、甘草 0.6 克、芒硝 0.3 克、玉米筍 96 克、黑木耳 24 克、鮮香菇 54 克、鴻禧菇 60 克、秀珍菇 60 克、杏鮑菇 60 克、甜豆莢 42 克、紅蘿蔔 12 克、蒜片 12 克、米酒 1 小匙、海鹽少許

![Tips]

新鮮的菇類會散發清淡的香味，要挑選富有彈性的菇類，內側菌褶排列整齊，外觀完整，沒有腐爛或碰傷。如果是超市販售的密封包裝，請選購沒有水滴附著的包裝為佳。

常喝此湯品可以幫助消化、滋補安神，改善神經衰弱，產生順腸通便、養肝明目、益氣安神、潤肺止咳的作用。適用於時常便祕、睡眠不安、胃口不好、眼矇目澀的人飲用。

做法

1 將大黃、甘草、芒硝三種食材先煮汁後去渣，備用。

2 接著，把玉米筍切段後放入沸水中汆燙一下，將新鮮的香菇切片，把鴻禧菇去蒂頭，將豌豆莢去頭尾和兩側粗絲，黑木耳切絲，紅蘿蔔去皮切片，備用。

3 先熱鍋後，再倒入適量的油，接著放入蒜片和紅蘿蔔爆香，加入所有菇類翻炒一炒。

4 加入豌豆莢和玉米筍翻炒均勻，然後淋入做法 1 的備用藥汁，最後加入米酒和海鹽少許提味，即可盛碗享用。

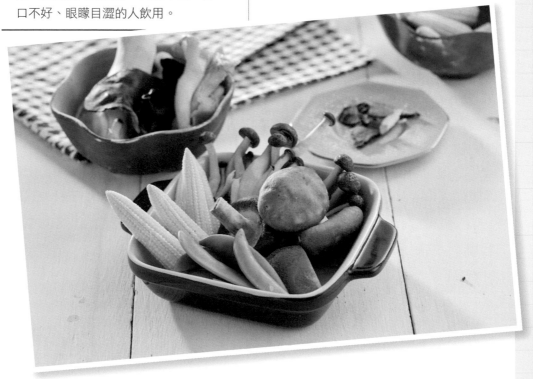

08

慢性胃萎縮

❀ 症狀

- 餐後時常明顯上腹部飽脹、不適或疼痛，同時伴有其他消化不良症狀，例如打飽嗝、反酸、噁心、嘔吐、食慾不振等。
- 腹痛、腹部灼熱感、胸悶、胃痛、胃酸過多、胃脹、胃悶。
- 長期精神壓力，有失眠、焦慮、疑病等精神症狀。

❀ 莊醫師的話

張仲景設計的小建中湯性緩和，適合一般人飲用，唯屬熱實型和壯碩型體質的人，也就是時常紅光滿面、血脈賁張的人，要小心飲用。慢性胃萎縮者平常飲食建議要少量多餐，以清淡的食物為主，味道太重會刺激胃酸分泌。少量的生薑和胡椒，可暖胃和增強胃黏膜的保護作用。適量的運動和按摩可以促進胃腸的蠕動，增加胃液的分泌，有助於消化和吸收，同時緩解腹部脹痛。

小建中湯主要作用在補氣血緩裡急，對治療腹部拘攣疼痛相當有效。拘攣疼痛即指抽筋，一般腹部拘攣疼痛主要在肚臍周圍和肚臍上下，而筋膜則比較集中。筋膜屬於肝，肝倘若失濡養，就會抽筋。除了腹直肌，也常見小腿肚、腓腸肌出現抽筋。

關於肚子痛的部位或痛感都沒有明確的定義，所以我在此界定一下：肚臍上是指大腹，肚臍下是指小腹，兩側則是指少腹。因此，肚子痛應該

藥方 │ 小建中湯

在《傷寒論》裡有一些條目談及「小建中湯」，飲用時需要全科思維，關於胃痛者整理如下：

「傷寒，陽脈澀，陰脈弦，法當腹中急痛，先與小建中湯；不差者，小柴胡湯主之。」

——《傷寒論》條文 100

「傷寒，陽脈濇，陰脈弦，法當腹中急痛，先與小建中湯。」

——《傷寒論》條文 229

「本太陽病，醫反下之，因而腹滿時痛者，屬太陰也，桂枝加芍藥湯主之。」

——《傷寒論》條文 279

「小建中湯」的運用時機需要恰到好處，當一個人得到太陽病後，因為醫治辨證，而出現腹痛、腹滿（肚脹）時，屬於「太陰病」，可以運用桂枝湯加倍芍藥。所謂「太陽病」指外感風寒後尚未傳入裡，但是邪氣已經開始微弱，正氣奮起與外邪抗爭，出現忽熱忽冷的症狀。

製法用量

去皮桂枝三兩、白芍六兩、炙甘草三兩、生薑三兩、大棗十二枚、麥芽糖十兩或一升。共六味，以水一點五升，煮取六百毫升，加入麥芽糖，改微火消解。每次二百毫升，一日分三次服。

主治

虛勞腹痛，溫按則痛減，舌淡苔白，脈細弦而緩；或心中動悸，虛煩不寧，臉色無華（臉色灰暗蒼白，晦暗枯槁），或四肢痠楚，手足煩熱，咽乾口燥。

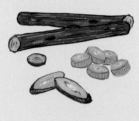

桂枝

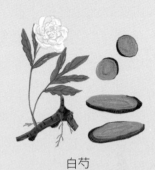

白芍

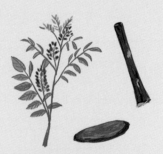

炙甘草

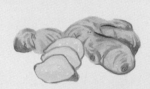

生薑

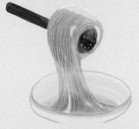

麥芽糖

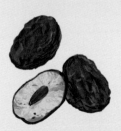

紅棗

包括大腹、小腹和少腹。平常我們上全民國防教育課程或做體操有「收小腹」的動作，指的就是肚臍下方的部位，包括大小腸、膀胱、泌尿系統、生殖系統。而大腹是指心下，屬於胃痛。婦科的少腹包括子宮、輸卵管。在這裡要提醒大家，部位不同，用藥也會有所不同。我們常說治病要對症下藥，也要對部位疼痛下藥。

小建中湯裡面使用麥芽糖是一個強壯劑，對於虛勞方面有幫助，加上它的甘甜能緩急，確實達到止痛的目的。小時候，母親喜歡給我們吃麥芽糖就是這個道理。記得有一次演講時，有一位從事企畫工作的聽眾問我，他每次要提案就會腹痛，已經五年了，問我怎麼辦？我就建議他可以服用小建中湯或吃點麥芽糖。後來，他跟我反饋說，感覺舒服多了。我也請他平時做些休閒活動緩解壓力。還有一位江太太，平常因為要接送兩個孩子，長期緊張造成胃痙攣，服用胃藥也無法緩解。當她帶孩子來我的小兒科診所看病時問我，我告訴她如果要和緩解決這個毛病，不妨喝些小建中湯。過些時候她看到我，說效果真的不錯。

前面我們提到「太陽病」，指外感風寒後尚未傳入裡，但是邪氣已經開始微弱，正氣奮起和外邪抗爭，出現忽熱忽冷的症狀。倘若有心煩、往來寒熱、口苦口乾的症狀，就是「少陽病」；倘若有心煩口渴、發高燒、汗多，就是「陽明病」；而「太陰病」則是指腹滿而吐、時腹自痛、口不渴、舌苔白潤、脈遲緩，呈現脾胃虛寒。只要你因為勞動過多產生疲勞或熬夜後，都會出現「太陽病」和「太陰病」綜合發生的症狀，非常符合張仲景設計的小建中湯原理。在這裡我設計了一道點心——紅棗核桃蛋糕，可當作日常的調配料裡來食用。吃點甜品，也能舒緩情緒，讓自己和親友愉悅。

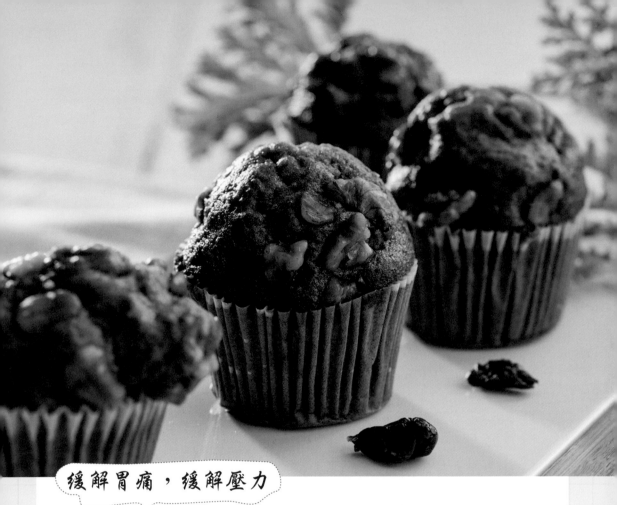

緩解胃痛，緩解壓力

紅棗核桃蛋糕

調配料理

功效

1　白芍能柔肝止痛，用於肝氣鬱滯、胸脅疼痛、肝氣犯胃、胃部疼痛、肝脾不和、腹部抽筋、疼痛。

2　麥芽糖對胃部和腹部抽筋有一定緩和作用；對勞倦傷脾、裡急腹痛、肺燥咳嗽、大便祕結、月經不調等，有食療作用。

3　桂枝能解熱，調節血液循環，紓緩頭部血管緊張引起的頭痛、肩背痛，解除體內器官組織平滑肌痙攣，緩解腹痛、胃痛，因其性味辛溫，最適合用在寒滯引起的痙攣痛。

4　紅棗養血、助陰補血、滋養肝腎，能消減虛勞、生津益血、鎮靜利尿。能鎮靜中樞神經，幫助催眠和調節血壓，保護肝臟，抑制癌細胞增殖，維護造血功能，增強肌力和體力，提高吞噬細胞功能，增進免疫力。

食材

去皮桂枝 2 克、白芍 2 克、炙甘草 2 克、生薑 3 克、去核紅棗 135 克、核桃 75 克、低筋麵粉 90 克、麥芽糖 60 克、沙拉油 30 克、雞蛋 1 個、水 85 克、煉乳 1 大匙、泡打粉 1/2 小匙、蘇打粉 1/4 小匙

Tips

平常胃會不舒服的人，可以先在家裡製作這道甜點，體積小又好攜帶，方便止餓又能紓解胃痛。在製作時，為了使紅棗有效成分釋出，建議先拍裂再烹煮。紅棗平常可放在冰箱冷藏，以保持乾燥。

做法

1 將桂枝、白芍、炙甘草、生薑以水煮開後去渣留汁，備用。

2 把去核紅棗切成小顆粒後，與麥芽糖、做法 1 備用的湯汁，放入鍋中。

3 以小火煮到水分收乾，變成棗泥狀，再加入雞蛋、沙拉油、煉乳攪拌均勻。

4 將低筋麵粉和泡打粉、蘇打粉混合過篩，備用。

5 做法 4 的過篩粉類加入做法 3 備用的棗泥中，翻攪均勻即可。

6 放入切碎的核桃，攪拌均勻。

7 把拌好的麵糊倒入模具裡，將表面抹平，烤箱預熱 175 度，烤 25 ～ 30 分鐘後，即可享用這一道養生又好吃的甜點。

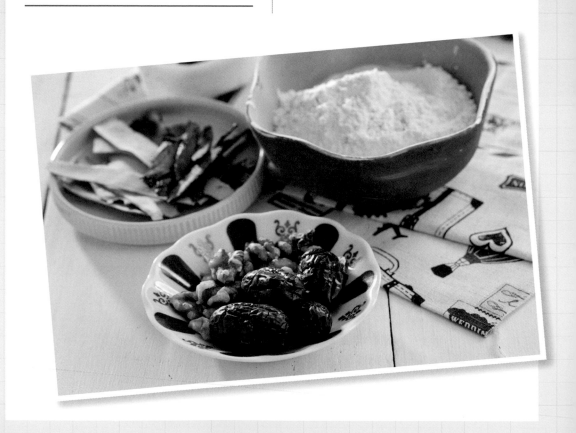

09

慢性幽門桿菌症候群

❀ 症狀

　　大部分慢性幽門桿菌感染的病人，一開始都沒有什麼症狀。但是感染幽門螺旋桿菌時，胃黏膜都會發炎，如果經過一段時間，則會有 20% 感染的人會發展成慢性胃發炎、胃潰瘍或十二指腸潰瘍等，症狀有腹痛、腹脹、消化不良、食慾不振、噁心或體重減輕等症狀。現在分項整理如下：

- 胃酸過多，會出現泛酸和燒心的情況，伴隨有腹痛、腹脹、晨起噁心、反酸、打飽嗝、饑餓感，重者出現嘔吐。
- 急慢性胃炎、胃十二指腸潰瘍、胃酸過多、胃擴張、胃下垂胃腸功能紊亂。
- 慢性腸炎、消化不良伴有腹瀉、神經性胃腸炎。
- 個性焦慮、情緒不穩、腸胃冷熱交加、手心熱腳底冷，嘴鼻周圍有紅色瘡疹。

❀ 莊醫師的話

　　現在我們說的胃病很多種，例如淺表性胃炎、萎縮性胃炎、膽汁返流性胃炎、十二指腸潰瘍、糜爛性胃炎、胃螺旋菌感染、胃下垂、小兒消化不良等。引起胃病的原因大部分和飲食、情緒因素有關。

　　飲食方面的因素，常見如飲食不規律、饑飽失調、偏食、挑食、吃太多辛辣刺激性食物、肥甘厚膩的小吃、寒涼冰冷食物等；情緒方面的因素

藥方 │ 半夏瀉心湯

在《傷寒論》裡有許多條目談及「半夏瀉心湯」和「甘草瀉心湯」，飲用時需要全科思維，和慢性幽門桿菌症候群相關者整理如下：

「傷寒中風，醫反下之，其人下利，日數十行，穀不化，腹中雷鳴，心中痞鞕而滿，乾嘔，心煩不得安。醫見心下痞，謂病不盡，復下之，其痞益甚。此非結熱，但以胃中虛，客氣上逆，故使鞕也，甘草瀉心湯主之。」

——《傷寒論·太陽病中篇》條文 96

「傷寒五、六日，嘔而發熱者，柴胡湯證具，而以他藥下之：

一、柴胡證仍在者，復與柴胡湯，此雖已下之，不為逆，必蒸蒸而振，卻發熱汗出而解。

二、若心下滿而鞕痛者，此為結胸也，大陷胸湯主之。但滿而不痛者，此為痞，柴胡不中與之，宜半夏瀉心湯。」

——《傷寒論·太陽病中篇》條文 128 ～ 178、《傷寒論》條文 149

瀉心湯系列

一、**大黃黃連瀉心湯**：大黃二兩、黃連一兩。

二、**附子瀉心湯**：大黃二兩、黃連一兩、黃芩一兩、附子一枚，炮、去皮、破、分開煮取汁。

三、**甘草瀉心湯**：黃連一兩、黃芩三兩、甘草四兩炙、乾薑三兩、半夏半升洗、大棗十二枚（剝開）。

四、**半夏瀉心湯**：黃連一兩、黃芩三兩、甘草三兩炙、乾薑三兩、半夏半升洗、大棗十二枚（剝開），人參三兩。

五、生薑瀉心湯：黃連一兩、黃芩三兩、甘草三兩灸、乾薑一兩、半夏半升
洗、大棗十二枚（剝開）、人參三兩、生薑四兩切。

張仲景在用甘草最重的除「灸甘草湯」外，就是「甘草瀉心湯」。甘草瀉心湯
即半夏瀉心湯加重灸甘草用量而成，重用灸甘草，調中補虛。

製法用量

半夏四兩、黃芩三兩、乾薑三兩、人參三兩、灸甘草三兩、黃連一兩、大棗
十二枚。共七味，以水一斗，煮取六升，去滓，再煎，取三升，溫服一升，日
三服。

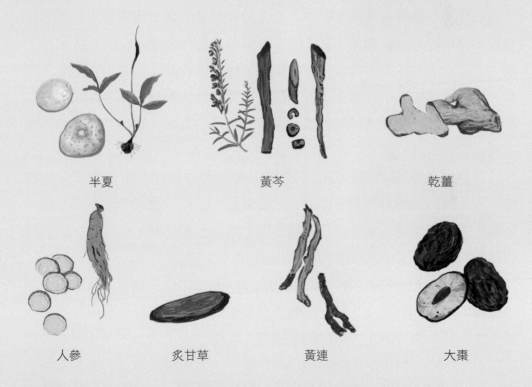

半夏　　　　　　　　　黃芩　　　　　　　　　乾薑

人參　　　　　灸甘草　　　　黃連　　　　　大棗

主治

調和胃腸功能，健胃，抑菌消炎，增強免疫功能。

主要是壓力太多、太大，長時間的壓抑，過度憂慮，容易發脾氣等。這兩大因素會傷害胃或透過肝膽、脾肺，影響到胃的消化功能；還有因為長期服用化學藥物造成的胃病。

我們在《傷寒論》中看見治療胃病的和方，即是臨床上經常使用的治療胃病的方劑，例如半夏瀉心湯。張仲景說半夏瀉心湯治「心下痞」等病，「心下」指的是胃，因為胃在心臟的下面所致。「痞」，則是堵塞的意思。心下痞即指胃部有堵塞感。《傷寒論》治療胃部堵塞的和方，即用半夏瀉心湯類，在藥方裡有用熱藥和寒藥。在這裡，我舉出母親在日本擔任健康顧問時的一個代表案例，來解說半夏瀉心湯的作用。

田中先生平常愛喝酒，飲食不定而有胃病，他到大醫院檢查診斷為「淺表性胃炎伴螺旋菌感染」，主要症狀有用餐時感覺飯不會往下走，這是胃部發堵的現象。雖然不脹不痛，但是早上起床會噁心，而且大便不成形，又黏滯不爽，黏在馬桶上。如果吃了涼麵就拉肚子，胃會更堵悶，晚餐過後因為胃部堵悶而睡不著覺。於是，他因為不敢用餐而變瘦了。他來請教母親時，一直嚷著他是胃寒，沒辦法吃涼的食物，母親看他滿臉都是痤瘡，舌苔黃膩，應該是胃熱的表徵。

這是一個寒熱錯雜的胃病，寒熱交加，因為脾寒，所以吃涼食會腹瀉，與此同時他兼有胃熱、痤瘡、舌苔黃等。張仲景設計的半夏瀉心湯，即是用來治療這種胃病。母親請他服用半夏瀉心湯加味，七天後，大便就可以成形了：服用一個月後，症狀也就消失了。

母親告訴我，半夏瀉心湯經過更改可以變化出很多藥方。好比說，減去乾薑的用量，再加上生薑，就成了「生薑瀉心湯」；加重甘草的用量，就成了「甘草瀉心湯」，可以治療腹瀉不止的「心下痞」。半夏瀉心湯和甘草瀉心湯也可以用來治療口腔扁平苔癬病，這是屬於慢性的皮膚黏膜病變，和情緒因素有關，其病變多見於口腔內頰黏膜，中年婦女比較常見。曾經有一位阪本女士，她的兩頰內黏膜出現扁平苔蘚一年多，用舌頭碰觸會有異物感，受到冷熱刺激時苔蘚會加重，也出現消化不良的情形，所以

建議她飲用甘草瀉心湯，結果效果很好。

在這裡，我設計了一道非常受歡迎的西式料理——半夏羅勒海鮮燉飯。我常說中菜西用，西菜中用，中西可以並用。我始終相信，各種民族的飲食之道都有大自然的道理，這就是我提倡「大藥」的觀念。食物是我們的自然良藥，叫「大藥」；化學成分的藥物，叫「小藥」。寧可以食物代替藥物，也是傳統醫學專家如張仲景之類的名醫，傳達給我們的觀念和示範。

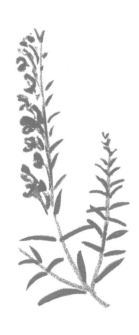

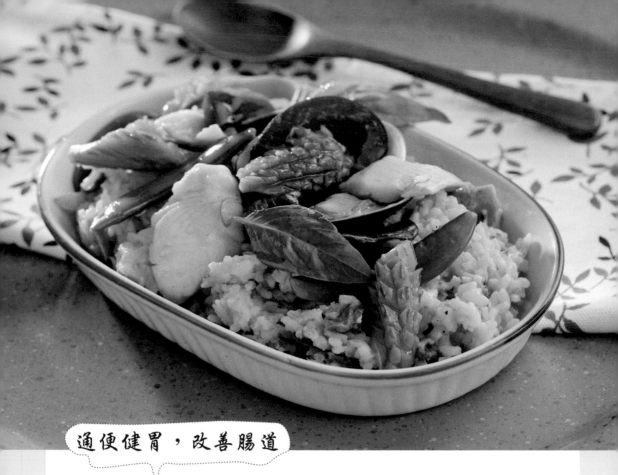

通便健胃，改善腸道

半夏羅勒海鮮燉飯

調配料理

功效

1. 半夏有鎮咳、祛痰、抗潰瘍、平喘、止嘔的功效，還有抗胃潰瘍、促進膽汁分泌、升高血中皮質酮、抗心律異常、保護內皮細胞、抗氧化、增強免疫力等作用。

2. 羅勒帶有強大、刺激、香的氣味，味道類似茴香。性味辛溫，具有疏風行氣、化溼消食、活血、解毒的功效。可治外感頭痛、食脹氣滯、泄瀉、月經不調等。

3. 人參稱為「藥中王」，自古以來就被引為補氣聖藥，含有人參皂苷，能大補元氣、安神止驚、補腦益智、增強體力，具有調節免疫系統、抗老防衰等作用，還可以增加腦部的血糖含量，改善腦部血液循環，增強記憶力，活絡思路，減輕疲勞，提高學習及工作效益。凡是氣虛體弱、體力差、容易感冒、手腳冰冷的人，經常食用人參之類的料理來滋補，可以改善健康，幫助集中注意力，預防衰老，減緩腦智退化速度。

4. 海鮮普遍含有豐富的蛋白質，以及鈣、磷、鋅、銅、硒等礦物質，這些營養成分的綜合作用，可以協助人體代謝與循環，供給能量。

食材

半夏 3 克、黃芩 3 克、乾薑 3 克、人參 3 克、炙甘草 3 克、黃連 3 克、紅棗 3 克、蛤蜊 150 克、鮮魷 1 尾、羅勒適量、白米飯 1 碗、高湯適量、鮮奶油 200 毫升、奶油 50 克、蒜末 1 大匙、紅蔥片 1 大匙、白酒 50 毫升、牛奶 300 毫升、義大利香料適量、黑胡椒粉適量、海鹽適量、起司粉適量、巴西里香料適量

Tips

如果用生米來煮燉飯，建議使用高湯，不要用牛奶，而且湯汁不可以一次加太多，需要邊煮邊加，才不會破壞燉飯的口感。

做法

1 將半夏、黃芩、乾薑、人參、炙甘草、黃連、紅棗稍微沖洗後放入棉布袋，放入一只小鍋加半杯的水，以小火熬煮成汁約 10 分鐘，備用。

2 取一只鍋子用小火熱鍋，放入紅蔥片、奶油炒香。

3 再放入蛤蜊、鮮魷片、海鹽、黑胡椒粉、義大利香料炒香。

4 加入白酒燜煮至蛤蜊開口後，將食材盛出，備用。

5 另備一鍋，加入白米飯，以高湯和做法 1 的備用湯汁煮到鍋中湯汁略微收乾，米飯軟硬可依喜好煮熟。再將做法 4 備用的食材放入鍋內燜煮約 3 分鐘。

6 起鍋前，加入牛奶、鮮奶油、蒜末一起拌勻。盛盤後，再放上巴西里香料和起司粉，即可上桌大快朵頤。

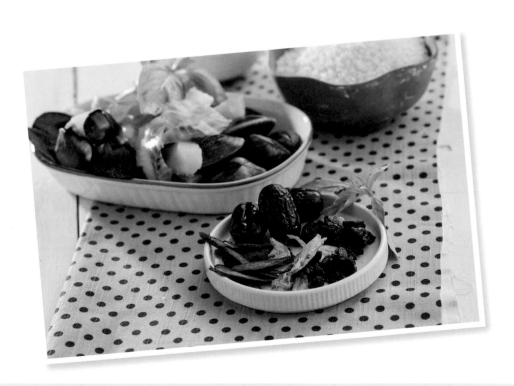

10
慢性食道炎

✿ 症狀

　　以疼痛為主的咽喉部炎症、急慢性咽炎、喉炎、扁桃體炎等,我們稱「慢性食道炎」,主要症狀如下:

- 以吞嚥疼痛、困難、心口灼熱和胸骨後疼痛最多。食道炎嚴重時,會引起食道痙攣和食道狹窄。
- 食道下端因發炎導致黏膜變性,甚至長出胃的柱狀上皮細胞,叫做「巴洛氏食道」,這是食道癌的前身,注意要長期追蹤它的變化。
- 一般食道炎的出血比較輕微,不過有可能會引起吐血或解瀝青便(糞便呈現瀝青般的深色)。

✿ 莊醫師的話

　　發炎是身體正常的免疫反應,表示身體的免疫細胞幫忙清理廢物、外來的病菌。當清理好以後,身體就能恢復正常的狀態。不過,當免疫系統或者內分泌失調,導致免疫細胞沒有辦法執行任務時,或者是清理好以後還繼續「過度反應」,則會轉成慢性發炎。倘若身體長時間在慢性發炎,就很容易感覺疲累,全身無力,或者睡眠不安。長久累積下來,就容易有三高、心血管疾病、糖尿病等疾病。在臨床上,就有胃食道逆流引發的「逆流性食道炎」,顯示病人的身體正在慢性發炎中,主因是胃酸逆流到食道,侵蝕了食道黏膜,引發食道發炎,進而轉成逆流性食道炎。

藥方 │ 桔梗湯

「少陰病，二三日，咽中痛者，可與甘草湯；不差，與桔梗湯。」

——《傷寒論》條文 311

製法用量

桔梗一兩、甘草二兩。共兩味，以水三升，煮取一升，去滓，分二次溫服。

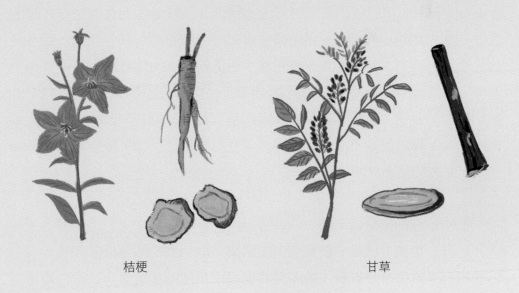

桔梗   甘草

主治

肺癰、心胸氣塞、隱隱作痛、咳嗽痰血或吐膿血、心神煩悶、自汗盜汗、咽乾
口渴、兩足腫痛、小便赤黃、大便多澀。

引發逆流性食道炎不斷復發的主因，在於身體始終處於慢性發炎的狀態，食道受到了刺激以後，免疫細胞持續攻擊食道，所以引發了發炎，甚至不斷的發炎，最後非常有可能轉成癌症。在此提醒大家，不要忽視逆流性食道炎持續發作，因為這顯示體內在異常發炎。這時候要做腸胃鏡檢查，還要選擇「壓力荷爾蒙」（指的是「皮質醇」，是一種由人體的腎上腺所分泌的荷爾蒙，會在人體受到壓力時，釋放到血液中流竄全身，以應對各式壓力）和急慢性過敏原檢查，希望及早發現體內發炎反應的原因，再決定如何醫治才是正道。

　　慢性食道炎需要依賴內視鏡切片來確診，可以運用測知下食道括約肌的壓力和 24 小時酸鹼度，來核實胃酸逆流的情形。此外「閃爍掃描圖」（scintiscan）也可以協助探測到胃食道逆流。而感染性的食道炎往往是發生在免疫力比較低的病人，所以醫生會同時考慮原始疾病的狀況。醫治逆流性食道炎時，主要在中和胃酸和減少逆流的情況。這時候一方面以藥物治療，一方面也要提醒病人改變生活習慣，如不要進食過於刺激、過於油膩和酸性的飲食，這些食物都會加重病情。其他如抽菸、飲酒也在禁止範圍內，晚上睡前盡量不進食，以避免刺激胃酸增加。除了睡覺時建議把頭墊高一點，降低逆流的機會，減重也可以減少逆流。

　　張仲景設計桔梗湯來醫治慢性食道炎，有其獨到之處。這個藥方運用「甘草湯」再加上桔梗。桔梗有宣肺豁痰，排膿消炎的效果，因此兩者合併一起治療食道炎，堪稱一絕。另外也可以治療咽喉發炎。在第一篇中提到，《傷寒論》以豬膚湯治療慢性咽喉炎，這個證候的基本原因和病機是慢性的下利（腹瀉），下利日久真陰耗傷，虛火循經上擾，因此出現了胸滿（胸悶）、心煩、咽痛，所以用豬膚湯來「清浮熱，潤喉嚨」。

　　治療咽喉痛的第二種方法是本藥方——桔梗湯，以生甘草加上桔梗。生甘草具有清解陰經毒熱的作用，舉凡「毒熱聚於陰經」的，幾乎都會運用到生甘草。例如「會陰部」（骨盆出口周界的組織區域，通常將尿生殖管道

和直腸分開；有時候指肛門和外生殖器後部之間的區域）的膿腫，它是諸多「陰經」（又稱陰脈，指經脈之中屬陰者。包括手足三陰經、任脈、沖脈、陰維脈、陰蹺脈等）會經過的部位，一旦發生膿腫的症狀，稱為「海底發」，中醫會使用一味生甘草濃縮、熬膏，叫「國老膏」，即是取一味生甘草，來清解陰經毒熱。因此《傷寒論》提到的「甘草湯」，即是使用生甘草來清解陰經裡的毒熱。倘若用生甘草未能緩解咽喉發炎，這時候中醫會再加上桔梗，達到治療咽喉痛的效果。消炎也是桔梗湯的功效之一。

另外，我提出做體操來緩和慢性食道炎的症狀。不妨嘗試做一做，畢竟光吃藥物，嘴巴會不舒服。

表 8　緩和慢性食道炎體操的三步驟

體操分解	說明
步驟一 腹部呼吸	1. 腹部呼吸是吸氣後將下腹部鼓起，吐氣後讓腹部內縮。這麼做可以增加壓力，橫膈膜便會往上升。吐氣時，盡可能拉長時間、慢慢吐氣，將空氣完全吐乾淨。 2. 腹部呼吸還可以坐在椅子上進行。倘若站著做，請把雙腳稍微打開，因為橫膈膜位在下食道括約肌周圍，是膜狀的「肌肉」。因為是肌肉，所以要充分運用，否則會鬆弛。 3. 請多做腹部呼吸，在橫膈膜施加負荷。或仰躺並把膝蓋拱起，做深呼吸，以促進效果。也可以把抱枕放在腹部上加強鍛鍊。
步驟二 把臉朝左	引發逆流的時間，以睡覺時居多。因此，記得把臉朝左，逆流情形才會減少。為何不朝右？因為胃高於食道，容易發生逆流。臉朝左時，身體不要拱起來，要不然會壓迫到腹部而不舒服。
步驟三 擡高上半身	為了防止在睡覺時發生胃食道逆流，請擡高上半身，讓上半身保持傾斜，較不易逆流。

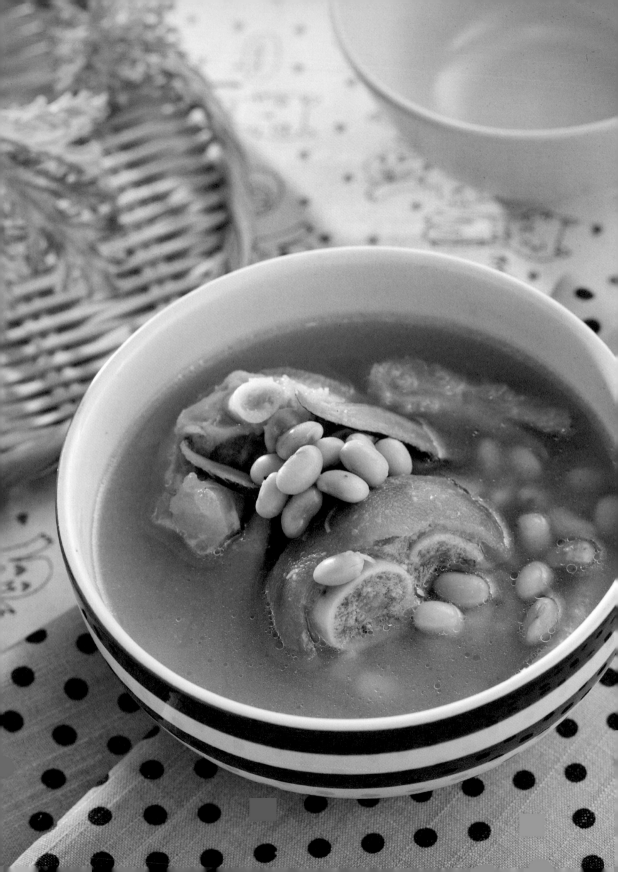

利咽排膿，緩急止痛

桔梗黃豆煲豬腳

調配料理

功效

1 桔梗可以開通肺氣、化痰止咳、利咽、排膿。

2 甘草可補心脾、益氣虛、清熱解毒、祛痰止咳、緩急止痛，中醫多用來治療身形瘦弱為特徵的疾病，以及咽痛、口腔黏膜潰瘍、咳嗽、心悸。

3 黃豆營養價值高，富含蛋白質、鈣、卵磷脂等成分，是防治癌症、骨質疏鬆等疾病的最佳食品。

4 豬腳營養豐高又美味，每 100 克豬腳含有蛋白質 15.8 克、脂肪 26.3 克、碳水化合物 1.7 克，而且還含有維生素 A、B、C 和鈣、磷、鐵等營養物質。豬腳的蛋白質水解以後，產生的胱胺酸、精胺酸等 11 種胺基酸的含量非常高。

食材

桔梗 3 克、甘草 3 克、泡好的黃豆 120 克、豬腳 180 克、薑 6 克、高湯 1500 毫升、海鹽 3 克、胡椒粉 1 克、米酒酌量

做法

1 把豬腳用沸水汆燙，去除雜質和腥味，備用。

2 洗淨乾桔梗，薑切片，備用。

3 取一只燉鍋，陸續放入高湯、薑片、黃豆、做法 1 的備用豬腳、洗乾淨的桔梗、甘草等，再用大火燒開，轉小火燉 50 分鐘後，放少許海鹽、胡椒粉、米酒，即可上桌享用。

Tips

　　汆燙豬腳不宜過久，時間太久會導致豬腳的質地變軟而失去彈牙的 Q 勁。豬前腳肉多，脂肪也較多，後腳肉少較有咬勁，可依個人口味和身體狀況做選擇。豬腳煮花生、紅燒或加薑片清燉，都能攝取到所含的膠原蛋白，可以經常變換口味食用。新冠肺炎疫者容易咳嗽，後鼻咽部、咽喉有痰黏感，在中醫屬於「痰」的範圍，建議可飲用桔梗湯調理，可緩解長新冠症狀。

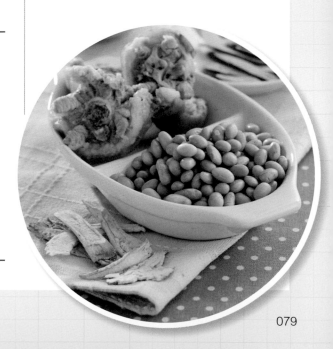

11

坐骨神經痛

❀ 症狀

　　無論是年輕人或是老年人，都有坐骨神經痛的困擾。倘若你的疼痛出現在一側的背部、臀部，沿著大腿、小腿的後面一直到腳底，表現出麻木或者痠脹等感覺，而且用力、排便、咳嗽、打噴嚏、舉重物時疼痛感會加劇；還有長期彎腰、勞動姿勢不對所引起的疼痛等，這些現象多多少少都與坐骨神經痛有關係。坐骨神經是人體內最長的神經，由脊髓至腰臀，並向下延伸至大小腿後外側，一旦受壓迫，會從下背痛到屁股，有一股燒灼感延伸到腿部，會感覺腳麻，走路很辛苦，影響你的生活和社交活動。哪些人是屬於高危險群？

- 老年人
- 常提重物或久坐的人
- 肥胖的人
- 糖尿病人

❀ 莊醫師的話

　　首先，來認定什麼是「坐骨神經痛」？坐骨神經痛是神經疾病的症狀，不是一種疾病，大約治療四至八週後就會消失；它是坐骨神經受到損傷或者壓迫引發的疼痛。體內最長的神經即坐骨神經，從脊髓到臀部並向下延伸至腿後側。坐骨神經痛的病人集中在年長者、慢性疾病病人和肥胖

藥方 │ 芍藥甘草湯

「傷寒，脈浮，自汗出，小便數，心煩，微惡寒，腳攣急，反與桂枝，欲攻其表，此誤也。得之便厥，咽中乾，煩躁，吐逆者，作甘草乾薑湯與之，以復其陽。若厥愈足溫者，更作芍藥甘草湯與之，其腳即伸；若胃氣不和、譫語（指病中神志不清、胡言亂語）者，少與調胃承氣湯；若重發汗，復加燒針者，四逆湯主之。」
　　　　　　　　　　　　　　　　　　　　　──《傷寒論》條文 29

「太陰為病，脈弱，其人續自便利，設當行大黃、芍藥者，宜減之，以其人胃氣弱，易動故也。」
　　　　　　　　　　　　　　　　　　　　　──《傷寒論》條文 280

提醒

芍藥屬於酸寒之品，虛寒腹痛者不宜多吃。如果大便平日溏溏（大便不成形，形似溏泥），所謂胃氣弱的人，不宜大量使用芍藥，可加入健脾的蒼朮。對大便溏溏的人，仍可酌情應用。根據張仲景用藥規律，凡自覺胸中堵塞不暢、滿悶不舒、悸動的人，盡量不用芍藥。

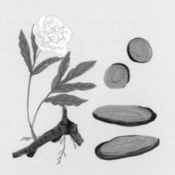

白芍

製法用量

白芍、炙甘草各四兩。共二味，以水三升，煮取一升五合，去滓，分溫再服。

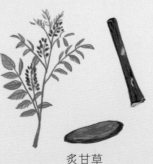

主治

坐骨神經痛、腓腸肌痙攣、胃腸痙攣、腎絞痛、肝炎、膽結石、泌尿系結石引起之疼痛、經痛。

炙甘草

的人。根據我的病人出現的症狀，最多的是抽筋，特別是腿抽筋，主要是小腿部位的肌肉和筋的共同作用，導致腿部痙攣不舒服。當然，還有從腰部到臀部，再延伸到腳後側的刺痛、灼熱、麻木、肌肉疲勞或無力；只有單一條腿有症狀（包含整隻腳或部分的腳）；走路、彎腰、久坐、咳嗽或打噴嚏時非常疼痛。疼痛的程度由輕微的疼痛、灼熱、刺痛到劇烈疼痛，甚至可能行走困難、無法走路。

探究原因，大部分是椎間盤突出，直接壓迫到神經。椎間盤是由像果凍一樣的膠狀物形成，外面由硬質纖維層包圍。椎間盤的任務是吸收、緩衝來自身體的重量與壓力。在一些情況下，出現了異常的椎間盤，會突出且壓迫到神經。其他可能會造成的原因有骨關節炎引起神經刺激或腫脹，髖關節骨折造成的出血或感染等併發症，少見的腫瘤，肌肉嵌入神經，椎管狹窄症（Spinal stenosis）造成的壓迫，也會引發坐骨神經痛。

張仲景《傷寒論》第 29 條論述，精心設計了芍藥甘草湯，來治療坐骨神經痛的病人。白芍入肝經，其效用主要在於收身體靜脈血回肝臟，肝一旦溫柔了，脾氣就不會暴躁，身體的疼痛就能獲得緩解。抽筋往往是肌肉的作用，脾主肌肉，假使脾虛弱不足導致肌肉痙攣，而甘草的藥氣效用在於緩和保護脾胃，也是補助加強脾氣的力量，恢復肌肉的正常，改善了抽筋的毛病。

我們從張仲景的下藥可以得知，桂枝湯是《傷寒論》第一方，方中含「桂枝甘草湯」、「芍藥甘草湯」兩大基礎方，桂枝甘草湯辛甘化合溫陽，治太陽病發汗過多，損傷心陽；芍藥甘草湯酸甘化合，滋陰治傷寒兼陰陽兩虛，而且芍藥甘草湯也是桂枝湯的一半作用。

換言之，芍藥甘草湯是《傷寒論》治療「腳攣急」（即小腿肌肉痙攣，俗稱「小腿抽筋」）的方劑，由白芍、炙甘草等分組成。雖然藥僅有兩味，藥少力專。腳攣急表現肝血不足，主要是血不養筋導致；白芍酸苦微寒，

和血斂陰；柔肝止痛，炙甘草味甘，補中益氣，緩急止痛。白芍和甘草一起合用，充分達到酸甘化陰，柔肝養陰生津以復陰液，筋脈得陰血的效果。於是，肝不急而筋不攣，就能化解痙攣，疼痛消除了。這裡要強調的是，張仲景使用的是白芍和炙甘草，千萬不要用錯了。

我們在《傷寒論》整本找到有 113 個藥方（其中有一方只有方名沒有藥物），而使用白芍的地方有 30 方，使用甘草的地方有 70 方，以白芍和甘草合用的有 24 方，使用率達 21%。倘若再加上第 96 條「小柴胡湯」的加減方：「假使腹中痛者去黃芩，加白芍三兩」，以及第 317 條「通脈四逆湯」之加減方：「腹中痛者，去蔥，加白芍二兩」，就有 26 方，不難得知張仲景有多重視白芍和甘草的作用了。本藥方的白芍苦酸微寒，而炙甘草甘溫，這兩個藥材一酸一甘，互為表裡，可治多種痛症，成為後代醫者學習的典範。這一個藥方和「桂枝甘草湯」是張仲景溫陽的基礎方，用法不僅奇妙、簡單，效果也很好。

由於張仲景的神來組合，啟發我設計調配料理上也用了日常很簡單又容易烹煮的肉丸加白菜的組合，可以稱它是簡易版的獅子頭。

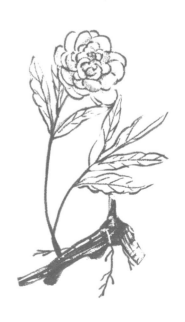

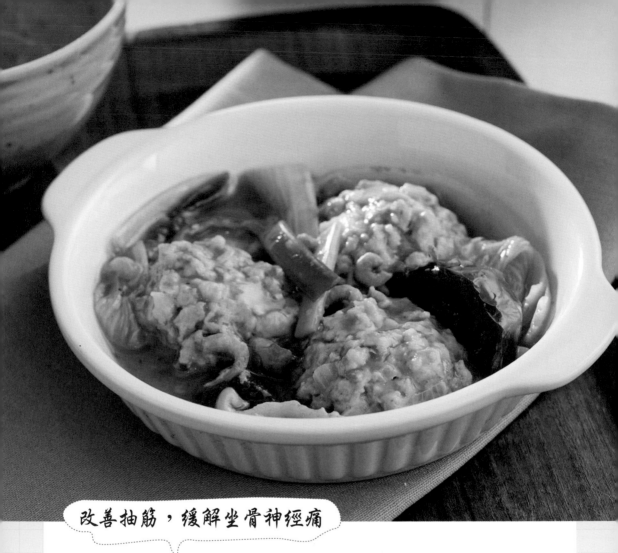

改善抽筋，緩解坐骨神經痛

元氣肉丸燒

調配料理

功效

1 山藥是食材的聖品，無論是磨泥拌飯，或是加排骨煮湯，綿密口感都讓人一吃再吃。它不僅可以整腸，提高免疫力，而且對脾、肺、腎都有好處，內含多醣體與黏蛋白，這些黏稠物真正的成分是食物纖維，是腸內益菌的食物來源，既可美容養顏，又能增加抵抗力。

2 大白菜含有礦物質鎂和稀有元素硒、銅、錳、鋅等，具有抗衰老、穩定末稍神經和血管等作用；其含維生素 B 群、A、C 和纖維素，能使腸胃健康，排泄消化平順，它所含的營養成分是多樣性的，和豆腐、肉類等食材一起食用，不會搶味，又能增加營養價值。

3 解綏坐骨神經痛。

食材

1 **肉丸子** 豬梅花絞肉 750 克、新鮮山藥泥 48 克、甘草粉 6 克、雞蛋 1 顆、洋蔥半顆切細末、青蔥 2 根切細末、薑末 2 大匙、蒜末 2 大匙、紹興酒 10 克

2 **高湯** 大白菜 1 顆、乾香菇 3 朵、番茄 1 顆、蝦米 1 大匙、青蔥 1 根、薑片 3 片、蒜末 1 大匙、紹興酒 200 毫升、水 1000 毫升、醬油 2 大匙、香油、海鹽和香菜少許

3 **調味料** 醬油 2 大匙、冰糖 2 小匙、胡椒粉 1 小匙、太白粉 1 大匙

Tips

這一道料理是紅燒獅子頭的簡易版，看起來功序很多，但煮起來卻很簡單。特別是炸過的肉丸香味噴鼻，如果加入番茄燒煮，多了自然的酸甜味。大白菜燉煮後的湯汁清甜，建議可以多煮一些分量，當便當菜也是不錯的選項。

做法

1 絞肉放入大碗中，陸續將所有食材加入碗內抓拌均勻。將肉由底部捧起摔打，重複同樣的動作至有黏性。

2 取適量肉餡揉圓，大小隨個人喜好，用雙手互接甩打，把裡面的空氣打出來後整形成圓球狀，備用。

3 鍋中倒入多一點的油，等油溫升高，才放入肉丸，改轉中火炸至定型、上色後取出。

4 取一適當大小的鍋子，少許油炒香薑末、蔥末後，再加入蒜末、蝦米和切好的香菇絲，炒出香氣後，加入切成塊狀的番茄、紹興酒、醬油拌炒。取適量大白菜鋪在鍋底，再放上炸好的肉丸，倒入水煮開後轉小火，蓋上鍋蓋燉煮約 30 ～ 40 分鐘。

5 加少許海鹽、冰糖、胡椒粉調味，最後加入香油和香菜，即可上桌享用。

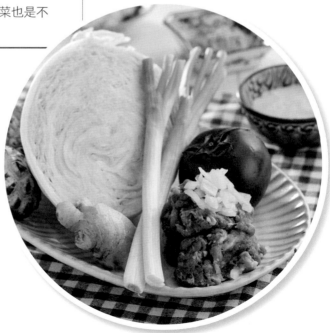

12

慢性肋膜炎

✿ 症狀

　　肋膜炎，是胸腔內臟急慢性炎症或全身性疾病所引起的一種發炎狀況。產生發燒、畏寒、側胸部疼痛等現象，經常併有胸腔積水，所以也稱為「胸膜炎」。胸痛是胸膜炎最常見的症狀，會突然發生，程度有大有小，伴有不明確的不適或嚴重的刺痛，有時候只會在病人深呼吸或者咳嗽時發疼，倘若持續不斷則疼痛會加劇。主要症狀有咳嗽、胸悶、氣急、呼吸困難。

✿ 莊醫師的話

　　如果你有一段時間出現胸痛、咳嗽、胸悶、氣急、呼吸困難等症狀，即有可能是得了肋膜炎。肋膜炎又稱胸膜炎，通常為病毒或細菌刺激胸膜而引發的胸膜炎症。胸腔裡可能有液體積聚（滲出性胸膜炎）或無液體積聚（乾性胸膜炎）。如果炎症消退，胸膜會恢復至正常，或發生兩層胸膜相互黏連。這是從多種病因所引起，例如感染、惡性腫瘤、結締組織病、肺栓塞等。

　　我們最常見的肋膜炎是「結核性胸膜炎」。如果是滲出性胸膜炎，病人會經常咳嗽且呼吸困難，常有發熱、消瘦、疲勞、食慾不振等症狀，檢查時會發現心、肺受壓。如果是乾性胸膜炎，胸膜表面會出現少量纖維滲出，病人會感覺劇烈的胸痛，很像是被針刺那般的痛楚，檢查時可以發現

藥方 | 甘草乾薑湯

「傷寒，脈浮，自汗出，小便數，心煩，微惡寒，腳攣急，反與桂枝，欲攻其表，此誤也。得之便厥，咽中乾，煩躁，吐逆者，作甘草乾薑湯與之，以復其陽。若厥愈足溫者，更作芍藥甘草湯與之，其腳即伸；若胃氣不和、譫語者，少與調胃承氣湯；若重發汗，復加燒針者，四逆湯主之。」

——《傷寒論》條文 29

製法用量

炙甘草四兩、乾薑二兩。共二味，以水三升，煮一升五合，去滓，分溫再服。

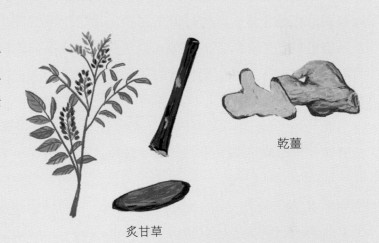

乾薑

炙甘草

說明

本方僅二味所組成，又名「二神湯」。運用得宜，其效如神故名。方中甘草甘平，能和中益氣緩急，能強化胃腸機能；乾薑辛溫為一種刺激性興奮劑，能振奮新陳代謝、旺盛血行，增進元氣與活力，兩藥相配共奏，溫裡祛寒，回陽復氣之功。

主治

陽虛吐血、肺痿吐涎沫、其人不咳、不渴、遺尿、小便數。傷寒因誤治傷陽，引起四肢厥逆、煩躁、吐逆或虛寒型肺痿病。

胸膜摩擦音等改變。如果是結核性胸膜炎，治療方式為結核藥物治療，加速胸液的吸收。必要時，會採取抽液治療，防止和降低胸膜增厚與黏連，選用腎上腺皮質激素等。

如果你是虛燥熱嚴重的人，會很喜歡吃冷冰品而不愛吃熱食。吃下冰涼品後，雖然會得到暫時的舒服感，但是身體因為吃下人工化合物後，流失了津液，還會囤積垃圾。於是，虛熱被壓抑了，雖然獲得了一時的暢快，一旦熱褪了，還是感到躁鬱。建議這樣的病人最好從日常生活習慣做調整，試圖給自己均衡的飲食比較好。

張仲景深知肋膜炎是各種原因引發的胸膜壁層和臟層的炎症，所以他用藥採取相輔相成，溫裡祛寒的道理，這是用藥的基本之道。而肋膜炎大多為繼發於肺部和胸部的病變，也可為全身性疾病的局部顯現，在臨床上有許多種類型，其中以結核性胸膜炎最常見。前面文中提到，醫生可從聽診器聽到「胸膜摩擦音」，我的病人劉先生就是其中一個病例。

劉先生，36 歲，從事科技產業，經常咳嗽、流鼻水和喉嚨痛。因為持續性劇烈咳嗽而胸部非常疼痛，睡眠品質很不好，大概已有兩個月的時間，他跑來診所請教我，我看診後請他趕快到大醫院做進一步的檢查。經過胸部 X 光的檢查，顯示他的左下肺葉肺炎合併肺積水，醫生給他口服抗生素。治療三週後，症狀獲得大幅度的改善。一般情況下，引發胸痛的原因和肌肉骨骼、肺部、心臟、消化器官的疾病息息相關。其中，肺部和心臟疾病所引起的胸痛，或多或少都有可能危及生命。

劉先生告訴我，他持續胸痛很長一段時間，一直處於恐懼中，所以不敢去大醫院檢查，直到家人實在看不下去了，要他先請教我。我告訴他，避診是一般人的心態，恐懼無法幫助他康復，還是要勇於面對病情，才能解決病痛。不過，肋膜炎的疼痛以刺痛為主，和肌肉發炎的痠痛截然不同。所以，如果發現自己有哪些部位疼痛，不要自己判斷，最好找醫生提供專業的建議，醫病合作把病治好。如果你有慢性咳嗽後所引發的胸痛，請提早尋求專業胸腔科醫生協助。

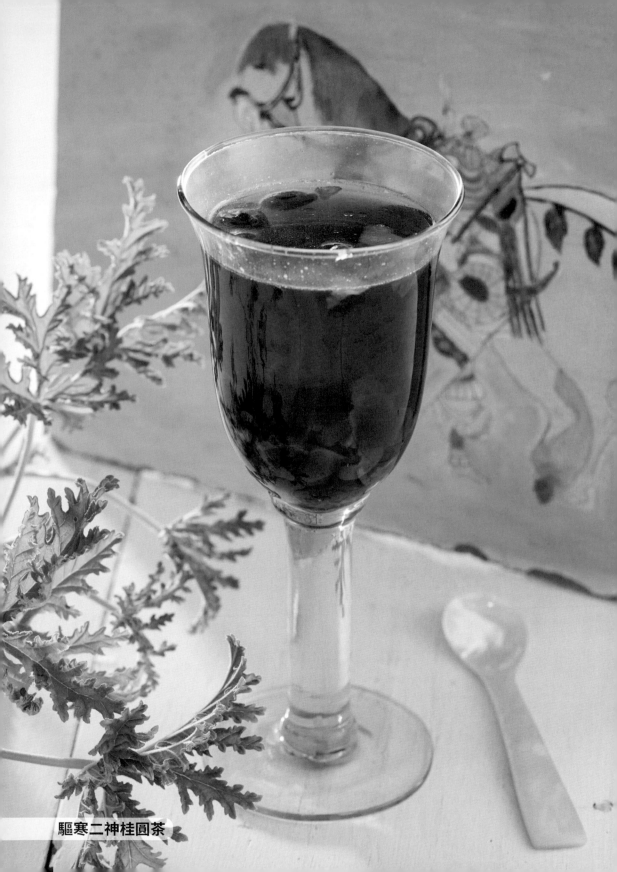

驅寒二神桂圓茶

溫中散寒，消除胸痛

驅寒二神桂圓茶

調配料理

功效

1 甘草甘平，可以和中益氣、強化胃腸機能；乾薑辛溫，可以加速新陳代謝、促進血液循環，兩種藥材當食材，相輔相成，發揮溫裡祛寒、回陽復氣的效果。此外，此方還可以改善老年體虛、頻尿的不方便。

2 桂圓有滋補身體、養血安神、幫助傷口癒合、保養肌膚、促進心臟健康、減少動脈硬化的風險。

3 炙甘草主要功效在補脾和胃、益氣復脈。

4 乾薑比生薑好，可以溫中散寒、回陽通脈、燥溼消痰、溫肺化飲。

食材

炙甘草 6 克、乾薑 6 克、桂圓 24 克、枸杞和紅棗適量、山泉水或一般生水適量

做法

1 將炙甘草和乾薑放入一個棉布袋裡，備用。

2 取一只小鍋，倒入山泉水或一般生水適量，先煮沸，再放入做法 1 的備用棉布袋，小火約煮 30 分鐘。請煮 1 ～ 2 次，食材更入味。

3 等煮沸後，再放入枸杞和紅棗適量，再煮約 2 分鐘，再燜 1 分鐘，即可倒入杯中飲用。

Tips

新鮮的桂圓肉，色澤褐栗有光澤，質地軟硬適中而不滲汁。如果色烏黑、潮溼滲汁則非上品。在這個調配料裡，炙甘草和乾薑這兩味藥材當成食材來用，它們都是炮製過的，所以無須清洗。假使擔心不太乾淨，只要水沖一下，不必泡洗。這是為了調理肋膜炎的調理熱飲，有增強免疫力，消除肺和呼吸系統寒氣的功效。倘若你是起床後會連打噴嚏或流鼻水的人，喝此熱飲也會獲得許多改善。不過，它的副作用是容易發熱和口渴。如果你有這些現象，請少喝或暫停飲用。

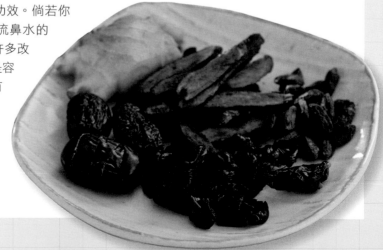

13

初期精神分裂症

❀ 症狀

- 容易失眠，時常莫名地感到焦慮或鑽牛角尖、多疑、敏感易怒、注意力無法集中。
- 出現妄想、幻覺、言語紊亂、嚴重的紊亂性或緊張性行為。

❀ 莊醫師的話

　　精神分裂症時常是被避談的疾病，好發於少年時期，所以又稱為「兒童精神分裂症」。起病比較緩慢，剛開始病症非常不顯著，很容易被忽略。因此當被身邊的人察覺到時，通常已經進入非常嚴重的階段了。發病早期會伴有頭痛頭昏、失眠、渾身不舒服、注意力不集中、記憶力下滑、精神萎靡不振等情況。隨著病情的不良發展，情緒會相當不穩定，出現憂鬱、焦慮、恐懼的情緒，性格改變很大，變得孤獨、情感淡漠、不和人交往，對身邊的人忽冷忽熱、欺負弱小，不在乎、不重視承諾，學習力下降，不守紀律等。

　　但是我必須提醒大家，精神分裂症不等於人格分裂，這種疾病會影響一個人的思考能力、現實感、和別人互動等。其症狀包括有：

　　一、妄想：病人覺得有人陷害他、監視他，或是有人想控制他，別人會看透他的心思等。這些症狀會困擾病人，即便分析給病人聽

藥方 | 乾薑附子湯

「下之後，復發汗，晝日煩躁、不得眠，夜而安靜，不嘔，不渴，無表證，脈沉微，身無大熱者，乾薑附子湯主之。」

——《傷寒論》條文 61

製法用量

乾薑二兩、附子一枚生用（去皮，切八片）。共兩味，以水一升五合，煮取一升，去渣，頓服。意在使藥力集中，回陽效果迅速。由乾薑和炮附子組成，也就是「四逆湯」去炙甘草。

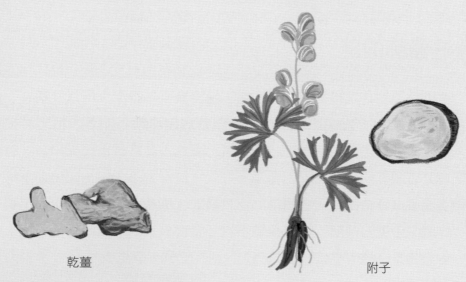

乾薑　　　　　　　　　　　　　　　　　　附子

主治

傷寒下之後，復發汗，晝日煩躁不得眠，夜而安靜，不嘔不渴，無表證，脈沉微，身無大熱者。

心虛寒風，半身不遂，骨節離解，緩弱不收，便利無度，口面歪斜。

「這是他的幻覺」，卻無法使病人放棄他原有的懷疑。歸納之，精神分裂症的妄想大部分是片段的、奇異的。

二、**幻覺：**病人時常會聽到、看到、聞到、觸覺一些不存在的東西，又以聽幻覺最常出現。一般聽到的內容是針對病人所談，包含對病人的評語、命令、嘲諷，也會有指使病人傷害自己或別人的危險動作。

三、**混亂症狀：**好比說一些混亂又沒有意義的想法、語言和動作。病人會說一些沒有邏輯的事情和片斷畫面，更嚴重的情況會出現病人不說話、不動，或維持一個固定的姿勢很久的狀態。還需要留意，病人會扭曲事實而且顯現擔心受驚嚇的表情，對周圍環境的聲音、顏色和形狀特別地敏感。

四、**負性症狀：**「負性」不代表病人的態度，而是指缺乏一些平常人應有的特質。好比說表情平淡，沒有動機，說話內容貧乏，對事務沒有興趣。所以，我們會看到有些病人出現不想上班，也不想處理自己的日常事務。好比說，洗澡或換衣服等，需要不斷提醒他才會去做。因為如此，病人會隨之出現孤立自己的作法。

倘若身邊的親友罹患精神分裂症，身為陪伴者的你該如何協助他？我們的建議是這樣的：

一、**認識精神分裂症的知識。**
二、**幫病人找到適當的治療和資源。**
三、**站在病人的角度為他設想。**
四、**預防病人自殺。**
五、**帶病人就醫。**

不要自我判斷安慰情況會好轉，當病人的情況怪異且會干擾他人時，

請先保持鎮定，確認你和病人是安全的，再尋求警方或 119 的協助。而當病人需要干預式治療，可以不經過他的同意下，透過衛生醫療單位的協助強制他就醫，避免喪失康復的機會。

日本作家村上春樹寫了一本書《挪威的森林》，女主角直子罹患精神分裂症，書中她說了幾句話，讓我們更了解此病的病症：

「我沒有辦法好好說話。」

「最近一直持續這樣。就是想要說什麼，每次也只能想到一些不對勁的用語。不對勁的，或完全相反的。可是想修正時，就更混亂而變得更不對勁，就愈發地搞不清楚自己最初到底想說什麼了。感覺簡直像自己的身體分開成兩個，在互相追逐一樣。正中間立著一根非常粗大的柱子，我們一邊在那周圍團團轉著，一邊互相追逐。正確的語言總是由另一個我擁有，這邊的我卻絕對追不上。」

從這幾句話，你可以明白直子生了一種叫做「精神分裂症」的病。她應該是在小時候目睹姐姐上吊自殺時，種下日後情緒不穩的原因吧。

在緊張的生活步調裡，每個人多少會精神狀態繃得很緊的時候，當我們精神高亢或下滑時，不要驚慌失措，先找一些方式放輕鬆，例如獨處、聽音樂、休息、吃甜食、喝張仲景設計的乾薑附子湯等。如果會有幻覺、妄想、行為混亂衝動，就去大醫院檢查和就診，找精神科醫生聊一聊，會獲得很好的照護。不要擔心別人把你當作精神病人，請正向看待，要友善待己。

張仲景在設計乾薑附子湯時，謹慎了解乾薑生附子這兩味藥方的特性和專長。乾薑性味辛、性熱，主治溫中散寒、回陽通脈、燥溼消痰、溫肺化飲。常用於腹部冷痛、嘔吐泄瀉、四肢冰冷、脈象微弱、痰飲喘咳、寒飲喘咳、寒溼疼痛等症。而生附子性辛甘熱，主治回陽救逆（運用具有溫熱作用的藥物，以治療陰寒內盛危重症的治法）、補火助陽、散寒除溼。

乾薑附子湯是由四逆湯去炙甘草而成。乾薑辛溫補中土之陽，生附子辛熱，急復少陰之陽，是火與土俱暖，以復陽氣的根基。兩味藥方互為表裡，可以急救回陽。凡是陽氣驟虛陰寒氣盛的人，很適合飲用此藥方，所以有「附子無薑不熱」的說法，這就是「急救回陽法」，和「四逆湯法」大不相同。飲用的方法非常特殊，張仲景規定要一次服盡，主要集中取藥力，傾力恢復陽氣，將陰寒一網打盡。

我設計的調配料理是──鮮蔬藥膳羊肉。我綜合延伸醫聖張仲景所創的補養湯品──乾薑附子湯，可做為進補方，也適宜平日食用。不過，羊肉屬於腥羶發物，熱性體質，容易上火、口腔潰瘍、手足心熱者，以及哮喘和癌症腫瘤的病人不宜食用，可以用豬排骨代替。

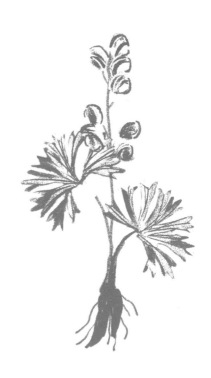

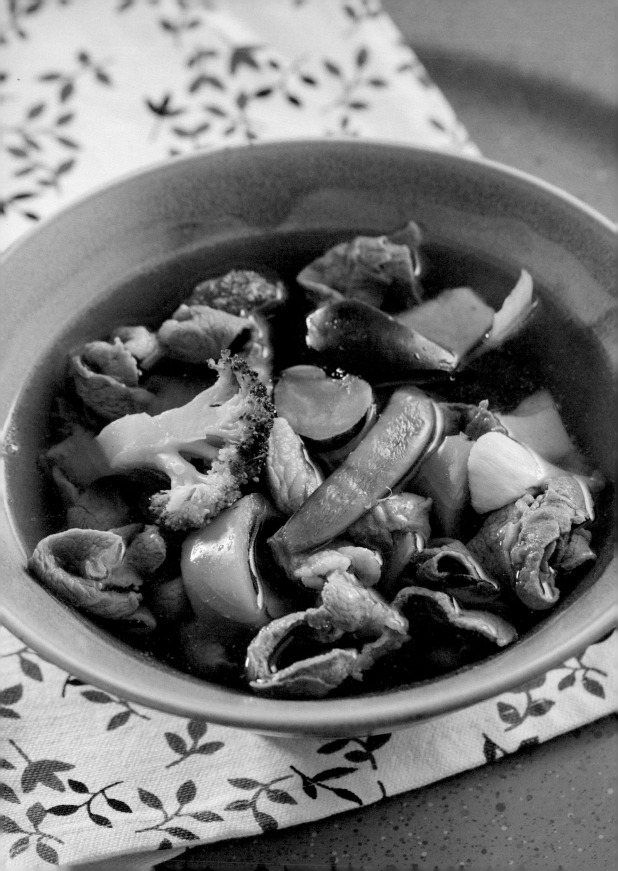

助陽健胃，消除煩躁

鮮蔬藥膳羊肉

調配料理

功效

1 當歸、乾薑配羊肉，有活血養血補血、祛寒止痛效果，特別適用於體質虛寒的人日常食用，以作為輔助調理藥膳。男性精氣不足、耳鳴、耳暫時性失聰、性功能失調；或男女貧血怕冷、年老體虛，慢性腹瀉而營養不良；或是產後調理、血虛缺乳、惡露不止，婦女氣血虛弱而腹部冷痛、生理痛，都適合用此湯品來補養調理，改善體質。

2 附子是能夠回陽救逆、補火助陽、散寒止痛的好藥材，特別適合脾胃虛寒、肝腎功能減退及怕冷的人作暖身及食療之用。

3 此湯男女皆宜。羊肉屬於溫補性食物，有助陽健胃、通血生津的作用。脾胃好，自然精神好。

食材

生附子 0.5 克、乾薑 3 克、當歸 2 克、羊肉 300 克、花椰菜適量、番茄半個、四季豆少許、米酒 30 毫升、海鹽適量

做法

1 羊肉汆燙去雜質，再將所有食材放入一只大鍋中，加水蓋過食材，水量視個人喜好而定。

2 以大火煮開後，再轉小火慢慢燉煮至肉質軟嫩之後，適當調味，即可大塊朵頤。

Tips

　　要袪除羊肉的羊羶味，可加蔥、薑，或米酒同煮，或加一些白醋，或是放點橘皮、杏仁、紅棗、蒜頭等。這道調配料理可以消除煩躁、安眠，此外，多喝蓮藕汁也有安定神經的效果。

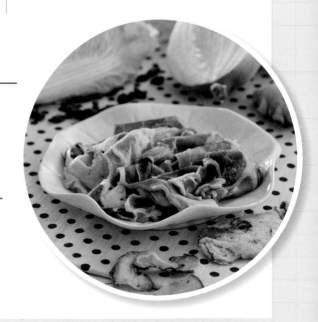

14

慢性十二指腸炎

✽ 症狀

十二指腸炎分為原發性和繼發性兩種，原發性者也稱「非特異性十二指腸炎」，症狀有：

- 上腹部疼痛、噁心、嘔吐、嘔血和黑便，有時候和「十二指腸潰瘍」不容易區別，常與慢性胃炎、慢性肝炎、肝硬化、膽道疾患或慢性胰腺炎並存。常伴有其他消化不良症狀，如腹脹、打飽嗝、反酸等。
- 自覺心跳異常，心慌不安，不能自主，兼有畏寒四肢冰冷，臉色發白，舌淡且胖，脈象微細等。
- 常見胸悶氣短，活動過後則加重。嚴重者，聽力也會受到影響。

✽ 莊醫師的話

十二指腸炎有原發性和繼發性兩種，我們先來了解這兩種的差別：

一、**原發性十二指腸炎**：病因不明，大致與進食太辛辣的食物、飲酒過多、藥物、幽門螺桿菌感染等息息相關。往往和慢性胃炎、消化性潰瘍病等合併存在。有時候，十二指腸炎會轉變為十二指腸潰瘍：

① 發炎剛開始時酸度正常，後來因為發炎進展干擾了十二指腸對胃液分泌的抑制過程，引發高酸產生而變成潰瘍。

藥方 ｜桂枝甘草湯

「發汗過多，其人叉手自冒心，心下悸，欲得按者，桂枝甘草湯主之。」

——《傷寒論》條文 64

製法用量

去皮桂枝四兩、炙甘草二兩。共二味，以水三升，煮取一升，去渣，日服。

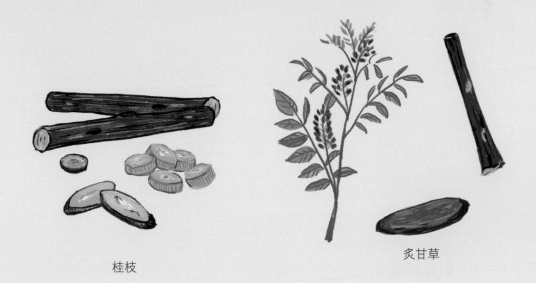

桂枝

炙甘草

主治

喜用手交叉於胸，有意識或無意識地壓置於心前區以求心跳平靜的行為。這是因為發汗過多之後，心中陽氣受損，或平素陽虛者，心陽虛故心悸而且有空虛感、喜得按捺，病人雙手交叉於胸，以求暫安；慢性十二指腸炎。

②十二指腸炎時，表皮細胞由於發炎破壞而喪失，不過腺管部細胞增殖可以補償。當腺管細胞因衰竭而無法補償喪失時，會產生糜爛，導致潰瘍。

二、**繼發性十二指腸炎**：多由克羅恩病、腸結核、寄生蟲（如鉤蟲、蘭氏賈第鞭毛蟲等）及真菌、嗜酸粒細胞性胃腸炎等影響十二指腸，故而引起繼發性發炎。

表9 十二指腸炎病因分析

病因種類	說明
發炎因素	十二指腸表皮細胞因發炎破壞而喪失，不過腺管部細胞增殖可以提供補償，當腺管細胞因衰竭而無法補償喪失時，會產生糜爛，甚至潰瘍。
胃酸因素	發炎時酸度正常，之後因為發炎進展干擾了十二指腸對胃液分泌的抑制過程，引發高酸產生而導致潰瘍。
其他	特異性十二指腸炎大部分由克羅恩病、腸結核、寄生蟲和真菌、嗜酸粒細胞性胃腸炎等影響十二指腸，而導致繼發性發炎。

如以中醫的角度來看十二指腸炎，探究病因可以歸納以下：

一、**肝鬱氣滯**：主因在於憂思惱怒，情志不舒，疏泄失職；飲食不節傷胃，影響肝的疏泄。

二、**肝鬱化熱**：主因在於鬱熱，情志不暢，造成肝氣鬱結，日久化熱，鬱熱乘腎或素體胃熱內盛，又因為肝鬱化熱，橫逆犯胃，肝胃鬱熱，胃失和降而致。

三、**飲食失當**：主因在於沒有節制進食時間和分量，寒溫失調，暴飲暴食，吃太多生冷的食物，愛吃辛辣的食物，飲酒過多，久病不癒等，使得脾胃經脈失調。

四、**瘀血內停**：主因在於阻滯脈絡、情志不舒、氣鬱日久、氣滯而血

行不暢;或氣虛而運血無力,以致血脈瘀滯;或血寒而使血脈凝澀;或久病人絡;或外傷而致瘀血內結。

五、**中焦虛寒**:主因在於胃失溫煦,素體脾胃虛弱,或勞倦內傷,或久病不癒,影響脾胃;或饑飽失常,吃太多生冷食物;或用藥不當,都會損傷脾胃,致中焦虛寒,胃產生失溫而發病。

桂枝甘草湯具有補助心陽(心陽虛指心中陽氣不足,氣血失於溫運而出現的症狀),生陽化氣(補陽活氣)的功效,還可治療西醫臨床中的心律失常、心動過緩、心肌缺血、風溼性心臟病、肺源性心臟病、冠心病等。只要符合其主治病機辨證,也可加減順勢運用,輔助治療如慢性胃炎、結腸炎、胃及十二指腸潰瘍等疾病。桂枝辛甘性溫,入心助陽;炙甘草甘溫,補中益氣,這二味藥方搭配,有辛甘合化,溫通心陽的作用。心陽得復,則心悸自止。這樣搭配的亮點是桂枝倍重於炙甘草,強化了溫通心陽之力,甘守而沒有壅滯的壞處。服法也是相當有特色,就是一劑藥煎汁一次飲用,主要目的是為溫通心陽,臨床可隨時因應病情的變化和需要來加味,可見得張仲景用藥之靈活和奇妙。

桂枝甘草湯還可搭配其他味藥方,在此推薦——桂枝甘草龍骨牡蠣湯。

【藥材】去皮桂枝一兩、炙甘草一兩、熬牡蠣二兩、龍骨二兩

【功效】溫補心陽,安神定悸

【主治】心陽不足證。煩躁不安,心悸,或失眠,心胸憋悶,畏寒肢冷,氣短自汗,臉色蒼白,舌淡苔白,脈遲無力。

【做法】將去皮桂枝一兩、炙甘草一兩、熬牡蠣二兩、龍骨二兩。共四味,以水五升,煮取二升半,去滓。

【飲法】溫服八合,日三服。

此外，如果炙甘草換成生甘草，可以治療感冒。感冒是日常生活中最容易感染的疾病，特別是臺灣人很容易感冒，所以我再推薦「桂枝生甘草茶」這一道茶飲給大家。

【藥材】桂枝 10 克、生甘草 5 克
【主治】風寒感冒，發汗太過，見心悸，熱氣。
【做法】將二味切碎，置保溫杯中，用沸水沖泡，蓋燜 15 分鐘，代茶，分 2 ～ 3 次飲用。
【提醒】如果你是風熱或溼熱者，發生發熱、尿紅、舌苔黃，則不能飲用。

桂枝能「溫筋通脈」，甘草能「通經脈，利血氣」。在《傷寒論》中，不管「心悸或心下沖逆」，都要用桂枝、甘草二味。從病理上來看，心悸或心下沖逆，都和血行不調相關。本方用在風寒感冒，發汗太過。人體的經脈是氣血運行的道路，心主血脈，心氣能夠推動氣血沿脈道環流周身，如果血液鬱滯，肯定會出現心悸症狀。所以，用桂枝、甘草二味可以溫通經脈，血液循環良好。

在西醫藥理方面，發現甘草劑有抗炎和抗變態反應的作用，所以在西醫臨床上主要功效為緩和劑，可以緩解咳嗽，祛痰，治療咽痛喉炎。甘草或甘草次酸有去氧皮質酮類作用，對慢性腎上腺皮質功能減退症具有很好的作用。甘草製劑可以促進胃部黏液形成和分泌，延長上皮細胞壽命，具有抗炎活性，經常用在慢性潰瘍和十二指腸潰瘍的治療上。甘草的黃酮具有消炎、解痙和抗酸的效用。

甘草也應用在食品工業，例如精製糖果、蜜餞和口香糖等。而甘草浸膏為製造巧克力的乳化劑，可以增添啤酒的酒味和香味，提升黑啤酒的稠度和色澤，製作軟性飲料或甜酒，可見得甘草用途廣泛。

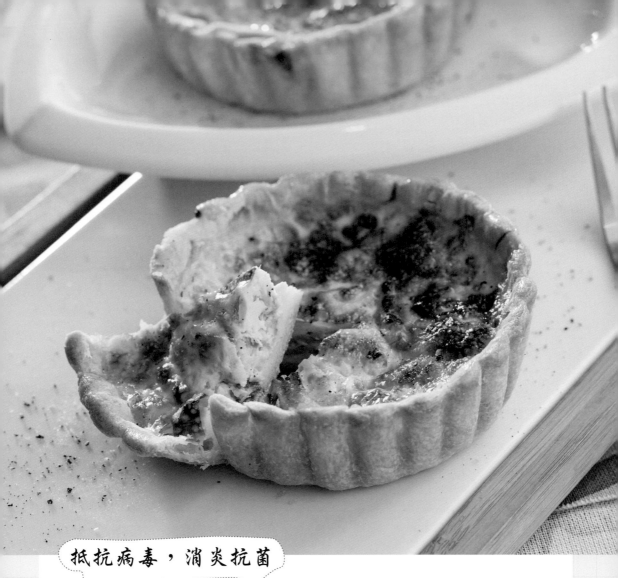

法式鹹派

調配料理

功效

1 吃蔬菜有很多好處，包括富含纖維質、維生素和礦物質等多種營養，還有不同的植化素，幫助身體清理垃圾。例如紅色蔬菜可保護心血管、攝護腺、預防癌症，白色蔬菜有抗菌、抗病毒的功效。

2 洋蔥的黃酮類物質槲皮素具有消炎功效，烹飪可以使黃酮類總量增加。

3 起士有助於消除心臟壞死或功能不佳的細胞，達到降血壓，預防慢性病的功效。

食材

1 鹹派皮 無鹽奶油 75 克、低筋麵粉 125 克、海鹽 1 克、黑胡椒粉 1 克、蛋黃 10 克、冰水 30 克

2 起士培根餡 培根 50 克、洋蔥 100 克、自由選擇蔬菜 20 克、全蛋 100 克、奶油起士 75 克、動物性鮮奶油 75 克、海鹽 1 克、黑胡椒粉 2 克、起士絲 10 克、牛奶 75 克

Tips

蔬菜可以依照個人或家人的喜好選用。此外，我再提供和本道料理有異曲同工之妙的——南瓜濃湯，做法如下：

食材 南瓜 1/4 顆、牛奶 800 毫升、水 500 毫升、培根少許、洋蔥 1 顆、黑胡椒適量、海鹽適量

做法 ① 南瓜去皮，切厚片，可用電鍋或大鍋先蒸熟；少量培根切細絲準備裝飾用，剩下的切末備用；洋蔥切小丁備用；培根細絲放入平底鍋煎到金黃微焦後，備用。

② 培根末和與洋蔥丁放入鍋中拌炒，炒至洋蔥軟化後，倒入水和牛奶煮沸。將蒸熟的南瓜壓成泥，愈綿細愈好，放入湯中一起熬煮。

③ 等湯汁煮沸至濃稠狀，即可盛碗享用。

做法

1 取一個容器，放入奶油、黑胡椒粉、海鹽、過篩的低筋麵粉，以手將所有食材搓成小粒狀，再加入蛋黃、冰水拌合成為麵糰，備用。

2 把做法 **1** 的備用麵糰放在桌上，以麵刀切成兩半，將兩塊麵糰疊在一起，切成兩半再疊在一起，最後壓合成為麵糰，備用。

3 雙手沾粉，把做法 **2** 的麵糰擀成約 0.3 公分厚的麵皮，放入派盤中整形成為塔皮，備用。

4 培根切成小塊、洋蔥切丁、動物性鮮奶油和雞蛋攪打均勻，備用。

5 起鍋熱油，放入洋蔥丁、培根炒香，放入海鹽、黑胡椒粉與各種蔬菜拌勻後盛出放涼，備用。

6 在單柄鍋內放入奶油起士、牛奶，加熱至起士軟化，加入鮮奶油蛋液拌勻後過篩成為起士醬汁，備用。

7 將培根餡料倒入塔皮中，倒入起士醬汁約 9 分滿，再撒上起司絲，放入預熱好的平底鍋中，蓋上鍋蓋，烤 40 ～ 50 分鐘至表面不沾黏，即可上桌盡情享受這道美食。

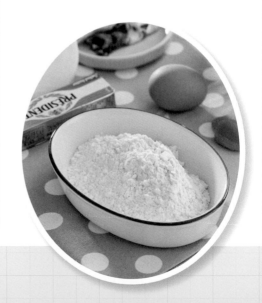

15

慢性肝病

❀ 症狀

- 慢性肝病症狀類似感冒，部分慢性肝病症狀有肝臟輕度腫大，厭油，腹脹持續且明顯，常有齒齦出血及鼻出血。
- 慢性肝病尤其是有明顯誘因如勞累、藥物影響、酒精作用等，又有食慾減退，伴有噁心嘔吐，腹瀉大便溏漬，腹脹，肝脾腫等。
- 容易疲勞，排毒不暢，臉色偏黃，眼白混濁等。少數者會出現身體無力，無精打采的症狀。
- 發燒、體虛、噁心、嘔吐、肌肉痛、頭昏、頭痛、腹痛，而且通常有黃疸。

❀ 莊醫師的話

　　「慢性肝炎」是指肝細胞持續發炎、肝功能指數不正常，超過六個月以上。在病理上，發現慢性持續性或活動性肝炎，並合併不同程度的纖維組織增生的現象，一些病人出現無自覺症狀，他們的肝細胞持續發炎壞死，導致肝臟組織遭到破壞，引發肝硬化。

　　其實，造成慢性肝炎的因素非常多，必須做肝臟組織切片才得以鑑別。因為肝炎病毒引起的慢性肝炎有：

藥方 ｜ 小柴胡湯

「傷寒，五六日，中風，往來寒熱，胸脅苦滿，默默 不欲飲食，心煩喜嘔；或胸中煩而不嘔；或渴；或腹中痛；或脅下痞鞭；或心下悸，小便不利；或不渴，身有微熱；或咳者，小柴胡湯主之。」

——《傷寒論》條文 96

製法用量

柴胡八兩、黃芩三兩、人參三兩、半夏洗八兩、甘草三兩、生薑切三兩、紅棗十二枚。共七味，以水一斗二升，煮取六升，去滓，再煎取三升，溫服一升，日三服。

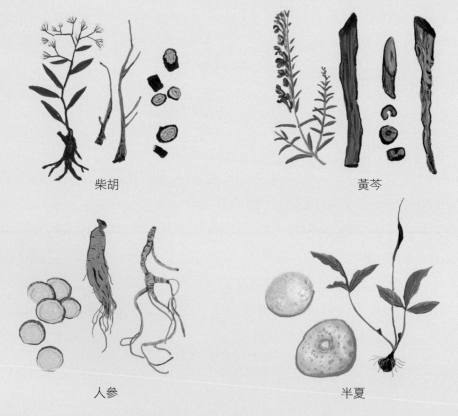

柴胡　　　　　　　　　　　　　　黃芩

人參　　　　　　　　　　　　　　半夏

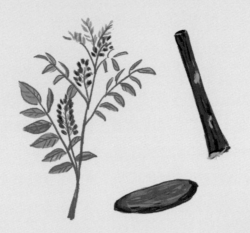

甘草

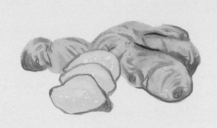

生薑

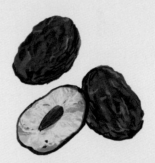

紅棗

提醒

如果胸中煩而不嘔，去半夏人參，加栝蔞實一枚；如果口渴，去半夏，加人
參，合前成四兩半，栝蔞根四兩；如果腹中痛，去黃芩，加白芍三兩；如果脅
下痞鞕，去紅棗，加牡蠣四兩；如果心下悸，小便不利者，去黃芩，加茯苓四
兩；如果不渴，外有微熱者，去人參，加桂枝三兩，溫覆微汗愈；如果咳嗽，
去人參、紅棗、生薑，加五味子半升、乾薑二兩。

主治

退熱，調整肝臟、膽囊、膽管，調整中樞神經系統的活動，調理胃腸的蠕動，
增強免疫功能。

一、**B 型肝炎**：主要傳染路徑是感染的血液、體液經由皮膚或黏膜進入人體，導致感染，可透過接種疫苗，產生免疫力。

二、**C 型肝炎**：病毒透過血液直接接觸進入人體內，引起感染，截至目前（2023 年）還沒有預防感染 C 型肝炎病毒的疫苗出現。

三、**酒精性肝炎**：如果你每天飲酒，大約持續三或五年以上，即會引起丙胺酸轉胺酶（ALT）升高。如果持續大量飲酒幾星期至幾個月，大部分會發生酒精性肝炎。如果已經有酒精性肝炎的病人，奉勸你一定要禁止飲酒。

還有幾種比較少見的肝炎，例如自體免疫性肝炎、代謝性肝炎（威爾森氏症）、膽汁滯留型肝炎等。慢性肝炎病人請多留意營養要均衡，生活作息正常，盡量不熬夜、不飲酒，小心使用藥物，避免食用含黃麴毒素的食物，不吃花生製品等。

慢性肝病（含慢性肝炎、肝硬化及肝癌）是臺灣人健康的大敵，肝病可從病因來分為病毒性肝病、酒精性肝病、藥物或毒物性肝病和新陳代謝異常性肝病。根據衛福部統計，臺灣每年約有一萬三千人死於慢性肝病、肝硬化和肝癌。慢性肝病和肝硬化為目前（2023 年）全臺主要死因的第九位，肝癌則為主要癌症死因的第二位。

國人慢性肝病、肝硬化和肝癌的肇因主要為 B 型肝炎及 C 型肝炎。透過調查，死於肝癌的病人裡，大約有 70% 的人為 B 型肝炎帶原者，而 20% 為慢性 C 型肝炎感染者。B 型肝炎帶原者如持續有肝炎的發作，有 15 ～ 20% 會發生肝硬化，大幅提升肝癌的發生率；C 型肝炎病毒感染至少會有一半以上變成慢性肝炎，其中約 20% 會導致肝硬化；肝硬化者每年有 3 ～ 5% 會變成肝癌。

表 10　各種肝炎傳染路徑

建議飲食原則	盡量避免不吃
A 型肝炎	飲食傳染
B 型肝炎	**1 垂直傳染：**指媽媽在生產前後，透過胎盤或產道將病毒傳染給新生兒。
C 型肝炎	**2. 水平傳染：**帶有病毒的血液、體液，進入有傷口的皮膚或黏膜而傳染。
D 型肝炎	血液傳染，只有 B 型肝炎者會感染。
E 型肝炎	飲食傳染

　　在小柴胡湯方中，柴胡是主角，它可以疏散風熱、疏肝解鬱。肝開竅於目，肝功能正常與否，眼睛會有癥狀，柴胡是調理肝膽、呼吸道、消化器和內分泌等常用藥物，具有抗炎、抗胃潰瘍、抗過敏作用，並且能調節免疫力、抑制自由基形成。倘若你肝火旺，煩躁易怒，可以再加夏枯草、梔子等，令人心平氣和。

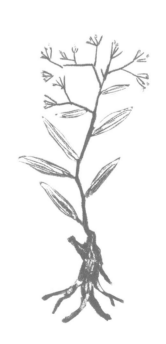

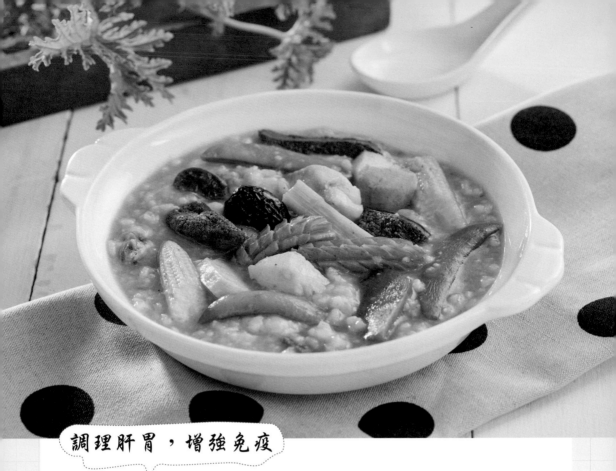

調理肝胃，增強免疫

海陸雙拼燴飯

調配料理

功效

1 柴胡具有明顯的保肝和利膽的功效，對四氯化碳等所致的動物實驗性肝損害有明顯對抗作用。如果搭配甘草（甘柴合劑，甘草、柴胡各半）則效果更佳。柴胡還有一定抗潰瘍作用，所含的柴胡粗皂甙對胃潰瘍有防治的作用。

2 黃芩清肺火和上焦的實熱，具有抗菌、抗病毒性，有解熱、降血壓、利尿、鎮靜、利膽、保肝等功效，臨床常用在上呼吸道感染和慢性支氣管炎。對於高血壓、肝炎、急性痢疾、腹瀉、腎炎等症，皆具有很好的作用。

3 半夏對咳嗽中樞有鎮靜的療效，能解除支氣管痙攣，並使支氣管分泌減少而有鎮咳祛痰作用。此外，還可抑制嘔吐中樞而止嘔。

4 甘草能補脾益氣，滋咳潤肺，緩急解毒，調和百藥。

5 人參可以補元氣，益智安神，調節中樞神經系統的運作平衡，加強細胞抗氧化，並且降低血糖。對於調節膽固醇代謝、抑制血小板凝集、降血脂等，都有不錯的作用。

食材（四人份）

1 藥材 柴胡 24 克、黃芩 9 克、人參 9 克、半夏 9 克、生甘草 9 克、生薑 9 克、紅棗 12 枚

2 其他食材 豬肝 120 克、豬肉片 120 克、花枝 200 克、鯛魚片 150 克、洋菇 100 克、玉米筍 4～5 支（約 60 克）、熟竹筍 1 個（約 60 克）、豌豆莢 60 克、紅蘿蔔 1/4 個（約 50 克）、西芹 1/2 支、高湯 500 毫升、薑 2～3 片、青蔥適量

3 調味料 鹽 1/2 茶匙、醬油 1.5 大匙、紹興酒 1 大匙、烏醋 1/2 大匙、糖 1/2 茶匙、白胡椒粉 1/2 茶匙、太白粉 3 大匙

4 豬肉片醃料 醬油 1 茶匙、米酒 1 茶匙、太白粉 1/2 茶匙

Tips

可把柴胡當成食材，加入雞湯一起烹煮，柴胡燉雞湯的做法如下：

功效 改善肝門脈系統循環不良

食材 雞肉塊 300 克、柴胡 2 克、生薑 3～5 片、人參 5 克、黃芩 1 克、生甘草 5 克、半夏 3 克、紅棗 5 克、米酒及鹽少許

做法 ① 將所有藥材略洗後，裝入棉布袋，備用。
② 雞肉塊汆燙後，再和做法①的備用棉布袋一起入大鍋裡熬煮。
③ 以中火烹煮大約 40～60 分後，再加入米酒和海鹽少許，即可盛碗品嘗。

做法

1 將所有藥材略洗乾淨，放入棉布袋，加水熬煮成汁約 3 分鐘，備用。

2 豬肉片以醃料醃製，混合均勻後放置 30 分鐘以便入味，備用。

3 花枝切條狀，鯛魚片切片狀，各淋上 1/2 大匙米酒混合均勻，備用。

4 洋菇切片，玉米筍斜切段，熟竹筍切片，紅蘿蔔切片，西芹斜切片，青蔥切段，豌豆莢去兩側粗絲，備用。

5 依序將醃製好的豬肉片、花枝、鯛魚片入鍋翻炒至熟先盛起。

6 倒入 1 大匙油。油溫熱後，先爆香薑片，再放入紅蘿蔔片，翻炒 3 分鐘。

7 陸續放入洋菇、玉米筍、熟竹筍和青蔥，翻炒均勻。

8 加高湯、做法 **1** 備用的藥汁和調味料（太白粉水先不放），混合均勻後煮至沸騰。

9 把做法 **5** 炒好的備用豬肉片和海鮮放入炒鍋中。

10 最後，把豌豆莢和西芹加入炒鍋中一起煮沸。並倒入做法 **8** 的湯汁。

11 倒入調好的太白粉水勾芡，一邊倒入，一邊攪拌煮至沸騰。

12 將做法 **11** 完成的所有醬料淋在熱飯上，即是一道美味的海陸雙拼燴飯。

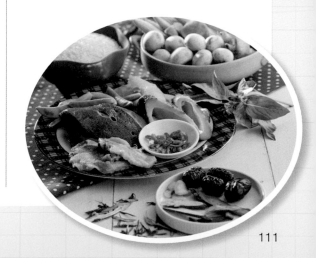

16

慢性胃下垂

❀ 症狀

自律神經失調和內臟下垂為較明顯症狀，通常會有腹痛、腹脹、胃痛、胃脹、胃悶、打嗝、噁心、嘔吐、消化不良、食慾不振、腹瀉、便祕、容易有飽脹感。特別是飯後，心窩和胃部的周圍會有壓迫感，比如餐後時常有脹滿感、下墜感、不舒服、噁心、嘔吐；也會胃痛、食慾減退、打飽嗝、腹脹、飽悶、走路時還有水音等；也有容易疲倦、全身無力、頭暈、頭重等現象。在上腹部部位經常不舒服，會隱約的作痛，久站時症狀會加重，臥床後比較會減輕。有一些病人甚至出現站立性暈厥，心慌和直立時低血壓等症狀。

❀ 莊醫師的話

胃下垂一般是指胃的下端處有一個小彎角，位置偏低，是一種功能性的疾病。因為胃的平滑肌乏力或韌帶鬆弛，導致沒有辦法把胃固定在正常的位置所致。如何預防呢？道理很簡單，但是很少人會在意，其實簡單的事重複做就對了，偏偏有些人不太重視健康，才會耗用健康存摺的存款，等到用完了才驚覺平時應該多存一點「健康」。我整理幾個方法如表 11：

藥方 ｜ 理中丸

理中丸在《傷寒論》出現共有三條條文如下：

「吐利（嘔吐），頭痛發熱，身疼痛，熱多欲飲水者，五苓散主之。寒多不用水者，理中丸主之。」

——《傷寒論》條文 174

「霍亂已，頭痛，發熱，身疼痛，熱多，欲飲水者，五苓散主之；寒多，不飲水者，理中丸主之。」

——《傷寒論》條文 386

「大病差後，喜唾（嘴裡不自覺有唾液分泌，此唾液與健康者的唾液不一樣，例如白沫或清水、酸水等），久不了了，胸上有寒也，當以丸藥溫之，宜理中丸。」

——《傷寒論》條文 396

加減方

一、**自覺肚臍上跳動**：這是腎虛水氣動欲上衝，病已經從脾傳變至腎，由太陰病傳至少陰，去白朮，加桂枝溫陽化氣。

二、**嘔吐多**：這是因為寒溼犯胃，胃氣上逆，去白朮，加生薑。

三、**腹瀉多者**：這是因為寒溼偏勝，水溼下趨，所以保留白朮。

四、**心悸**：因為水氣凌心，故加茯苓。

五、**口渴一直想喝水**：這是因為脾失健運，水飲停留，故加白朮用量，以增強健脾運溼、輸布津液的功能。

六、**腹痛**：這是因為裡虛，經脈失養所以腹痛，加重人參用以補益中氣，以溫經脈。

七、寒冷：這是因為體內寒氣深重，故加重乾薑用量。

八、肚子脹滿：這是因為體內陽虛寒凝，去白朮，加辛熱的附子。

以上加減方只是舉例，證明《傷寒論》的方劑可以舉一反三，彈性變化，可以按照症狀加減，歷代醫家樂於變通使用。

製法用量

人參三兩、白朮三兩、乾薑三兩、炙甘草三兩。共四味，以四物依兩數切，用水八升，煮取三升，去滓，溫服一升，日三服，所以也稱為「理中湯」。

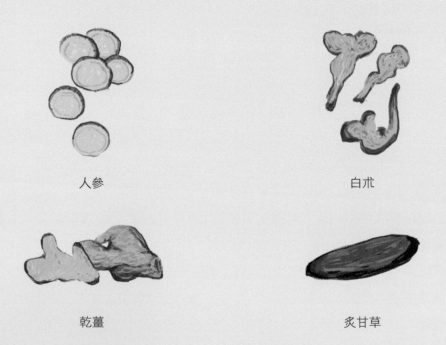

人參

白朮

乾薑

炙甘草

主治

主要用於胃腸道蠕動遲緩之消化不良、腹痛喜溫喜按、泄瀉、慢性胃腸炎、胃及十二指腸慢性潰瘍、胃下垂等。

表 11　預防胃下垂的方法

方法	說明
細嚼慢嚥	切勿暴飲暴食，進食時細嚼慢嚥，用餐最好七分飽，而且定時定量、少量多餐。飲食講究均衡營養和清淡，睡前兩個小時不再進食，不吃宵夜。
吃容易消化的食物	挑選有營養價值、容易消化的食物，盡量不碰容易產氣的食物。
作息規律	今日事，今日畢。不讓生活波動太大，穩定情緒，身體運作順暢。
養成每日排便的習慣	大便是身體的廢物，應該每天固定時間排泄，避免囤積在體內造成疾病的溫床。
適當做腹肌張力和腹壓運動	可多做腹肌張力和腹壓運動，例如仰臥起坐和伏地挺身。
維持體重正常	體質瘦弱的人，宜增胖來減少胃下垂的症狀。

　　我先說明，為何張仲景將此藥方稱為「理中丸」？在理中丸藥方裡的乾薑，性味辛熱，可以溫補脾陽，祛除寒邪，扶陽抑陰；人參性味甘溫，補氣健脾；脾虛則易生溼濁，所以使用白朮輔佐，性味甘溫苦燥，可以健脾燥溼；再加入炙甘草，可以益氣健脾、緩急止痛。從此可以看出，此藥方是以溫為主。溫中陽，益脾氣，助運化，因此稱之為「理中」，非常合理又中庸。

　　也有人認為，所謂「理中」，其實是「理中焦」，即「溫中散寒」的名方，是脾胃虛寒、中焦升降失調之證。舉凡外感或者內傷，都可以運用這個藥方。基本上，屬於慢性需要長期服用者，可以用丸劑。如果病急或服用丸劑療效不理想時，就以湯劑來用。

　　我們對霍亂弧菌所引發的上吐下瀉症狀研究，一般不會發生體表發熱的現象，所以在《傷寒論》第 386 條，對霍亂吐利而使用「五苓散」，沒有理睬這個上吐下瀉是否真是霍亂弧菌所引致，只要是突發性的上吐下

瀉，而且又有溼熱時，就可以參考使用。這時候的吐瀉原因來自於中焦（脾和胃）溼邪所引發，所以參考條文第 43 條「溼熱壅於中焦」，使用五苓散來解熱行水止煩渴，比照運用，解除太陰溼熱為患，則上下交通，吐瀉自止，身熱煩渴自然會消除。

《傷寒明理論》云：「心肺在膈上為陽，腎肝在膈下為陰，此上下髒也。脾胃應土，處在中州，在五臟曰孤髒，屬三焦曰中焦，自三焦獨治在中，一有不調，此丸專治，故名曰理中丸。」因此，理中丸不是只用在霍亂，從它出現在三條條文來看，其用法有三項，如下：

一、**第 174 條是以理中丸治療胃下垂的病人。**吐利，頭痛發熱，身疼痛，熱多欲飲水者，五苓散主之。寒多不用水者，使用理中丸。此條主要用在胃腸道蠕動遲緩之消化不良。

二、**第 386 條是以理中丸治療霍亂寒多、不飲水的病人。**關於霍亂，張仲景說，「嘔吐而利」，而且「由寒熱雜合混亂於中也」。因此使用理中丸溫中散寒，調和中焦，恢復脾胃的升降功能。在此提醒，因為發病很急，加上變化很快，服用時請留意病情的變化，需要晝夜連續服用。至於服用量，腹部倘若沒有變熱，需要增加到三、四顆。

三、**第 396 條是以理中丸為善後霍亂的病人。**由於霍亂是危急病，中醫的藥丸通常為緩圖藥物，因此理中丸需要轉成湯方比較能吸收。換句話說，湯藥藥效會更快、更佳，並且湯藥可以隨證加減其他藥方——若臍上築者，腎氣動也，去術加桂四兩；吐多者，去術加生薑三兩；下多者還用術；悸者，加茯苓二兩；渴欲得水者，加術，足前成四兩半；腹中痛者，加人參，足前成四兩半；寒者，加乾薑，足前成四兩半；腹滿者，去術，加附子一枚。

在第 396 條條文描述，屬於善後的用法。大病症狀已經消失了，不過病後脾胃虛寒，水汽不化，病人會出現吐口水的現象。倘若是長期吐，會慢慢的轉成慢性。這時候，張仲景告訴我們就要用理中丸了，「以沸湯數合，合一丸，研碎，溫服之，日三服」，且用量為一丸服用一天，一天服用三次。光是從用法和用量方面來看端倪，可以體悟到張仲景深知慢病要慢治的醫理，讓人不禁的佩服其功力。

理中丸由人參、甘草、乾薑、白朮組成，其中人參緩中益脾，甘草補中助脾，乾薑散寒溫胃，白朮溫中勝溼，四味共則得下寒熱雜合混亂的效果。至於湯，張仲景向來以藥湯治病為特色，所以他將四味藥依兩數切，用水八升，煮取三升，去滓，溫服一升，日三服，實在是聰明的用法。

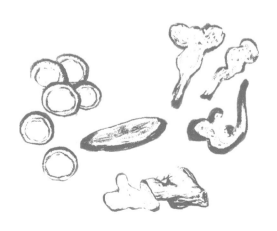

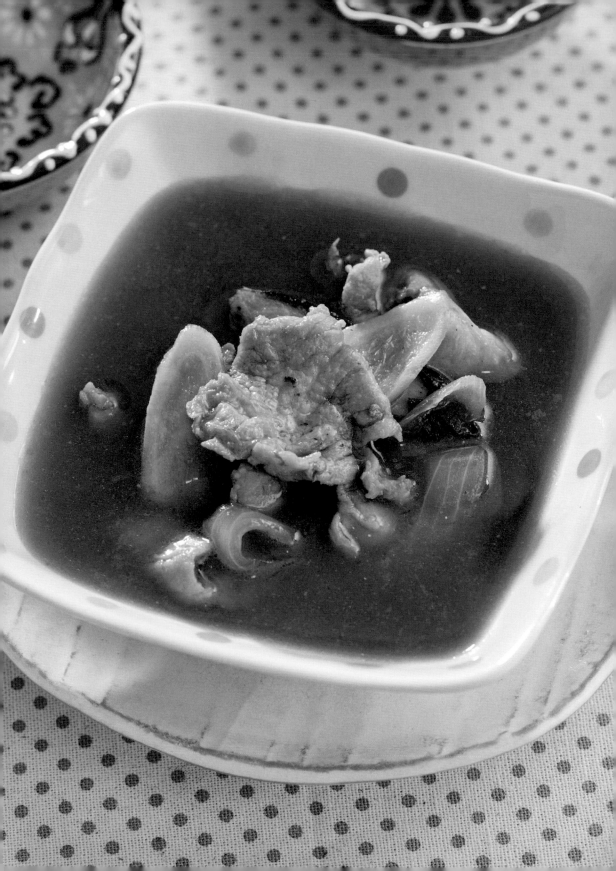

溫暖脾胃，補氣祛寒

薑汁升胃湯

調配料理

功效

1 乾薑辛熱，溫脾胃而祛寒邪。
2 人參大補元氣，健脾助運。
3 白朮健脾燥溼。
4 炙甘草補氣和中，調和諸藥。

四味藥材當食材和其他肉菜合用，可以達到溫中祛寒，補氣健脾胃的作用。

做法

1 先煮一鍋水約 100 毫升，沸騰後將人參、炙甘草、乾薑、白朮、茯苓、炮附子六種藥材放入，約煮 3～5 分鐘，備用。
2 生薑磨成泥狀，洋蔥切絲，青蔥切段。
3 將所有調味料加入做法 2 的生薑泥，混合均勻。
4 鍋中燒熱約 1 大匙的油，再將做法 2 的洋蔥絲和蔥白放入炒香。
5 豬梅花燒肉片放入鍋中，以中火煎至兩面變金黃色澤。
6 將做法 3 的備料和做法 1 的藥汁全部倒入鍋中。
7 以中小火燒煮到湯汁收乾約剩一半，即可盛碗品嘗這道補湯。

食材

人參 3 片（約 2～3 克）、白朮 3 克、炙甘草 3 克、乾薑 2～3 克、豬梅花燒肉片 350 克、洋蔥半顆、生薑 50 克、青蔥一根、醬油 3 大匙、米酒 2 大匙、冰糖 1/2 大匙

Tips

我常說用食補代替藥補，善加運用藥材當食材，是我從《傷寒論》裡學來的。平常大家吃藥最怕的是很苦，無法吞嚥，因此想盡辦法把藥方入食，變成一道美味的膳食，這樣就不會排斥健康的藥膳了！這道料理可以加入麵條成為一道湯麵，也是不錯的煮法。

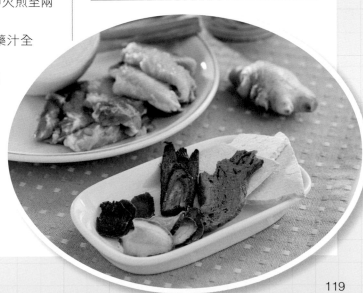

17

腦神經衰弱

❀ 症狀

- **全身性症狀**：倦怠、疲勞、失眠、多夢以及難以入睡。
- **情緒性症狀**：易怒、躁動、缺乏耐心。
- **骨關節肌肉症狀**：肩頸僵硬、腰痠背痛、手腳疼痛以及肌肉緊繃。
- **消化道症狀**：消化不良、腹瀉以及食慾不振。
- **其他症狀**：頭痛、記憶力衰退、注意力不集中以及胸悶等。

❀ 莊醫師的話

　　腦神經衰弱是一種大腦功能性障礙的疾病，由於腦內興奮與抑制的功能失調，病人會出現類似自律神經失調的症狀，像是心跳加快、肌肉緊繃、肩頸僵硬、倦怠感、精神渙散、注意力不集中、易怒、頭痛與失眠等問題。其發生的病因大部分和生活作息有關連，例如工作時間太長，工作量超多，壓力太大，經常需要熬夜，生活環境變化劇烈等，一點一滴都會使腦神經太過活躍，進而引發了腦神經衰弱。如果病人本身的個性屬於緊張型的，遇事很容易焦慮、想太多，也就是俗稱較「神經質」的人，比較容易得到這樣的疾病。因此，在工作、個性與生活環境三方夾擊下，會讓情況愈發嚴重。在西醫立場治療腦神經衰弱症的方式有兩種：

　　一、**藥物治療**：根據不同症狀，使用抗憂鬱藥物或者是抗焦慮藥物。

　　二、**心理治療**：心理和認知行為治療，可以幫助病人減輕心理的負擔

藥方 │ 厚朴生薑半夏甘草人參湯

「發汗後，腹脹滿者，厚朴生薑半夏甘草人參湯主之。」

——《傷寒論》條文 66

製法用量

去皮炙厚朴八兩、切生薑八兩、切洗半夏八兩、人參一兩、炙甘草二兩。共五味，以水六升，煮取一升五合，去滓，分三次溫服。

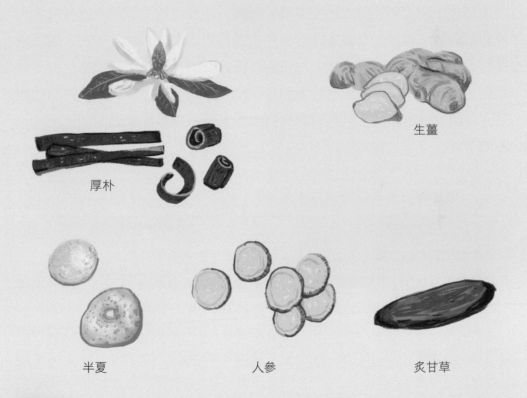

生薑

厚朴

半夏　　　　　　　　　人參　　　　　　　　炙甘草

主治

中虛氣滯，腹脹滿，乾嘔和噁心，胃氣上逆動膈，氣逆上衝，出於喉嚨間呃呃連聲，聲短而頻，不能自制。

和症狀。另一方面，家屬可以透過心理醫生的引導，深入體悟到應該怎樣幫助病人。

除了藥物和心理治療這兩種方式外，還可以調整病人的生活步調，嘗試做輕鬆的工作，培養其他的興趣轉移注意力等。如果我們的腦神經長時間處在非常緊張的狀態，腦內的興奮和抑制功能會失調，病人就會覺得特別疲勞、衰弱、情緒暴躁。日積月累下來，心理會影響生理，於是顯現頭痛、頭暈、失眠、肩頸僵硬、腸胃道的症狀，病程會持續 90 天以上，即便充分休息也不見得會好轉。它的併發症有心理疾病，如焦慮症、憂鬱症或是恐慌症；病人可能出現社交障礙，影響工作及生活；生理上的併發症可能包括陽痿、早洩、月經失調等。好發者有生活中壓力較大的人、用腦過度的人、長期加班或熬夜的人，初期診斷會以精神疾病相關診斷指引來做判斷，但神經衰弱症的症狀容易和許多精神疾病混淆，需要更多時間的觀察，以確立治療方針。但我要提醒病人和家屬，應留意幾個面向，列表說明如下：

表 12　腦神經衰弱者就醫注意事項

請教醫生的事	家屬需要協助的事
請教醫生認為的診斷是？	需要陪伴病人現場請教，愈詳細愈好。
請教醫生需要進一步做哪些檢查？	需要陪伴病人做檢查。
需要知道怎麼會罹患腦神經衰弱症？	家屬可以向醫生請教。
治療的方式有哪幾種？ 可以不治療嗎？	家屬須先了解治療方式，以便挑選哪一種最適合病人。
日常生活需要注意哪些事？	家屬可以委婉提醒病人，並隨時提醒。
萬一病情惡化，應該如何處理？	家屬事先掌握可以援助的機關單位或措施。

倘若已經確診，家屬需要知道：

一、有哪些症狀日常須注意？

二、需要長時間服藥嗎？以後有機會降低藥量或停藥嗎？

三、服用的藥物是否有副作用？需要注意哪些地方？

四、飲食或生活習慣方面需要調整嗎？

五、最壞和最好的治療結果是什麼？

　　我的病人方先生是業務總經理，日常工作壓力非常大，起先症狀是精神不濟，怎麼睡也睡不飽，上班時會胡思亂想，一旦太忙碌覺得時間過得很快，就會很懊悔，情緒起伏上下很明顯。他不知道怎麼會這樣，感到驚慌失措，自行上網搜尋後，覺得自己疑似得了腦神經衰弱症，不過不敢確認。因此，他趁著陪 7 歲兒子到我診所就醫時詢問我。我請他放輕鬆，先跟他閒話家常。他很吐實，慢慢敘說感覺不對勁的地方。我初步診斷是腦神經衰弱症，但是仍需要更詳細的檢查，所以請他到大醫院就診和檢查。之後，他很配合治療計畫，並離開壓力太大的工作崗位。幸好，他的病情不是太嚴重。最棒的是，他重拾了健康和幸福。

　　如果覺得自己有點腦神經衰弱，千萬不要避診，擔心被人認為是神經病。腦神經衰弱只是一種通稱，大部分的人往往會在覺得腦力不太行的時候，戲謔自己是「神經衰弱」或「腦神經衰弱」。雖然這些都不是正式的名稱，不過我們從病人的描述可以得出一個特徵，那就是他／她的大腦神經已經沒有辦法發揮正常的功能了。某方面來說，這也是一個求救的訊息。

　　因此，倘若要為俗稱的「神經衰弱」下一個正確的診斷，你會聽到「自律神經失調」這樣的名稱，但這是指雖然器官沒有問題，不過它的功能出現了無法控制的症狀。換句話說，就是神經傳導功能受到了一些影響，因而產生了生理和心理方面的不適感。最常出現的明顯症狀有頭昏、頭暈、記憶力衰退、注意力不集中等大腦功能不正常、內分泌失調、代謝失常的情況。精神科將它歸類在「精神官能症」，這個病症是綜合了憂

鬱、焦慮、躁鬱症等疾病的統稱，跟通常我們認定的有妄想、思覺失調的精神病大不相同，病人非常明顯的感到自己很不對勁，強烈敏感，但願意就診的機率相對也很高，這是我們樂見的。

厚朴生薑半夏甘草人參湯是針對脾虛氣滯腹的藥方，起初是因為病人的脾氣脾陽不足，運化失司（指脾臟運化功能失常），導致了水溼內留，溼聚為痰，於是產生了有形的痰溼之邪，因此「痰溼阻滯，氣機不暢」。在《傷寒論》第66條說有「腹滿（指腹中有脹滿之感而外無脹急之象）的人」需要用此藥湯來治療。而此藥湯與腦神經衰弱有何關係呢？中醫認為智慧為腦所主，也和心有密切的關聯。「心主神明」，頭者，精明之府，即心和大腦中樞神經功能有很大的關係。明朝李時珍在《本草綱目》裡提到「腦為元神之府」，傳統中醫理論指出「凡平素多痰，或以鬱結，或以下遂，或以思慮，或以驚恐而漸致癡呆」和「心氣虛，神不清而生痰，痰迷心竅則遇事多忘」。母親經常說，腎是先天之本，藏精生髓；脾是後天之本，主化生氣血；心主神明，司血脈行運。因此，腦功能運作是否正常，和心、脾、腎等器官的盛衰密不可分。從這樣的分析，可以得知張仲景用藥的獨門之道。

我在這裡提供「莊醫師頭部指壓法」，幫助大家頭腦保持清明，解除大腦壓力。在睡前操作最好，可一覺到天明：

表13　頭部指壓法步驟表

莊醫師頭部指壓法	
步驟一	請先把上半身挺起後，背脊伸直，舌頂上顎，雙脣緊閉。頭頂中央和額頭至髮根的髮際、後頸中央皆是指壓重點，請以雙手的食指和中指輕輕的揉壓。
步驟二	以食指和中指指壓眼尾太陽穴，虎口張開。大拇指同時指壓後腦和頸部交接凹處，直到痠痛感完全消失為止。
步驟三	指壓時間不限，視個人需求而異。

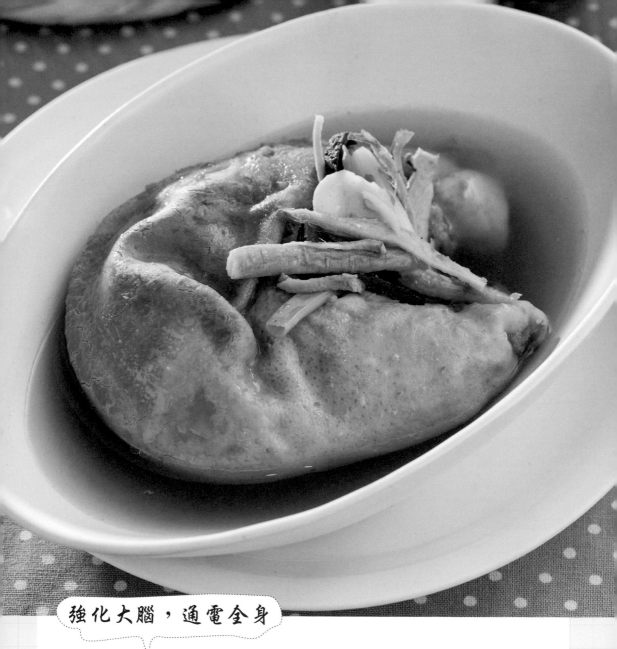

強化大腦，通電全身

莊家養胃益腦湯

調配料理

功效

產生熱能，減輕頭昏頭暈，加強記憶力，集中注意力，強化大腦功能，調整內分泌，幫助正常新陳代謝。

食材

厚朴 3 克、生薑 3 克、半夏 3 克、炙甘草 3 克、黨參 3 克、豬肚一副、兩條紅蘿蔔、白色胡椒粒磨成粉適量、海鹽適量、乾淨的針線、蔥薑蒜適量、米酒適量

T i p s

　　如果只是內分泌和胃部的問題，可以把厚朴 3 克、生薑 6 克、半夏 3 克、炙甘草 3 克、黨參 3 克拿掉，比照上述的做法來料理、食用豬肚。

做法

1 豬肚洗乾淨、切開，備用。

2 厚朴、生薑、半夏、炙甘草、黨參略微沖洗，備用。

3 把兩條紅蘿蔔切塊、打成汁，將紅蘿蔔渣和汁放入豬肚裡，再加上磨好的胡椒粉，和做法 **2** 的藥材一起放入做法 **1** 的備用豬肚內，用針線縫好豬肚。

4 放入鍋中，加入適量的蔥、薑、蒜、米酒、海鹽，以小火慢慢熬煮。

5 熬煮時，豬肚裡的紅蘿蔔汁會溢出。如果湯汁不足，可以酌量倒入一些熱開水。

6 大約熬煮 40 分鐘到 1 小時，豬肚會縮小。食用時，將豬肚打開、切成薄片食用，並喝湯汁。

7 需要持續食用三個月（不必每天吃，約每週吃一至二次），胃部會感覺溫熱，腦部也會特別清醒。

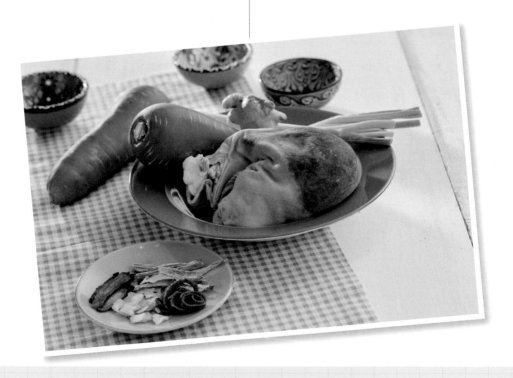

慢性腎臟炎

✿ 症狀

　　常見出現腰痠腰痛，全身上下無力，食慾不佳，頭暈頭痛，臉色發白的症狀。有時候，眼瞼和下肢輕微浮腫，病情輕重交雜。嚴重時，會噁心嘔吐，腹瀉後消化道出血。大部分病人只有輕度眼瞼浮腫和踝部指凹性浮腫，比較多的人是中度高血壓，演變到後期會有心腦血管病變的併發症，例如眼底出血、腦血栓、腦溢血。

　　慢性腎臟炎可分六類型：

一、**普通型**：慢性腎臟炎的各種症狀。

二、**高血壓型**：除一般慢性腎臟炎症狀外，還有高血壓。

三、**急性發作型**：在慢性腎臟炎病程中出現急性腎臟炎的綜合徵象。

四、**血尿**：90% 以上的腎小球源性血尿表現為變型紅細胞血尿，也有管型尿。

五、**血色素**：輕度貧血，血色素和紅細胞成比例下降。腎衰時，會發生嚴重貧血。

六、**腎功能**：腎小球濾過率降低，後期會達 30 ～ 40 毫升／分，酚紅排泄試驗（P.S.P.）會出現尿濃縮和稀釋作用減退。

藥方 ｜ 真武湯

「太陽病發汗，汗出不解，其人仍發熱，心下悸（心臟跳動得很厲害），頭眩身瞤動，振振欲擗地者（身體震顫、不穩，瞬間大腦空白，想要用手按地來穩定身體），真武湯主之。」

——《傷寒論》條文 82

製法用量
茯苓三兩、白芍三兩、白朮二兩、切生薑三兩、炮附子一枚（去皮，破八片）。
共五味，以水八升，煮取三升，去滓，溫服七合，日溫三服。

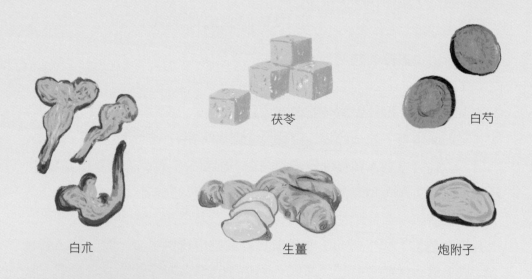

茯苓

白芍

白朮

生薑

炮附子

主治
脾腎陽虛，水氣內停證，小便不利，四肢沉重疼痛，腹痛下痢，或肢體浮腫，苔白不渴，脈沉。

✿ 莊醫師的話

　　所謂「慢性腎臟炎」就是「慢性腎小球腎炎」的簡稱，由多種病因引起，具有不同病理改變，原發於腎小球的一組免疫性炎症性疾病，大部分的病例不是從慢性腎臟炎發展過來。

　　我們知道，臺灣洗腎人口是全球第一，這是嚇人的第一，為何會如此？首先，我們來了解哪些人容易得慢性腎臟炎。慢性腎臟炎多伴隨著高血壓、糖尿病，這些疾病都是高危險族群。倘若你的家族裡有腎臟疾病的親人，就請你要謹慎關心自己和其他親人了。平日切記不要時常三餐不繼，過度加班勞累，飲食無度……，這些不好的習慣都會影響到你的腎臟和肝臟。換句話說，這些習慣會增加腎臟和肝臟的負擔。因此，要千萬留意飲食和作息節奏。可以參閱我撰寫的《怎樣吃最健康 2.0》上下冊，書中提供進一步的資訊。

　　在中醫開藥方面，慢性腎臟炎是從調理體質到提高腎絲球過濾率來著手，比較習慣中醫診療的讀者也可以參考。我建議先至西醫看診，請教醫生的看法，再以中藥來補腎益氣、溫補腎脾。現在中西醫雙管治療是普遍，但是不要隨意自作主張，建議仍先諮詢醫生比較好。

　　我有一位病人，26 歲的米小姐有一段時間感覺很疲倦，胃口很差，臉色蒼白、微腫。米媽媽很擔心，陪她來找我看診。我根據她的描述來初步判斷，可能和腎臟炎有關。由於她沒有其他的病症，因此她一直認定應該是工作壓力太大。恰好米小姐的公司安排員工大體檢，尿液檢查中發現了血尿和蛋白尿太高，血液檢查尿素氮（Bun）、肌酸酐（Creatinine）兩者數值顯現異常。她請教我該怎麼辦，我建議先到大醫院做進一步檢查。果不其然，米小姐被確診為罹患腎小球腎炎，也就是慢性腎臟炎。

　　每一個腎臟約莫有 100 萬個腎小球，負責清除身體內的毒素。當腎小球遭到破壞時，體內的毒素沒有辦法被清除乾淨，於是形成了令人擔心的「尿毒症」，不同的年齡皆可能患病，以男性為多數罹患人口，通常好發

在 20 ～ 39 歲的年齡段。根據衛福部的統計，臺灣人罹患尿毒症的原因，排名首位即「糖尿病腎病變」，其次是「腎小球腎炎」，因此我們需要多重視這個問題。

血尿是在尿液內有太多紅血球時造成的，肉眼並無法看出，必須使用顯微鏡檢查。而蛋白尿則是尿液內的蛋白質含量太高，小便時經常出現很多泡沫。血尿和蛋白尿不一定是腎小球腎炎專有，如果你是高血壓、糖尿病、泌尿系統結石、感染或腫瘤的病人，也會出現這樣的症狀。有時候，正常人發高燒或者在激烈運動後，也極有可能顯現同樣的情況。

坦白說，腎小球腎炎幾乎沒有辦法提早預防，所以呼籲大家最好定期做尿液篩檢、生化檢查、量血壓，及早發現和治療，這也是我和母親莊淑旂博士投入預防醫學的初衷。我們希望大家都有提早預防的觀念和做法，儲存健康存摺裡面的存款。萬一發現了自己患有腎臟炎時，請先不要驚慌，理性並充分配合主治醫生指示，再調整自己的生活習慣和飲食之道，特別要多喝水和不憋尿，讓排泄正常。

張仲景在設計真武湯時，非常重視「陽虛」的問題，尤其水氣氾濫的症狀。中醫說「陽虛為寒」，水飲也屬於寒，在陰陽學理來說，寒是北方的跡象，北方是玄武真君之位，因此寒水氾濫的病症相對應的方劑，張仲景命名為「玄武湯」。後來發展到清朝，為了避諱清世祖玄燁的名字，因此把玄這個字改成真字，從此「玄武湯」改稱為「真武湯」，張仲景應該也不知道有這番轉折。

《傷寒論》第 82 條首先談及病人最初罹患太陽病。太陽病理應該用汗法，因此中醫師會給病人發汗解表。不過，因為汗不得法，留太多汗會傷陽，所以排汗後不解。

真武湯對後面症狀的演變，即沒有再出現表證。裡虛寒和水溼內盛或是還有一些表證，裡寒和水飲尤其重這兩種情況，都可以飲用真武湯。即便沒有發燒也可以飲用，只要中醫師判斷你符合腎陽虛、水氾（腎陽虛衰，

膀胱氣化失司，水溼逗留的證候）這兩個症狀，就可以放心飲用。

再來是張仲景談的「心下悸」，意思是心口窩部位有悸動感，這種症狀通常都主裡有水飲，特別是「胃中停水」（胃腸中有水聲、四肢腫、臉部腫、胸悶胸痛、肋痛、咳嗽、咳嗽時引發疼痛、氣短氣喘、嘔吐涎沫）。而「頭眩」，講的就是常說的頭暈。倘若是少陽病，肝火往上衝會造成頭暈，水飲上衝也會頭暈。以第 82 條條文看其他症狀，總結來說，這裡的頭暈為「水飲」（指臟腑病理變化過程中的滲出液。稀而清者為「水」，稀而黏者為「飲」，名實異同，故常水飲並稱）引發。

「飲」是中醫診斷學上的名詞，指體內的液體運行失常。如果發生這樣的情況，水液在體內運行不流暢，停滯在體內就會成為一種「水飲」。而「身瞤動」，就是指身體肌肉不自主的抽搐抖動，這是因為體內津液不足以濡養筋脈引發的！張仲景向我們強調「過汗傷人」，一方面傷陽氣，另一方面也傷陰氣。

既然傷了陽氣，肯定也傷到了體內相當程度的津液，所以張仲景才會說既傷陽，也傷津。倘若身體出現了顫抖而且幾乎會摔倒的情形，這應該是「身瞤動」的加重版，表示體內津液不足已經演變到非常嚴重了。另外，我們另外在《傷寒論》第 67 條「苓桂术甘湯」條文裡找到：「傷寒若吐若下後，心下逆滿，氣上沖胸，起則頭眩，脈沉緊，發汗則動經，身為振振搖者，茯苓桂枝白术甘草湯主之。」

張仲景告訴我們，苓桂术甘湯方證發汗會動經，身體則會出現振振搖晃，讓我們明白，苓桂术甘湯可以當作水飲疾病發展變化的機理（簡稱病機），是不可以發汗的。假使發汗了，就是真武湯條文說的「陽虛兼水飲氾濫」的情況。

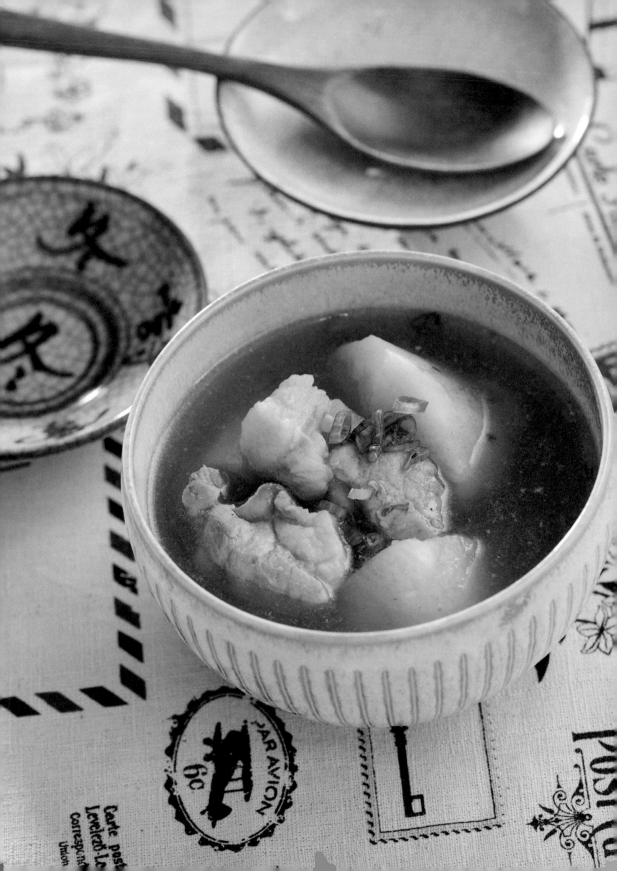

山藥排骨湯

調配料理

功效

整體具有減緩初期慢性腎臟炎的症狀，消除體內水腫，祛除體內溼氣。

1 白朮用於脾胃氣虛，運化無力，食少便溏，腹部脹滿，肢軟神疲等證，並有補氣健脾的功效。

2 茯苓的作用相當多，包括利水滲溼、利尿，可改善記憶力，還有幫助鎮靜的功效。對於拉肚子、遺精患者來說，也很有幫助。

3 炮附子是一種大熱的中藥材，用來散寒止痛，可以幫助陽虛外感和寒溼痺痛的治療，讓病情加速減緩。

4 炙甘草的功效是和中緩急、潤肺、解毒、調和諸藥。常用於脾胃虛弱、倦怠乏力、心動悸、脈結代，可以解炮附子毒。

食材

白朮 1 克、茯苓 1 克、炮附子 0.5 克、炙甘草 1 克、生薑 3 片、山藥 150 克、排骨 300 克、水 1000 毫升、海鹽酌量、白醋酌量

做法

1 將排骨清洗乾淨後汆燙，備用。

2 把 1000 毫升的水煮沸後，除了山藥外，將其他食材放入大鍋內熬煮。

3 熬煮約 60 分鐘後，待排骨軟嫩，再放入山藥煮至山藥熟透，加海鹽、白醋調味即可。

Tips

熬煮大骨頭有一個小祕方，即酌加白醋，讓骨頭中的鈣質充分釋出。另外，推薦三款食補料理，同樣能發揮補腎健脾的作用：

① 鮑魚煲雞：鮑魚 20 ～ 30 克、雞肉 100 克，加水酌量以慢火熬煮。鮑魚煲雞有比較強的補腎填精功效。

② 芡果糯米粥：芡實 30 克、白果 10 顆、糯米 30 克。將白果去皮與糯米、芡實放入鍋內煮粥食用，能補腎健脾。

③ 黃耆粥：黃耆 60 克、糯米 100 克、紅糖酌量。把黃耆先煮開並取其汁，加入糯米煮成粥，再加入酌量的紅糖即可食用，有補腎的效用。

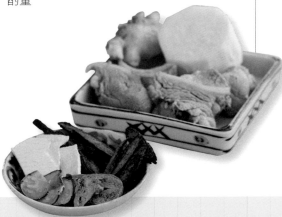

19

嚴重時差症

❀ 症狀

由一個時區搭機飛到另一個時區，可能會因兩地時間的差異而引致不適應，因旅行或出公差橫越兩個或以上的時區，引起日夜節奏脫序的現象，即稱為「時差症候群」。年齡愈大，調整時差的能力愈差，成因為睡覺、體溫、血壓、內臟機能等，無不隨著生理時鐘而規律的運行，一旦飛航至異地，不但生活律動混亂，身體機能、精神狀況也跟著變化。

- 淺睡期增多，睡眠容易被打斷。
- 睡眠效率降低，導致白天無法集中注意力以及日間倦怠、頭痛等。
- 常見於年齡 30 歲以上、焦慮性格的人、過度飲酒者、睡眠不足者。
- 常見症狀有失眠、倦怠、頭痛、焦躁、注意力不集中、食慾不振、胃腸不適等。

❀ 莊醫師的話

嚴重時差症是現代比較常見的疾病。我經常出國參加路跑比賽和旅遊，但我並沒有時差問題，因此時差症因人而異。

我從張仲景的《傷寒論》第 92 條找到跟時差症相關的症狀和藥方，提供給大家做參考。本條文設計了傳說中非常神奇的四逆湯，以前母親曾和我討論，它的神奇之處在於它主要用在「真陽衰微，臟腑虛衰，瀕臨死亡的證候」，甚至發揮了「回陽救逆，起死回生」的效果。

藥方 ｜四逆湯

「病發熱、頭痛，脈反沉，若不瘥，身體疼痛，當救其裡，四逆湯方。」
——《傷寒論》條文 92

加減方

一、通脈四逆湯：在四逆湯中倍加乾薑，用在治療類似四逆湯證而嘔吐、下痢、及手足厥冷強甚，脈欲絕者。

二、四逆加人參湯：在四逆湯內加人參，用在類似四逆湯證而疲勞貧血更重，且有體液的缺乏狀態者。

三、茯苓四逆湯：在四逆加人參湯內加茯苓，用於四逆加人參湯證而更有煩躁、心悸亢進、浮腫等的症狀者。

製法用量

炙甘草二兩、乾薑一兩半、附子一枚（生用、去皮、破八片）。共三味，以水三升，煮取一升二合，去滓，分二次溫服。強人可大炮附子一枚、乾薑三兩。服四逆湯嘔吐者為拒藥，可改用冷服：炙甘草二兩、乾薑一兩半、炮附子一枚。

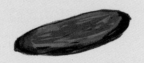
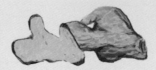
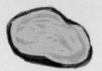

炙甘草　　　　　　　　乾薑　　　　　　　　生附子

主治

發汗過度，出現手足厥冷，脈微而虛，及因感冒、下痢症、吐瀉病、霍亂、急性食物中毒、急性胃腸炎、慢性胃腸炎、消化不良症、打嗝、外傷或手術及分娩等失血過多、心臟衰弱，以及黃疸、中寒、陰虛浮腫等病。

我們也看了第 91 條條文：「傷寒，醫下之，續得下利，清穀不止，身疼痛者，急當救裡；後身痛者，清便自調者，急當救表。救裡宜四逆湯，救表宜桂枝湯。」可見得醫聖張仲景寫第 92 條內容時，是延續上一條文內容而寫。第 91 條重點在表寒和裡寒的區別，而且說明了「裡寒者宜四逆湯」。至於第 92 條說的「四逆湯方」才是道地的「四逆湯」，主治發熱頭痛，比較類似「太陽病」。不過脈不浮，反而沉，說明這些不是太陽病，因為太陽病脈是浮的，所以不能使用太陽病的療法來治，反而要使用溫法，也就是——溫其裡陽，救其裡，必須要用四逆湯。中醫在使用時，會看病人其他的症狀再決定如何應用。

嚴重時差症因為經歷長途跋涉而產生身體疼痛，需要與太陽病的疼痛做區別。四逆湯證的身體疼痛症狀不一定是必然的症狀，因此無須一看見疼痛就使用四逆湯，醫生會綜合判斷使用。倘若陽氣特別虛衰又身體疼痛的人，才可以飲用四逆湯。

四逆湯是一帖救命方劑，張仲景會如此設計是非常慎重和巧妙的。母親有一次跟我開玩笑說，只要你們西醫救不活的，我們中醫師就會用此藥方來一搏，為病人爭取存活的機會。當時我很納悶，為什麼四逆湯這麼神奇呢？我又重讀了一次《傷寒論》，也和母親繼續討論，張仲景應用四逆湯類方劑，都是在陽虛嚴重時，也就是在「真陽虛衰」（耗傷腎陰腎陽而致腎陰不足或腎陽不足之證），即「真陰不足、真陽虛衰」的情況下應用。我們看到了，即使陽虛嚴重，加上陽虛水泛，張仲景嚴守分際，並不會急就章採用四逆湯的生附子和乾薑，反而是採用炮附子和生薑，真是獨到之見。換言之，張仲景不是隨便採用神奇的四逆湯。他告誡我們，不能因為它神奇就隨便用在病人身上，表示良藥既能救命，也會傷身。

如果運用過四逆湯的中醫師，都會有一個深刻的體悟，那就是第一次和第二次飲用四逆湯有效，不過往後幾次服用不見得有效，這也是此藥方神奇之處。探究其因，四逆湯可以「回陽救逆」（挽回陽氣和救治厥逆的意

思。多用在陽氣將脫的危急證。症狀有汗出不止，嘔吐瀉利，四肢厥冷，身體疼痛，脈微欲絕等），調動了腎中真陽，真陽又稱為雷龍之火，可以產生很大的能量。首次顯現真陽虛衰，病人的腎臟還是有真陽存在，但因為病因導致經絡不通，病人沒有辦法調動自己腎臟裡面的真陽，因此產生了危機。這時候飲用四逆湯調出了真陽，病人可以康復，重拾健康。往後如果再出現同樣的狀況，雖然依舊是真陽虛衰，不過腎臟裡的真陽此時已經耗盡了，想再藉用四逆湯的神奇效果，恐怕無法如意，因此才會說不見得有效。

　　四逆湯的藥材組成很簡單，有生附子、乾薑和炙甘草三味。甘草乾薑湯如果用在「溫陽散寒」相當有效果，打個比方，就像是一帖短小精幹的藥方。而生附子本身不溫陽，需要和其他藥方一起應用才會起作用。我們來比較一下甘草乾薑湯和四逆湯的成分與效果，你就會明白其中奧妙之處了。

表 14　甘草乾薑湯與四逆湯比較表

比較項目	甘草乾薑湯	四逆湯
藥方	炙甘草四兩，乾薑二兩	炙甘草二兩、乾薑一兩半、生附子一枚（去皮，破八片）
差別		1. 溫陽散寒的成分劑量比甘草乾薑湯更少一些。 2. 回陽救逆依賴的主要不是乾薑的溫陽。 3. 生附子可以調動腎中真陽，沒到生死關頭切勿輕易使用。此外，附子有毒，邊煎煮邊少量服用，效果更佳。

　　我在調配料理方面設計了——排骨牛蒡栗子湯。排骨也可以用尾骶骨來代替，為滋補調理八髎穴區的上等食材，八髎則指上髎、次髎、中髎、下髎左右各一，共八個穴道，位在臀部腰下到尾椎底之間，沿著脊椎骨左右對稱。除了品嘗這道湯品來調整因為時差問題導致的身體不適之外，八髎穴區反應生殖系統的健康狀況，日常也可以多按摩這塊區域，一方面能促進血液循環，二方面可以減輕因為勞動或奔波引發的痠痛問題。

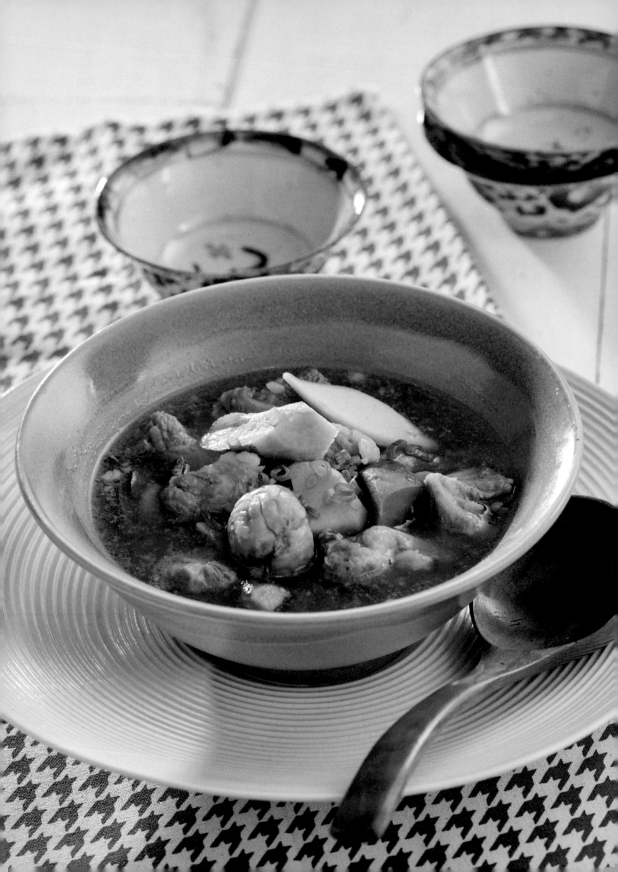

排骨牛蒡栗子湯

調配料理

功效

1 牛蒡有「平民人參」的美稱，可以促進新陳代謝，去瘀緩痛，暢通血液循環，調節生理機制的作用，與此同時促進腸胃蠕動，清理腸胃宿便，與排解代謝後殘留的廢物和毒素，使人的筋骨輕鬆。

2 栗子可以養胃健脾、補腎強筋、補血調經，並且能夠抗高血壓，維持心血管健康狀態。搭配排骨或尾骶骨燉食，能養其形，和藉助牛蒡暢通血脈。栗子補腎強筋的效用，刺激骶出神經的傳導和其周邊組織的循環，進而紓解尾骶痠痛，增強腹腔內組織的功能。

3 排骨或尾骶骨可以滋補調理八髎穴區，強化生殖系統的健康。

食材

乾薑2克、甘草2克、附子0.5克、排骨或尾骶骨適量、牛蒡2條、栗子6～8顆、紅蘿蔔1/4條、海鹽酌量

做法

1 將排骨或尾骶骨清洗乾淨入沸水汆燙，洗淨，備用。

2 牛蒡削皮洗淨，切滾刀塊；栗子洗淨；紅蘿蔔削皮洗淨、切塊，備用。

3 把做法1和做法2的備用食材和其他食材加3～4碗的水以大火煮沸，再轉小火煮約半小時，加酌量海鹽調味，即可享用這一道獨特的美食。

Tips

豬排骨或尾骶骨都含有骨髓和鈣質，烹煮時可酌加少量的醋，促使鈣質和骨髓充分釋出、溶入湯裡，以增加湯品的補益功能。

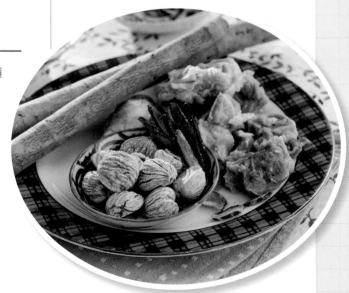

20

慢性口腔炎

症狀

以咽喉疼痛或聲音嘶啞為主訴的疾病，例如急慢性咽炎、咽喉炎、扁桃腺和周圍炎、感冒所致的聲帶水腫、聲帶小結等。擴大運用在急慢性胃炎、風溼性關節炎、痛經、冠心病、功能性消化不良、神經衰弱等。歸納如下：

- 口腔黏膜乾燥、紅腫。
- 唾液分泌減少、黏稠。
- 舌苔多、厚。
- 咀嚼和吞嚥困難、疼痛。
- 味覺改變。
- 口腔或黏膜潰瘍。

莊醫師的話

我們常說火氣大的人容易得口腔炎，什麼是慢性口腔炎呢？慢性口腔炎即「口腔潰瘍」，或者稱為「口瘡」，是口頰、舌邊、上齶、齒齦等處發生潰瘍，周圍紅腫作痛，潰面有糜爛。發病時，時常伴隨便祕、口臭等情況，這是因為病毒感染所致。主因在於平日太過操勞操心，累積疲勞。所以，我經常呼籲：「今日事，今日畢；今天的疲勞，今天消除。」這些共同的徵象都顯現在流口水，吃不下飯或者吃東西速度緩慢，口腔發出惡

藥方 | 半夏散及湯

「少陰病，咽中痛，半夏散及湯主之。」

——《傷寒論》條文 313

製法用量

生半夏一兩、桂枝一兩、炙甘草一兩。共三味，等分，各別搗篩已，合治之。
白飲和服方寸匙，日三服。如果不能服散者，則以水一升，煎七沸，納散兩方
寸匙，更煎三沸，下火令小冷，少少嚥之。

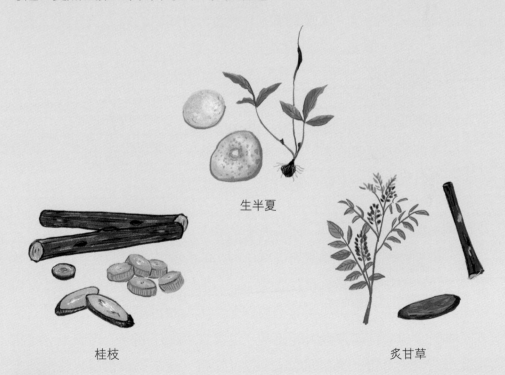

生半夏

桂枝

炙甘草

主治

具有祛風散寒、化痰利咽的功效，主要治療咽痛、喉痺（慢性咽喉炎）。緩解痰
液卡在咽喉而導致的咽喉疼痛，聲音嘶啞，局部代謝停滯導致的發炎疼痛。

臭，口腔黏膜潮紅，腫脹和疼痛。在飲食控制方面，我建議盡量不吃高熱量、烤炸、辛辣、重味的食物，不碰酒、薑、蔥、蒜等；盡量作息正常，多吃蔬果，提高免疫力，最好每天養成運動的習慣。就像我，雖然高齡，但我每天清晨散步，積極參加路跑。我相信，持之以恆會增加你的健康資本，而且也會促進血液循環。

中醫認為，慢性口腔炎由脾胃積熱，心火上炎，虛火上浮而致。口腔炎是一種以週期性反覆發作為特徵的口腔黏膜局限性潰瘍損傷，可能發生在口腔黏膜的任何部位。通常以口腔的脣、頰、軟齶或者齒齦等地方的黏膜，發生一個或者多個大小不一的圓形或者橢圓形的潰瘍，表面會覆蓋著灰白或者藍色假膜潰瘍，周圍黏膜紅又微腫，會局部灼痛，讓你流口水，出現口臭、口乾、尿黃、大便乾結等症狀，嚴重的口瘡會演變到整個口腔，還會發燒和全身不舒服。西醫認為，原因可分內因和外因兩種：

一、**內因**：因內分泌失調，自身免疫力降低。
二、**外因**：因遺傳因素、精神壓力和刺激、太疲勞、常失眠，女性病
　　　人月經來潮前後會誘發此病，或加重病情。

口腔炎經常和病毒感染、細菌感染、消化系統疾病與功能紊亂、內分泌變化、精神神經因素、遺傳因素與免疫功能的變化等息息相關。說清楚一點，就是口腔潰瘍的發生和胃潰瘍、十二指腸潰瘍、潰瘍性結腸炎有相當程度的關係；還有不可忽視的是部分女性病人的月經週期。此外，當我們在精神緊張或者情緒波動大的時候，也會容易得口腔炎。再者，一些病人則受到遺傳的影響。倘若你的父母患有此病，通常子女也很容易得到。至於口腔炎產生的輕重程度，我列表如下，讓大家了解。

表 15　慢性口腔炎潰瘍分級表

等級	症狀
0 級	正常，沒有症狀。
1 級輕度	紅、腫、痛、沒有潰瘍。
2 級中度	紅、腫、潰瘍、多處小潰瘍或白斑，還可吃固體的食物。
3 級中重度	紅、腫、融合性大潰瘍或白斑，只能吃流質食物。
4 級重度	出血性潰瘍，無法進食。

　　張仲景在《傷寒論》第 313 條「半夏散及湯」條文說，「少陰病，咽中痛，脈反浮者」，表示得口腔炎的人通常身體畏寒又發熱，正邪相抗。張仲景以「半夏」把不好的痰液抽掉，讓病人的喉嚨轉為舒服。這是很聰明的用藥方法，我們叫「打開喉嚨」。換言之，一般人處理喉嚨的方法，是用清熱消炎的藥方，可是張仲景用藥的高級做法，不僅是在清熱消炎上，他還思考兩項重點：

一、把能量放入，至少先治好少陰病。
二、用半夏、桔梗之類的藥清除塞住的髒東西。

　　於是，病人的身體就產生了自我療癒的能力，也就是免疫力提升。如果把焦點放在清熱消炎上，無法舒緩喉嚨的問題，病情就無法掌控。
　　母親跟我說過，小時候在研究生半夏、桂枝、炙甘草三味藥時，剛開始看不懂，便請教她的父親。外祖父告訴她是用來治療喉嚨痛的。怎麼讓病人吃呢？外祖父教母親一招：把生半夏、桂枝、炙甘草三味藥磨成細粉，各自取 3 克，放入粥裡攪拌再食用。這種做法病人比較不會排斥，而且粥還蠻好喝的。現在，我改良這樣的做法，以煮湯的方式代替，大家不妨參考看看。以水烹煮生半夏，這是我看張仲景的書學來的妙方。他說，倘若你無法服用散的半夏，就去煮水吧！還有，煮水以後肯定比吃散的方式溫和許多。

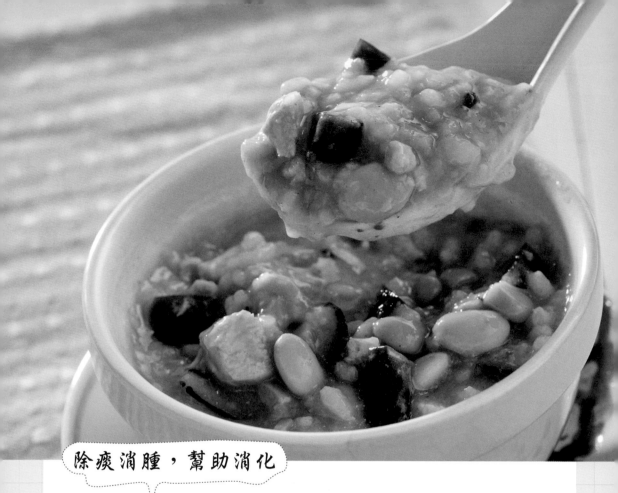

除痰消腫，幫助消化

潤喉半夏雞肉玉米粥

調配料理

功效

1 半夏能除痰止痛。

2 桂枝具有散寒通陽，恢復代謝循環的效用。

3 炙甘草和白米煮成粥食用，可以緩和喉嚨吞嚥時的疼痛感，而且用流質的粥品代替乾米飯，有利於消化。

4 雞肉含較高的蛋白質，易被人體吸收利用，對營養不良、畏寒怕冷、乏力疲勞、月經不調、貧血、虛弱等的人，有很好的食療效果。

5 玉米富含天然維生素 E，具有保護皮膚、促進血液循環、降低血清膽固醇、防止皮膚病變、延緩衰老的療效，而且可以減輕動脈硬化和腦功能衰退。

6 多喝雞粥能夠緩解感冒的症狀，不僅可以減輕鼻腔的堵塞和咽喉腫痛，還可以減少鼻涕和痰液量。

生食材

生半夏 2 克、桂枝 2 克、炙甘草 1 克、雞胸肉 1 份切成肉末（約 150 克）、毛豆、香菇、玉米粒適量、生米 1 碗、皮蛋一顆搗碎、海鹽酌量

做法

1 將生半夏、桂枝、甘草沖洗一下後，放入棉布袋裡，備用。

2 把做法 **1** 的備用棉布袋和其他食材一起放入砂鍋內，加適量的水煮到呈黏稠狀，視情況酌量再加水，煮好後取出棉布袋即可盛碗，好好品嘗一番。

Tips

　　選購皮蛋的時候，最好挑選有包裝且有 CAS 認證標章，外殼完整無損，蛋白呈半透明膠體，中心呈墨綠或灰綠色糊狀或固狀的比較好。如果想要節省煮粥的時間，可先將生米冷凍一晚，因為米粒膨脹會加速細胞壁破裂，減少煮粥的時間。也可以用剩飯取代生米煮粥。在此另外提供雞肉香菇粥的做法，同樣可達到舒緩咽喉腫痛的效果：

食材　（兩人份）生白米 1/2 杯、糙米 1/2 杯、紅藜麥少量、香菇 4 朵、高麗菜 1/4 顆、紅蘿蔔 1/4 根、雞胸肉 1/2 片、青蔥 1 根、海鹽酌量、白胡椒少許、香油少許

做法　① 將生白米和糙米清洗乾淨。

　　② 把紅藜麥洗 1～2 次。

　　③ 將做法①、②備用的生白米、糙米和紅藜麥加水，以 1：6 的比例放入電鍋，外鍋放 2 量米杯的水。

　　④ 雞胸肉切小丁，香菇切片，紅蘿蔔切絲，高麗菜切小塊，蔥切末，備用。

　　⑤ 電鍋煮好飯後，加入所有食材，攪拌均勻。

　　⑥ 外鍋再放 1 量米杯水，燉煮。

　　煮好後燜 10 分鐘再開鍋調味，即可享用。

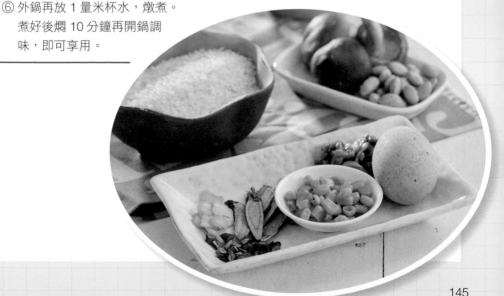

21

精神躁鬱症

症狀

- 情緒失調的精神疾病，例如躁鬱症，會有躁症發作。輕者，多有莫名其妙的興奮、愉悅，異於日常的自信，精力旺盛。
- 說話出現滔滔不絕、天馬行空的情況，與人互動非常慷慨熱情、愛爭辯，或浪費金錢，迷信宗教等。
- 倘若躁症發作，持續的時間會很久，出現誇大言行、意念奔馳，睡眠需求降低而出現失眠狀態。
- 自認本身有超能力，具有拯救世人的使命，脫離現實。更嚴重會出現幻聽，被害妄想，或行為攻擊。
- 躁鬱症和憂鬱症混合發作，會同時出現上午情緒亢奮，下午卻沮喪憂鬱。
- 躁鬱症和基因遺傳與腦部的生化功能失調有關，是一種體質性疾病，主因有生活壓力，感情不順等。傳統療法使用鋰鹽治療，具有相當的療效。
- 復發性高，通常迅速就醫就可以控制病情，改善症狀，多半很快能夠恢復正常。
- 四肢發冷、咳嗽、心悸、小便不利、腹痛、腹瀉等。

藥方 ｜四逆散

「少陰病，其人或咳，或悸，或小便不利，或腹中痛，或泄利下重者，回
逆散主之。」

——《傷寒論》條文 153

「回逆散」又稱「四逆散」。

「少陰病四逆，其人或咳、或悸、或小便不利，或腹中痛，或泄痢下重
者，四逆散主之。」

——《傷寒論》條文 318

加減方

咳者，加五味子、乾薑各五分，並主下利；悸者，加桂枝五分；小便不利者，
加茯苓五分；腹中痛者，加附子一枚，炮令坼；泄利下重者，先以水五升，煮
薤白三升。煮取三升，去滓，以散三方寸匕*，內湯中，煮取一升半。分溫再
服。

> *方寸匕，古代量取藥末的器具名。一方寸匕約等於 2.74 毫升，盛金石藥末約
> 為 2 克，草木藥末約為 1 克。

製法用量

柴胡十兩、枳實（破／水漬／炙乾）十兩、白芍十兩、炙甘草十兩。 共四味，各
十分，搗篩，白飲和服方寸匕，日三服。

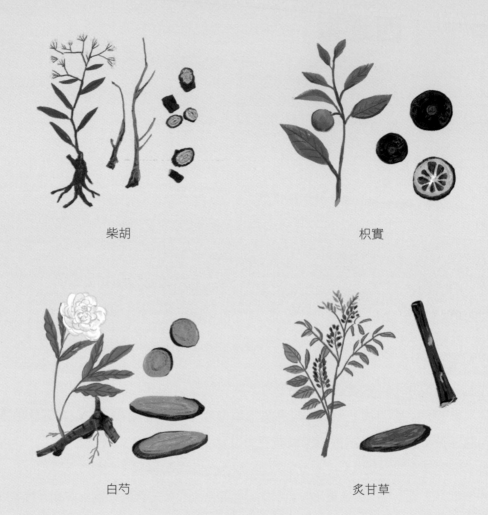

柴胡　　　　　　　　　　　　枳實

白芍　　　　　　　　　　　　炙甘草

主治

具有調理肝膽與脾胃的功能，用在慢性肝炎、胰腺炎、膽囊炎、膽石症、肋間神經痛、胃腸神經官能症、肝膽腸胃功能失調等。雖然手足厥冷，不過身熱或脘腹疼痛，或泄利下重，或小便不利，脈弦（搏指有力，端直而長，按觸如按琴弦的脈象，脈弦主肝膽病，疼痛，痰飲等證）。用在情緒低落，兼見煩躁不安，失眠，胸悶氣短，當屬氣機不暢，應該加強疏肝理氣，調暢氣機，必須採用「四逆湯」合「甘麥大棗湯」治療，方能對證。

莊醫師的話

張仲景在第 153 條放了回逆散條，此藥方調理肝膽與脾胃的功能，可用在慢性肝炎、胰腺炎、膽囊炎、膽石症、肋間神經痛、胃腸神經官能症等。剛開始看見這個藥方名稱，可能誤會它是「四逆湯」（甘草、乾薑、附子共三味）改為散劑而成。事實上，兩者差別非常大。

四逆散的組成是炙甘草、柴胡、枳實、白芍共四味，比較類似於大柴胡湯的變方。所謂四逆，就是四肢逆冷的意思。而回逆散就是四逆散，因此我們看到第 153 條和第 318 條的條文記載是一模一樣的，藥方組成也皆相同。

張仲景在第 318 條放了四逆散，主要治療熱厥，屬於陽鬱厥逆的證候，顯現的徵象是四肢明顯厥冷。不過，會感悟到從裡面透出來熱的感覺，這是因為裡熱壅盛又陽鬱，正氣受困，沒有辦法外達所導致。人體軀幹裡有各種器官，陽熱鬱於軀幹，勢必影響五臟六腑的生理作用。倘若影響到肺部則會咳嗽，心會悸動，脾會產生腹中痛，腎會使小便不順暢，腸胃道則會讓我們泄利下重。這些貌似很輕微的症狀，主因都是裡熱鬱滯所引起，所以張仲景決定由鬱熱的基本入手。

四逆散和四逆湯是中藥臨床調劑中時常容易混淆的方劑。這兩個藥方都出於張仲景的設計，名稱只有一字之差，在《傷寒論》裡都是治療少陰病症的藥方，但四逆散病症的四肢冰冷的程度很輕，只有顯現在四肢不溫；四逆湯的症狀屬於陽虛陰盛的四肢冰冷，這兩種病症的本質相差很多，所以張仲景調理的藥方自然不一樣。我做了一張表讓大家簡單看懂。

表 16　四逆湯與四逆散比較表

比較項目	四逆湯	四逆散（回逆散）
主治症狀	心、腎陽氣衰竭所引起，因心陽虛，則造成精神萎靡，腎陽虛則精不足，所以感到體力疲憊，病人會有似醒非醒、想睡之狀態，且腎陽虛弱不能溫煦脾土，使脾失去運化功能，所以水溼下滲造成下痢。因腎陽虛衰，不能蒸化體內水液成為人體所需要的津液，故時常口渴且小便色白，舌苔白滑，此乃是因為水液不能為腎陽蒸化所造成。	主要治療肝膽之氣鬱所導致肝胃氣滯不能通達四肢，所造成的四肢厥逆。
用藥和製法	炙甘草二兩、乾薑一兩半、附子一枚（生用去皮／破八片）。共三味，以水三升，煮取一升二合，去滓，分二次溫服。強人可大附子一枚、乾薑三兩。服四逆湯嘔吐者為拒藥，可改用冷服。	柴胡十兩、枳實（破／水漬／炙乾）十兩、白芍十兩、炙甘草十兩。共四味，各十分，搗篩，白飲和服方寸匕，日三服。
說明	四逆湯藥方由炙甘草、乾薑、生附子三味組成，其用量和四逆散不同。四逆散與四逆湯雖皆名為「四逆」，不過四逆散是為疏肝理脾之和解劑，而四逆湯則為溫裡劑。	• 柴胡可以疏肝開鬱，和解退熱，升舉陽氣。 • 枳實擅長破氣消滯，作用在於幫助柴胡行氣、袪邪、疏導積滯，並袪除鬱阻在體內的痰、食、溼、熱等邪氣，並將脾胃之陽氣送達四肢。 • 白芍具有養血斂陰，收斂津液而護營血，養血以柔肝，養陰扶正，與柴胡協同瀉肝的邪熱。

比較項目	四逆湯	四逆散（回逆散）
說明		• 炙甘草如果採用生者入藥，可以瀉火解毒、潤肺祛痰止咳，用在治療咽喉腫痛、咳嗽氣喘，以及藥物食物中毒等症。如果採用炙後入藥，可以益氣補中，用於治療脾胃虛弱、氣血不足、倦怠無力，以及緩解藥物毒性及烈性等作用。

　　四逆散由炙甘草、枳實、柴胡、白芍四味組成。藥方裡的柴胡可以疏肝解鬱，枳實可以行氣散結，白芍可以調理肝脾，炙甘草可以緩急和中，全方具有宣暢氣機、透達鬱陽的功能，可以使肝氣調達，鬱陽伸展，肝脾調和。

　　我們在《傷寒論》第 318 條條文裡看到加減方的使用妙處，倘若咳嗽，加五味子、乾薑以溫肺而收氣逆；倘若心悸則加桂枝；倘若小便不利加茯苓以利水；倘若腹中痛，是因為寒凝氣滯，則加附子溫陽散寒止痛。腹瀉就採用薤白來煮水，和四逆散一起服用。這樣的巧思設計，足見張仲景用藥的小心和別具心裁。

表 17　四逆散的組成藥方作用表

藥材	作用說明
柴胡	味苦能降氣，治療邪氣停結下焦所導致的營血鬱滯，四逆散的下焦血虛與陽氣鬱滯，是由於寒（外）邪進入下焦，導致營血虧虛與不通，柴胡重點解決營血不通的病機。
枳實（枳殼）	味苦能降氣，與柴胡、白芍同樣為通降營氣的作用。
白芍	同樣為通降營氣的作用。白芍的目的在於通降中焦營血，幫助中焦營氣下行，以補下焦血虛。
炙甘草	補益胃氣，助中焦營氣化生，配合白芍通降，以補下焦之血虛。

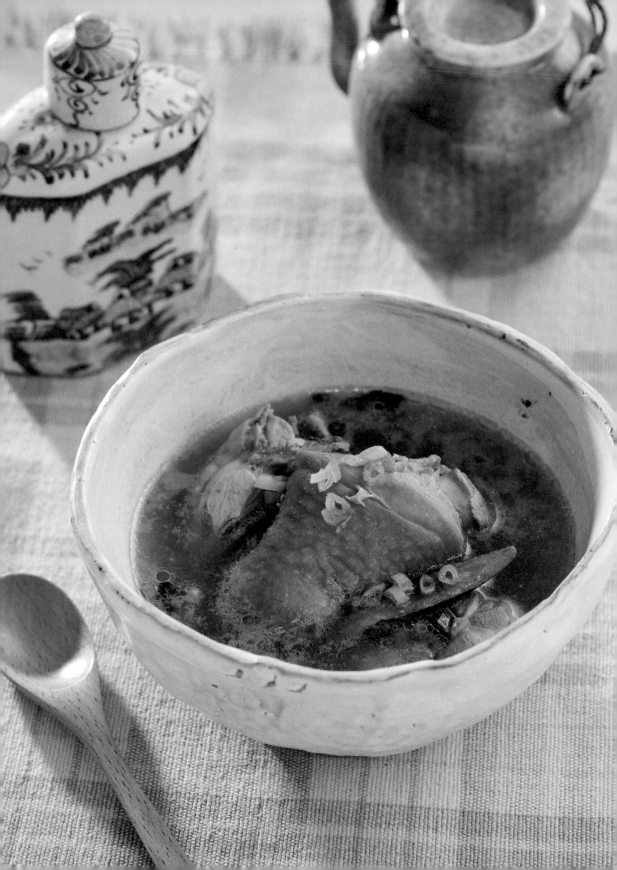

快樂解憂柴胡雞湯

調配料理

功效

1 柴胡可以清熱解鬱，紓肝解氣。

2 枳實（枳殼）可以理氣。搭配白芍更能養肝陰，幫助氣行不會太耗氣。

3 炙甘草可以補益胃氣。

4 白芍可以調理肝脾。

5 雞湯向來有心靈之湯的美譽，所以這一道湯品可以解除煩惱，愉悅自在。

食材

雞胸肉 600 公克、柴胡 1 公克、白芍 1 公克、枳實 1 公克、炙甘草 1 公克、紅棗 2 ～ 4 顆、水 2000 毫升、米酒及海鹽少許

做法

1 將柴胡、白芍、枳實、炙甘草略為沖洗乾淨後，裝入棉布袋內，備用。

2 雞胸肉切成小塊，放入煮開的沸水裡氽燙，去血水雜質，備用。

3 把做法 1 備用的棉布袋包放入內鍋裡，再加入大約 2000 毫升的水，外鍋則放 2 杯量米杯的水，燉煮到電鍋開關跳起來。

4 將切好的雞肉塊放入鍋中，外鍋再加 2 杯量米杯的水，燉煮到雞肉熟透，再放入適量的米酒和海鹽，就可上桌享用。一邊品嘗雞湯，一邊心情會愉悅起來。

Tips

　　快樂柴胡解鬱雞湯的主要療效在於減緩身心俱疲，比較適合氣血足、但容易緊張的人食用。雞胸肉也可以改成雞腿。

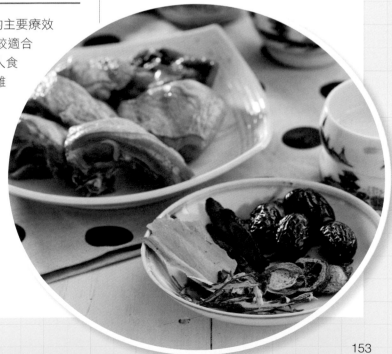

22

慢性自體免疫疾病

症狀

自體免疫性疾病常見症狀有腹瀉、食慾不振、容易疲勞、四肢冰冷、怕吹風、發燒、大便稀薄、味覺減退、胃腸脹，例如乳糜瀉、第 I 型糖尿病、瀰漫性毒性甲狀腺腫、發炎性腸病、多發性硬化症、銀屑病（又稱「牛皮癬」，是一種慢性皮膚病）、類風溼性關節炎、全身性紅斑狼瘡等。受到自體免疫性疾病影響的部位有血管、結締組織、關節和肌肉、紅血球、皮膚和內分泌腺等。

莊醫師的話

自體免疫性疾病是指人體異常的免疫反應攻擊正常細胞所產生的狀況，目前發現至少有 100 種這一類的疾病，幾乎可發生在人體的任何部位，通常女性發生率比男性高，一般在成年期開始發作。自體免疫性疾病首度在 1900 年代初期備受重視和研究，受到自體免疫性疾病影響的部位包括有血管、結締組織、關節和肌肉、紅血球、皮膚、和內分泌腺等。

自體免疫性甲狀腺疾病最常見的疾病有「葛瑞夫茲氏病」（Grave's disease）和「橋本氏甲狀腺炎」（Hashimoto's thyroiditis），主因是免疫系統的遺傳特質和後天環境等，誘發免疫系統紊亂而產生了特異性抗體，干擾甲狀腺荷爾蒙製造和分泌機制，或者對甲狀腺體造成破壞，演變成甲狀腺功能或型態上的異常，好比說甲狀腺功能亢進、甲狀腺功能低

藥方 ｜ 桂枝人參湯

「太陽病，外證未除而數下之，遂協熱而利，利下（腹瀉）不止，心下痞鞕（胸腹間氣機阻塞不舒的自覺症狀），表裡（身體的皮毛、肌膚、經絡為表，臟腑骨髓為裡）不解者，桂枝人參湯主之。」

——《傷寒論》條文 163

製法用量

桂枝四兩、炙甘草四兩、白朮三兩、人參三兩、乾薑三兩。共五味，以水九升，先煮四味，取五升；內桂，更煮取三升，去滓，溫服一升，日再，夜一服。

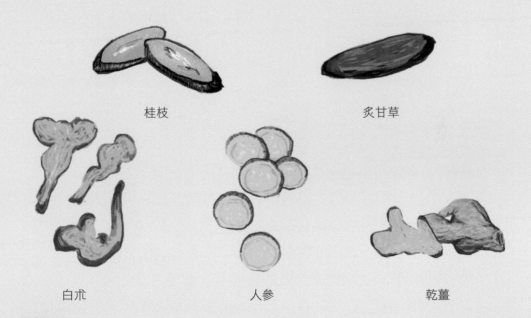

桂枝　　　　　　　　　　　炙甘草

白朮　　　　　　　人參　　　　　　　乾薑

主治

腹痛、小腹痛、全身痠痛、上腹胃痛、中背部疼痛、腰骶痛、下背部疼痛、感冒流感、胃潰瘍、胃和十二指腸炎。

下、甲狀腺腫大、甲狀腺結節、甲狀腺淋巴瘤與甲狀腺癌。在西醫的治療方案上，對於甲亢症初期使用抗甲狀腺藥物並輔以乙型交感神經阻斷劑（β-blocker），甲低症則補充甲狀腺素，型態異常者如果藥物治療效果不理想或者合併發生嚴重的副作用，才考慮放射性碘或手術治療。特別要留意的是，雖然甲狀腺功能已獲得很好的控制，不過病人的自體免疫體質的矛盾性還是沒有消除，因此會一再復發。

表 18　各種甲狀腺抗體檢驗的最佳時機

甲狀腺抗體	可能的疾病	檢驗的最佳時機
甲狀腺過氧化胸抗體	1. 葛瑞夫茲氏病 2. 橋本氏甲狀腺炎	1. 病人出現甲狀腺疾病症狀。 2. 參加藥物人體試驗的人，因為服用一些藥物而引起 TPO Ab 過高的甲狀腺功能低下之風險，例如：鋰、臟得樂、干擾素 -α、白細胞介素 -2。 3. 病人因為懷孕可考慮檢驗，例如：流產、先兆子癇、早產、體外受精失敗。
1. 甲狀腺素受器抗體 2. 甲狀腺刺激免疫球蛋白	葛瑞夫茲氏病	病人顯現甲狀腺功能亢進症狀。
甲狀腺球蛋白抗體	1. 甲狀腺癌 2. 橋本氏甲狀腺炎	1. 當甲狀腺癌手術後追蹤甲狀腺球蛋白為正常時，請再檢驗 ATA，因 Tg 的測定結果會受血中是否存在 ATA 而產生影響。 2. 檢測出 ATA 或 ATA 值上升，表示腫瘤有可能復發或者持續發病。

＊資料來源：American Association for Clinical Chemistry (AACC)：Lab Test On Line

　　雖然免疫系統可以有效的抵抗導致疾病的微生物，卻也可能會不成功。當病菌得逞侵入人體內就會導致我們生病，其中，女性罹患自體免疫疾病的風險為男性的兩倍；而且非洲、亞洲和拉丁美洲的百姓得病率也比較高。假使一個家庭有直系親屬罹患自體免疫性疾病，那麼其他家屬就罹患另一種不同類型的自體免疫性疾病則較高。根據統計，25% 的自體免疫性疾病病人，會得到另一種或一種以上的自體免疫性疾病。

　　美國自體免疫相關疾病協會統計，有高達五千萬美國人患有至少一種的自體免疫性疾病，而且有許多人尚未被診斷出來。它的類型多元，有乳糜瀉、葛瑞夫茲氏病、子宮內膜異位症、狼瘡、脫髮症和猝睡症等。因為它會在不同的器官或者系統發生，因此診斷不是非常容易。此外，第Ⅰ型糖尿病也是一種自體免疫性疾病，因為免疫系統的抗體攻擊胰臟和製造胰島素的細胞所導致。不過，其初期的症狀和流行性感冒相當類似，倘若病人非常虛弱，通常會被誤判是得了傷風感冒。我有一位朋友王小姐患有狼瘡，一旦急性發作，症狀有時候輕微，有時候嚴重，沒有軌跡可尋。不過，她是一位聽話的病人，定期接受治療，證明還是可以得到控制。

　　由於自體免疫性疾病的症狀非常不明顯，有時候和其他的疾病重疊，所以約有 40% 的病人都有被誤診的情況發生。我還是再次呼籲，正確的尋求診斷和及早治療，仍是不二法門。假使你有這方面疾病的家族史，請預先和你的家庭醫生討論，並且追蹤身體各系統的情況。目前並沒有單一的血液檢查可以直接診斷自體免疫性疾病，不過透過多種抗體試劑和症狀的比對，還是能夠幫助確診。萬一確診，多數的病人可由各專科，如風溼科、腸胃科、內分泌科或皮膚科的醫生進行診治。自體免疫性疾病沒有辦法根除，這是罹患這方面疾病的家族需要認知的。

　　平常我們很容易忽略自體免疫性疾病的症狀，或者誤判它是壓力或年紀大所引起。但如果症狀一直持續沒有消退，甚至更嚴重，這時候不要躲避，應該勇敢去看醫生。

表 19　自體免疫性疾病常見的跡象

跡象	症狀
腦部與顱部受到影響	頭痛、焦慮、思緒朦朧、注意力不夠；臉部紅腫脫皮，成因從粉刺、紅斑，到溼疹、牛皮癬、皮膚炎。
鼻竇、嘴部、肺部有狀況	過敏、氣喘、口乾、時常感冒。
甲狀腺出現毛病，引發疲勞、亢奮、體重增加或減輕、心神不寧或焦慮	橋本氏症（甲狀腺低下）、格雷氏症（甲狀腺亢進）。
關節不舒服	僵硬、作痛，有類風溼性關節炎或纖維肌痛的徵兆。
肌肉疼痛無力，或者有貧血或缺乏維他命 B12	全身上下痠痛乏力。
腎上腺疲勞	感覺筋疲力盡。
腸漏症的症狀	消化道不適、胃絞痛、脹氣、腹脹、腹瀉、便祕。

　　張仲景在第 163 條條文表述桂枝人參湯，此藥湯具有解表溫中的功效，主要用來治療太陽病，外證未除，而數下之，以致中焦虛寒，下利不止，心下痞硬，表裡（身體的皮毛、肌腠、經絡為表，臟腑骨髓為裡）不解者。

　　既然本藥方是表裡同病，為表裡俱寒之證而設，治宜溫裡益氣，辛溫解表。其中的桂枝辛溫，主要在解肌發表，兼以溫經止痛；人參則是大補元氣，幫助運化、受納而正脾胃的升降。另以辛熱的乾薑為輔佐，溫中焦脾胃，袪裡寒疼痛。凡是脾陽不足，脾氣不運，水溼易生，都會採用白朮來輔佐，以便補氣健脾，燥溼止利。至於炙甘草方面，其味甘平，假使你的脾不足，就以炙甘草補之，補中助脾，必以為甘劑。所以，張仲景在本藥方中重用了炙甘草，來益氣健脾，和中調藥。如此桂枝、炙甘草、白朮、人參、乾薑一起搭配使用，這是張仲景想以「溫陽益氣、顧護中陽」為主，「解表」為輔，表現出這個藥方的亮點。

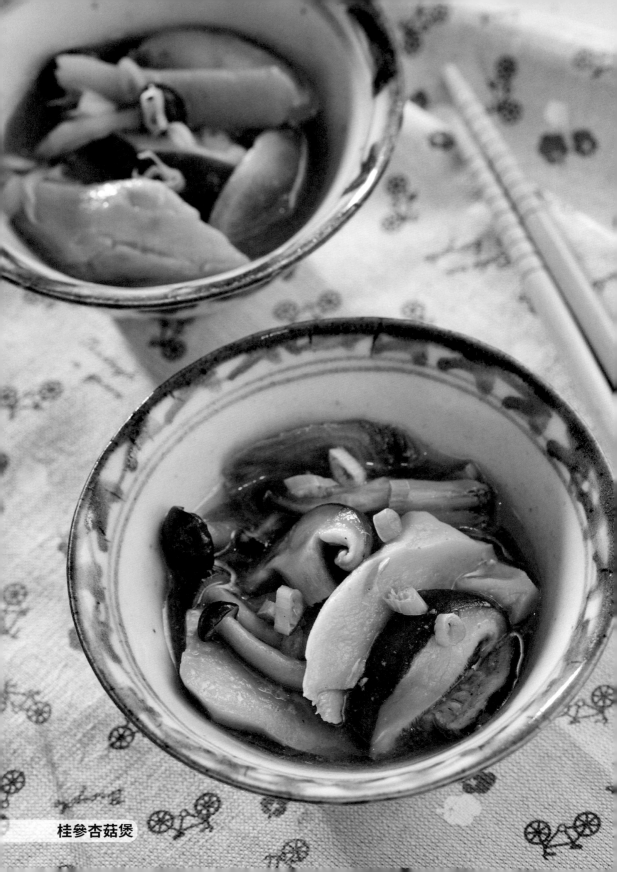

桂參杏菇煲

桂參杏菇煲

調配料理

功效

專門針對水土不服、肢節乏力、腸胃不和的人所設計的料理，可活化免疫，葷、素食者都可食用。

1 桂枝有發汗解肌，外散風寒的作用，也有溫通經脈，散寒止痛的療效。

2 人參有增強思考能力、注意力、記憶力，治療阿茲海默症、提升工作效率和體耐力、減少運動肌肉傷害等效果。

3 菇類為蔬菜類，富含多種必需胺基酸、核酸等，種類繁多，各類菇具有不同的多醣體，對人體有好處。多醣體能活化免疫系統，平衡身體的免疫反應，調解過敏體質，降低血糖和防癌等作用。

食材

炙甘草2克、桂枝1克、白朮1克、人參2克、乾薑1克、米酒30毫升、香菇5朵、杏鮑菇3朵、鴻喜菇一小把、薑片4片、青蔥1根、水1000毫升、海鹽適量、冰糖適量

做法

1 將炙甘草、桂枝、白朮、人參、乾薑裝入棉布袋，放進砂鍋中，加水1000毫升，備用。

2 另起油鍋，爆香薑片、蔥段、香菇之後，接著倒入做法1的砂鍋，和棉布袋與水同煮。

3 最後放入杏鮑菇與鴻喜菇，約煮20分鐘。熄火前，記得放入米酒和海鹽增添風味，就可盛碗，上桌品嘗。

Tips

這道料理還可以加入豆腐和海鮮等食材，完全看個人的喜好，只要炙甘草、桂枝、白朮、人參、乾薑五味搭配，即是一道上好的食療佳餚。

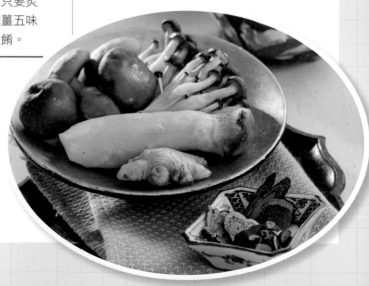

23

慢性食道逆流症

✿ 症狀

　　胃部內容物反流回食道、容易心口灼熱、胸悶、打嗝、口腔酸苦味、吞嚥困難等。歸納有以下明顯情形：

- 下食道括約肌異常
- 胃排空障礙
- 橫膈膜疝氣

✿ 莊醫師的話

　　胃食道逆流症，就是俗稱的「火燒心」，發作起來可長達幾個小時，非常難受，會有脹氣、打嗝、噁心等症狀，導致胃部內容物反流回食道，通常吃帶有酸性的物質，會容易造成心口灼熱、胸悶、打嗝、口腔酸苦味、吞嚥困難、早晨聲音沙啞、喉嚨疼痛、感覺有異物、咳嗽、容易喘氣等情形。

　　哪些人比較容易罹患胃食道逆流症？我做了一張表（表20），請查看一下自己是不是其中的族群，並留意自己是否有這些症狀，及時調整。

藥方 | 梔子豉湯

「發汗後，水藥不得入口為逆。若更發汗，必吐下不止。發汗吐下後，虛煩不得眠；若劇者，必反覆顛倒，心中懊憹（心胸煩熱，悶亂不寧），梔子豉湯主之；若少氣者，梔子甘草豉湯主之；若嘔者，梔子生薑豉湯主之。」

——《傷寒論》條文 76

「發汗吐下後，虛煩不得眠，若劇者，必反復顛倒，心中懊憹，梔子豉湯主之。若少氣者，梔子甘草豉湯主之。若嘔者，梔子生薑豉湯主之。」

——《傷寒論》條文 84

加減湯方

一、**梔子甘草豉湯方**：梔子十四枚、甘草二兩、豆豉四合。共三味，以水四升，先煮梔子、甘草得二升半，內豉，煮取一升半，去滓，分溫二服。

二、**梔子生薑豉湯方**：梔子十四枚、生薑五兩、豆豉四合。共三味，以水四升，先煮梔子、生薑取二升半，內豉，煮取半升，去滓，分溫二服。

製法用量

梔子擘（手掰開）三兩（約十四枚）、香豉綿裹*四合。共二味，以水四升，先煮梔子，得二升半，納豉煮取一升半，去滓，分為二服，溫進一服，得吐者，止後服。

*綿裹，將藥磨細用紗布裹起來。

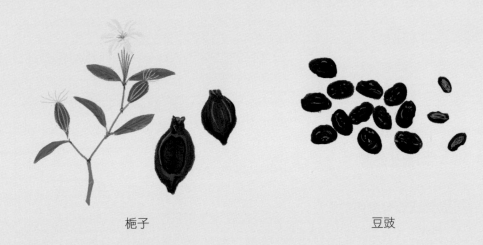

栀子　　　　　　　　　　　　　　　豆豉

主治

治傷寒汗吐下後，虛煩不眠，劇者反覆顛倒，心下懊憹（心胸煩熱，悶亂不寧），及大下之後身熱不退，心下結痛，或痰在膈中。所謂「膈」即橫膈膜，由此分胸腹腔，為心肺與胃腸的分界。中醫認為，膈可以遮膈胃腸消化飲食所產生的濁氣，不使濁氣上熏心肺。

表 20　容易罹患胃食道逆流症的人

族群	說明
肥胖者	經常有腹壓偏高的現象，因而增加胃食道逆流發生率。
孕婦	懷孕期間會產生黃體素，這種荷爾蒙也會增高胃食道逆流風險。
時常抽菸的人	尼古丁容易增加胃酸分泌，而且影響下食道括約肌的運作。
容易緊張感覺有壓力的人	長時間處於緊張、焦慮等高壓力狀態，容易影響胃部正常生理運作。
喜歡吃油炸和刺激性食物的人	愛喝酒、喝咖啡、吃甜食、品嘗油炸或辛辣等食物，加上暴飲暴食容易增加胃部負擔，影響胃排空，使得胃部內容物更容易回流到食道。

張仲景的梔子豉湯，既不會催吐，也不會宣泄。它的療效和「黃連阿膠湯」一樣，都可以「清熱養陰，交通心腎」，差異性在於：梔子豉湯的養陰成效比黃連阿膠湯稍弱一些。

為何會如此？許多古代的醫者普遍認為，豆豉屬於容易發散風熱、湧吐膈熱的藥物，我們在《別錄》看見它可以治療「虛勞喘吸」；在《藥性論》看見它可以治療「熬末能止盜汗、除煩」，尤其「發散風熱」這個作用已經定於一尊。在張仲景的藥方中，梔子味苦性寒，泄熱除煩，降中有宣；而豆豉體輕氣寒，升散調中，宣中有降。兩種配方放在一起使用，產生的效果就是要發揮「清熱除煩」。

凡是發汗吐下後，餘熱鬱於胸膈，身熱懊憹（悶亂不寧），虛煩不得眠，胸部痞悶，按之軟而不痛，嘈雜似饑，但不想吃東西，有舌頭紅、舌苔微黃等症狀，都可治療。前面提到，我們看見歷代醫者對梔子豉湯的說明多半就兩種說法：一種認定為湧吐劑，另一種認定為清熱宣透劑。這兩

種分歧的觀點主要在於對豆豉的功效認定上，不過還是有共識的，例如在「祛邪解煩」方面。豆豉特性甘涼，可以滋腎寧心，開胃消食。雖然它的滋陰效力不如地黃、麥冬，不過地黃、麥冬有呆滯礙胃的副作用。豆豉用在內熱尚盛，陰未虛者與梔子靈活搭配，令人拍案叫絕。倘若是外熱尚盛，微見陰虛者，豆豉和蔥白、銀翹等搭配合用，也是唱作俱佳。

　　站在科學的角度來看，豆豉富含脂肪、蛋白質和酶等，因此梔子豉湯一方面可以滋養，另一方面可以幫助消化，所以《千金方》說：「梔子豉湯能治少年房多短氣。」這就是指梔子豉湯專治陰虛內熱的病症。

　　張仲景在《傷寒論》中經常運用梔子豉湯，整理出來都是在病人有汗、吐、下與瘥（病情好轉）後勞多時，出現虛實並見症狀才會用到。例如豆豉果是發散風熱的藥方，就不會用在兼有裡虛的症狀；若為催吐的藥方，更不能應用在兼有裡虛的病徵上。《傷寒論》第 76 條非常清楚告訴我們，倘若病人有梔子豉湯的病症，而且同時出現嘔吐者，就要加生薑和胃止嘔。從這裡明顯看出，此藥方不是催吐劑了。

　　梔子豉湯裡的豆豉，原來是為了養陰解表，例如「九味羌活湯」採用生地，桂枝湯採用白芍那樣，都沒有幫助主藥發汗的功效，反而具有制約主藥發散太過的作用。對於這種相反相成的配方方式不必感到訝異，只要在古今醫書裡，我們都會頻繁看到，不是只有梔子豉湯裡的豆豉這樣搭配而已。你們會看到製作豆豉的人，即便有使用麻黃、蘇葉煎湯浸泡大豆，然後再以蒸熟發酵的方法，經過這樣的一蒸一酵，大豆表面的發散物質早已經沒有了，所以不必太擔心，同時也能體會到，老祖宗在烹煮食材或藥材時的絕頂聰慧。

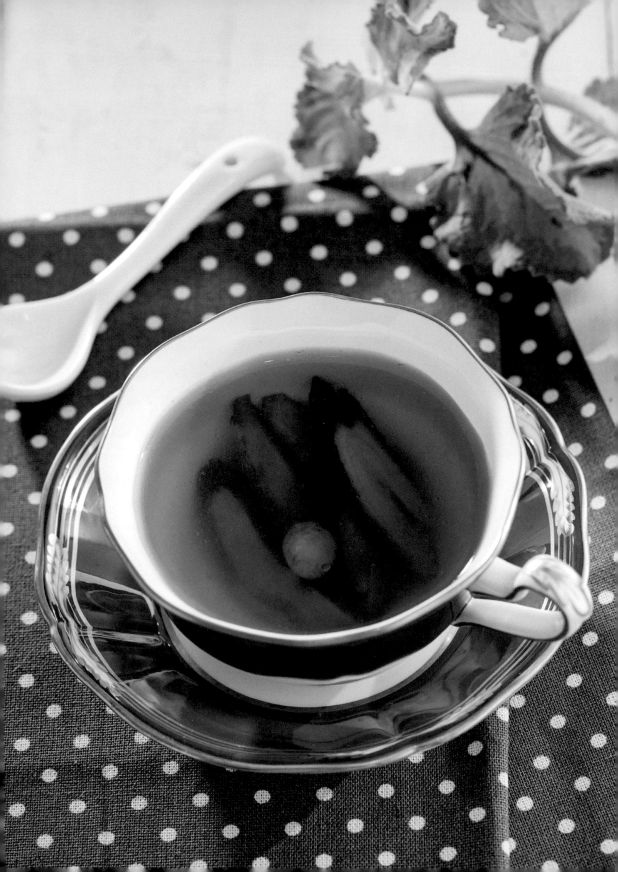

梔子茶

調配料理

功效

可以解除煩躁，舒緩胃部脹氣，或出現打嗝、噁心，或吃酸性食物容易造成胸口灼熱、口腔產生酸苦味者，都可以飲用梔子茶來減低不適感。

1 清火解煩
2 止咳
3 溼熱黃疸
4 涼血
5 預防感冒

食材

梔子 2 克、生薑 1 克、甘草 1 克、淡豆豉 3 克、水 500 毫升

做法

1 將 500 毫升的水煮沸。
2 將梔子、生薑、甘草、豆豉放入煮沸的熱水裡。以小中火熬煮 3 分鐘，會聞到一股淡淡的香味，即可關火盛杯飲用。
3 梔子茶也可用沖泡的方式。把梔子、生薑、甘草、淡豆豉放入壺內，再以沸水沖泡，時間可以自行調整。

Tips

藥食有時候可以合一，所以梔子可以多加運用。我另外設計一道小品——梔子粥，它可以降火清熱。感覺很燥熱時，不妨煮來吃吃看。

功效 清熱瀉火。

食材 梔子 5 克、豆豉 5 克、生米 50 克

做法 ① 將梔子和豆豉碾成細末備用，同時用水煮生米為多汁的粥。

② 當湯粥快煮好時，把做法①的備用梔子和豆豉細末放入粥裡一起熬煮，稍 煮 3 ～ 5 分鐘，即可享用。

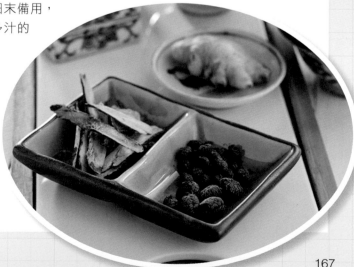

24

心臟衰弱症

❀ 症狀

失眠、胸口正中、食道處感覺不舒服，心的火氣和腎的水氣相撞，血液循環不佳。

❀ 莊醫師的話

心臟衰竭症又稱為「鬱血性心衰竭」（Congestive heart failure），俗稱心臟無力。正常人的每次心臟搏動都會送出足夠的血液到身體各處，以維持器官運作，倘若血液進入心室出現障礙，或是心臟泵血不足，都會引發心臟衰竭。

按照不同的心室、收縮與舒張，則可分為四種心臟衰竭類別，請參考表21。

藥方 ｜**枳實梔子豉湯**

「大病差後，勞復者，枳實梔子豉湯主之。」

——《傷寒論》條文 393

製法用量

炙枳實二兩、擘（手掰開）梔子一兩、豉三兩，綿裹＊。共三味，以清漿水三升
五合，空煮取二升，納枳實、梔子，煮取一升，下豉，更煮五六沸，去滓，分
二次溫服。覆令微似汗。

＊綿裹：將藥磨細用紗布裹起來

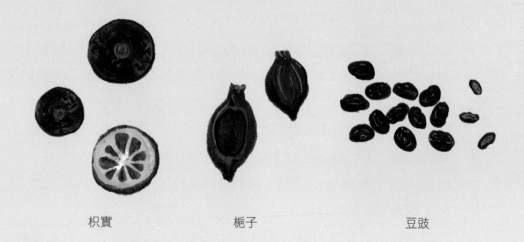

枳實　　　　　　　　　梔子　　　　　　　　　　豆豉

主治

失眠、感冒、大病癒後勞復者。

表 21 　四種心臟衰竭類別

名稱	說明
左心衰竭 （Left-sided heart failure）	會造成血液淤積在肺靜脈，引發呼吸急促或呼吸困難。
右心衰竭 （Right-sided heart failure）	血液會淤積在下肢、腹部，造成水腫。
收縮性心衰竭 （Systolic heart failure）	心臟沒有辦法收縮，導致泵血功能出現問題。
舒張性心衰竭 （Diastolic heart failure）	心臟沒有辦法完全放鬆，造成血液無法完全注入心室。

心臟衰竭常見症狀有：

一、**容易疲勞**：一般會發生在活動或運動以後，主因是組織缺氧所導致。

二、**呼吸不順**：這是最常見的症狀，在平躺時容易呼吸困難，需要坐起來或墊高枕頭才會感覺到舒服，我們稱做「端坐呼吸」。假使在晚上睡眠時發生，我們稱做「陣發性夜間呼吸困難」，可將枕頭支托、擡高頭胸部來紓緩症狀。

三、**心搏太快**：因心輸出量減少導致心跳代償增加。

四、**四肢水腫**：會發生在手腳（周邊組織水腫）、肝臟（肝腫大）、腹水、肺水腫或肋膜積水。

五、**夜頻尿症**：日間因心輸出量和腎血流減少，尿量降低。不過，晚上因平躺造成腎血流量相對加多，導致尿量加量，容易頻尿。

六、**胸痛**：心輸出量減少，冠狀動脈血量不足，因而發生胸悶、胸痛。

七、**行為改變**：心輸出量減少，導致腦部血流不足，大腦功能受抑制，出現焦慮不安、記憶力受損、做惡夢、失眠等症狀。

根據美國紐約心臟協會（New York Heart Association）和美國心臟協會（American Heart Association）按照心臟衰竭的病程各自列出四個分級，這樣的分級可以幫助醫生來診斷病人的心臟衰竭程度。

表 22　美國紐約心臟協會心臟衰竭分級表

分級別	說明
第 1 級	沒有運動的限制，平日活動不會引起過度疲勞、心悸、呼吸困難或心絞痛的症狀。
第 2 級	運動受到輕度限制，在休息時感覺舒適。不過，從事日常活動時，會感覺呼吸困難、疲倦、胸悶、心悸或心絞痛的症狀。
第 3 級	運動明顯受到限制，休息時會緩解。不過，從事輕微活動時，會出現疲憊、心悸、呼吸困難、胸悶或心絞痛的症狀。
第 4 級	沒有辦法舒適的做活動，在休息時會出現呼吸困難、疲憊、胸悶或心絞痛的症狀。

表 23　美國心臟協會心臟衰竭分級表

分級別	說明
階段 A	有心臟衰竭風險因素，例如高膽固醇、高血壓、糖尿病、心律不正等問題。沒有心臟病和相關徵狀，不過有較高機會罹患心臟衰竭。
階段 B	確診為心臟病，不過沒有因心臟結構性變化而產生的徵狀。
階段 C	確診為心臟病，且有相關徵狀。
階段 D	有嚴重心臟病，持續出現心臟衰竭徵狀，需要積極的接受藥物治療。

如何改善和預防罹患心臟衰竭？我們都明白預防勝於治療，千金難買早知道，站在預防醫學工程立場，我還是要呼籲大家，及早預防比較好。

表 24　改善和預防心臟衰竭的項目與成效

項目	成效說明
減少飲酒的次數或不飲酒	可解除和減少心臟衰竭的危險因子。
少吃鹽	把每天吃的鹽分攝取量控制在 8～10 克內，可以有效改善心臟問題。
多運動	每天低強度運動至少一小時，例如散步或小跑步等；每天高強度運動至少半小時，例如游泳、跑步等，可以預防和改善 40% 心臟衰弱的發病率。
多做能放鬆的休閒活動	可改善憂鬱和不安等精神狀況，心臟也隨之正常運作。

　　中醫治療心臟衰弱的藥方不少，各有其奧妙之處。在《傷寒論》裡，有人推薦使用「真武湯」、「四逆湯」等。心臟肌力的強弱會直接影響身體的健康。倘若你是慢性心臟衰弱的病人，會出現血液循環不好，呼吸困難或水腫等現象。此外，心臟衰弱的人比較容易罹患癌症，主要是當心臟衰弱的時候，體內的癌症荷爾蒙也會隨之增加，因而容易罹癌。當你在進行檢測發現有相關的疾病時，要特別注意。

　　《傷寒論》第 393 條提出枳實梔子豉湯方，可以用在心臟衰竭的病人上。心臟衰竭的病人容易失眠。能睡著表示心腎相交，不能睡表示陰陽不交、心腎不交。在西醫講法，失眠代表交感神經無法切換到副交感神經。能切換神經的代表藥是生半夏，梔子豆豉湯對應的是形而上的心腎不相交。如果腎氣能上，心氣能下，則能睡。如果因為上述病因致使腎臟向上的水氣，和心臟向下的火氣（心→小腸→命門→主腎水）相撞，會感覺胸口正中、食道處不舒服。如果夜不能眠、心煩，感覺胸口有被壓住的感覺，很可能是得了梔子豉湯的病症：心火和腎的水氣在體內碰撞，由於碰撞的點找不到對應的肉體器官，拿梔子豆豉的結構搭配其他藥物，可以產生很好的療效，可見張仲景用藥的獨到之處。

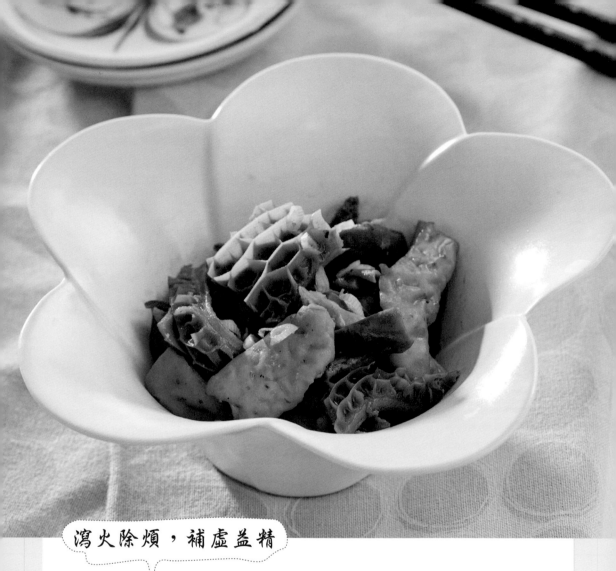

梔子滷雙肚

調配料理

功效

1 梔子可以瀉火除煩，清熱利溼，涼血解毒，消腫止痛。

2 豬肚的作用是補虛損，健脾胃。可治虛勞羸弱，泄瀉，下痢，消渴，小便頻數。

3 牛肚富含蛋白質、脂肪、鈣、磷、鐵、硫胺素、維生素 B1、B2、B3 等，具有補益脾胃，補氣養血，補虛益精，消渴，風眩的功效。

4 枳實的效果在於破氣除痞，化痰稍積。

5 淡豆豉即豆豉，用於感冒發熱、頭痛、虛煩、失眠。

食材

梔子仁 1 克、枳實 2 克、淡豆豉 3 克、川椒 0.5 克、胡椒 1 克、八角 2 粒、桂皮 2 片、陳皮 2 片、丁香 0.5 克、豬肚 1 副、牛肚 1 副、青蔥 1 根、薑 1/2 小塊、米酒 75 毫升、醬油 60 毫升、冰糖 1 大匙、水適量

Tips

梔子是茜草科梔子屬常綠灌木植物，果實呈卵球形，有黃色或橙紅色，頂端有 5～9 條翅狀縱棱。梔子可以提取顏色染料，也可以入藥入食。

檸檬黃色的黃梔子與橘紅色的紅梔子都是梔子花結的同一種果實，不論是在成分上還是在藥理功效上都沒有區別。此料理無論用紅梔子或黃梔子，都可以理氣治病。

做法

1　先以剪刀剪去豬肚周邊的油，然後將豬肚翻面，洗掉肚內黏液後，汆燙約 3 分鐘。取出後，用小刀刮除白膜。再次洗淨後，於側面劃開一刀，備用。

2　用少許麵粉將牛蜂巢肚仔細搓洗乾淨，汆燙後，備用。

3　蔥切大段，薑切片，備用。

4　鍋中燒熱 1 大匙油，爆香切好的青蔥段、薑片，再加入梔子仁、枳實、淡豆豉、川椒、胡椒、八角、桂皮、陳皮、丁香等滷料略微翻炒。挑去青蔥段、薑片後，其餘所有材料用棉布袋裝起，成為「滷包」。

5　取一鍋子，加入滷包、調味料、已處理好的豬肚、牛肚後，加水沒過食材，先開大火煮滾，再改小火慢滷 2 小時

6　可拿筷子試戳刺豬肚及牛肚，如果可以穿透，即可熄火。待涼後取出切盤。豬肚和牛肚軟硬程度隨個人喜好而定。

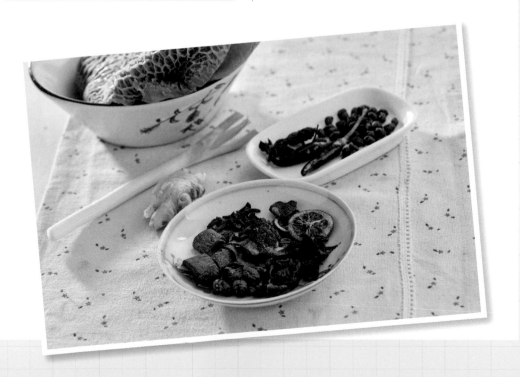

25

風溼性關節炎

❀ 症狀

　　風溼性關節炎、骨膜炎、神經痛、關節痛、腰痛、筋痛、脫疽、關節腫痛、尿少、口淡喜溫飲、畏風。

❀ 莊醫師的話

　　風溼性關節炎為重大傷病之一，起因來自免疫系統不正常的反應。這些免疫細胞會攻擊病人的關節，尤其是在手部會引發關節發炎病變，演變到晚期會影響骨頭與肌腱，手指出現變形。倘若最近起床經常出現手指僵硬、腫脹疼痛，膝蓋或者手關節發熱發炎等症狀，就要小心是否罹患這個疾病。

　　風溼性關節炎比較會在中年婦女身上發生，男女的罹患比例為 1：3。病人愈不活動，愈容易產生腫痛，萬一延誤就醫，就會引發關節受損，手指和關節變形。這時候，一方面影響了病人的生活，另一方面，心臟、肺臟、腎臟等器官皆有可能受到影響而受損。特別是愛喝碳酸飲料，例如可樂、汽水者，容易提高罹患風溼性關節炎的風險。

　　風溼性關節炎被視為是一種自體免疫疾病。通常情況下，正常人的免疫系統會製造抗體來攻擊病毒、細菌等外來異物，避免感染。不過，風溼性關節炎的病人，他們的免疫系統會延誤把抗體送到關節處，遂而引發抗體攻擊關節周邊的組織，造成包覆關節的滑液發炎、疼痛，釋放出傷害周

藥方 | 甘草附子湯

「風溼相搏，骨節疼煩，掣痛不得屈伸，近之則痛劇，汗出短氣，小便不利，惡風不欲去衣，或身微腫者，甘草附子湯主之。」

——《傷寒論》條文 175

提醒

服藥時須注意服後反應，如有不良反應應即停服，因附子含有烏頭鹼（Aconitin）有毒性，容易中毒。

製法用量

炙甘草二兩、去皮炮附子二枚、破白朮二兩、去皮桂枝四兩。共四味，以水六升，煮取三升，去滓，溫服一升，日三服。初服得微汗則解；能食、汗止復煩者，將服五合；恐一升多者，宜服六七合為始。

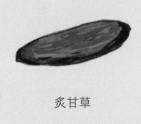

炙甘草

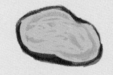

炮附子

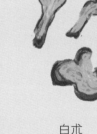

白朮

主治

風溼相搏、骨節疼痛、掣痛不得伸屈、近之則痛劇、汗出短氣、小便不利、惡風不欲去衣或身微腫者。

桂枝

遭組織的化學物質，其影響包括骨骼、軟骨、韌帶、肌腱等範疇。倘若沒有治療，這些化學物質將慢慢的讓關節變形、歪斜，甚至全面性損傷病人的關節，後果不堪設想。

　　一般來說，風溼性關節炎的明顯症狀以手部為主。不過，因為人體內長時間處於慢性發炎和免疫失調狀況中，不僅造成關節的破壞，而且會導致關節病變以外的併發症，甚至也出現心臟、肺、腎臟、肝臟、肌肉、眼睛、淋巴腺被侵害的情況，可以說對人體全身上下都會有損害的影響。

表 25　風溼性關節炎的明顯症狀

症狀	說明
手部關節對稱性腫脹和疼痛	運動或多或少可以改善
手部關節在早上時特別僵硬	僵硬的時間會超過一小時
手指出現彎曲變形	彎曲變形會讓人驚慌
風溼性結節	皮膚有不自然的隆凸
貧血	容易頭暈

　　到底是什麼原因導致風溼性關節炎？我們發現，典型的風溼性關節炎病人大部分是中老年婦女，目前還沒有找到風溼性關節炎發生的真正原因，但是好發於 30 ～ 50 歲的中年族群，其中以女性病人罹患率最高。

　　如果你是中年女性，且具備以下條件者，建議你要特別注意自己的健康情況，甚至根除好發的因素：

一、擁有類風溼性關節炎家族史的人。

二、愛抽菸的人。

三、常暴露在石棉或二氧化矽等環境因子的人。

四、肥胖的人。

《傷寒論》第175條裡的甘草附子湯，專門治療風溼性關節炎，裡面的藥材有桂枝，其性辛甘溫，主治發汗解表、調和營衛、溫經通脈止痛、助心陽且通陽利水，常用在治療風寒感冒。炙甘草，性甘、平，主治補脾益氣、清熱解毒、祛痰止咳、緩急止痛、調和諸藥，用在脾胃虛弱、倦怠乏力、心悸氣短、咳嗽痰多、四肢攣急疼痛、癰腫瘡毒、緩解藥物毒性、烈性。白朮，性味苦、甘、溫，主治健脾益氣、燥溼利水、止汗、安胎，常用在治療脾虛食少、腹脹腹瀉、痰飲眩悸、水腫、自汗、胎動不安等症。炮附子，性辛甘熱，主治回陽救逆、補火助陽、散寒除溼、心腹冷痛、脾虛腹瀉、腳氣水腫、風寒溼痹、陽萎、疽瘡漏和沉寒痼冷的疾病。

　　張仲景設計本組藥方，主要運用藥材的特性，以附子辛熱，扶陽溫經，散寒除溼；桂枝通陽化氣，怯風和營；白朮苦溫，健脾燥溼，又主風寒溼痹；桂附合用，使表陽得固，自汗可止；朮附為伍，以振奮脾腎之陽，則筋肉骨節的寒溼可除；桂枝附朮相配，既能扶陽溫經，又能通陽化氣，逐除風寒溼邪，所以美譽為治風溼的聖藥。甘草之緩，一方面調中補虛，二方面助正祛邪，以它為藥方首名，主要是它能產生甘緩守中，以盡藥力的作用。

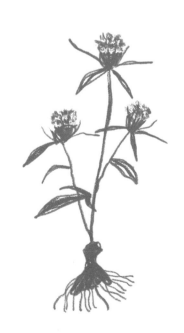

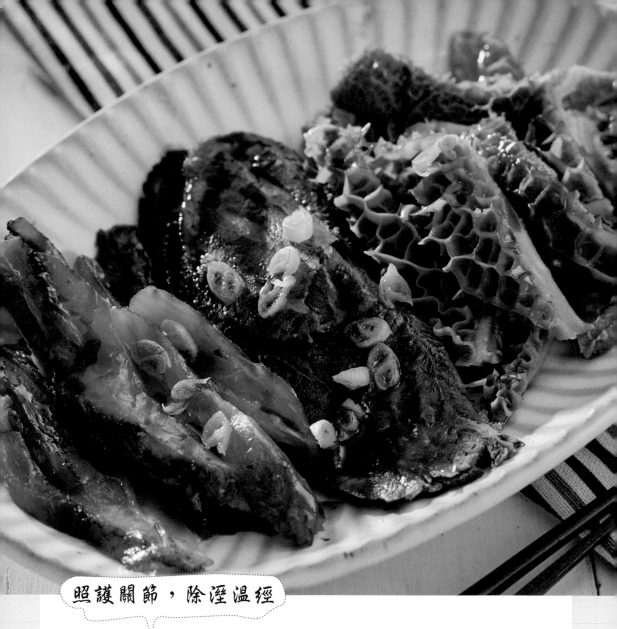

炮附子牛三寶

調配料理

功效

牛三寶指牛筋、牛肚與牛腱，經過獨特調配的醬汁小火去滷製，牛筋潤滑可口，牛肚軟嫩順味，牛腱軟硬適中，三寶有條理有層次，加上炙甘草、去皮炮附子、白朮、去皮桂枝等一起搭配，創造出舌尖的食療美味。可以溫經除溼，祛風調合，強化關節。

食材

炙甘草 6 克、去皮炮附子 1 枚、白朮 6 克、去皮桂枝 6 克、青蔥 2 根、蒜頭 1 個、水 1000 毫升、辣椒 2 根、香菜些許、牛腱肉 1 條、牛筋 1 條、牛肚 1 副、老薑酌量、米酒酌量、八角和五香粉酌量、花椒粒少許、油少許、冰糖少許、醬油酌量、紅棗 4 顆

Tips

濃滷入味的牛三寶，打開鍋蓋就能聞到濃郁的香味。經過一晚的浸泡，滷汁會浸入至牛三寶中，發揮牛腱、牛筋、牛肚的美味。不敢吃辣的人，可以不放花椒粒或辣椒。

做法

1 把炙甘草、炮附子、白朮、去皮桂枝稍微沖水，裝入棉布袋，備用。

2 將其他食材清洗乾淨。老薑切片、青蔥切段、蒜頭去皮，備用。

3 取一只中鍋，倒入水至 6 分滿，煮滾後放入青蔥段、薑片、花椒粒，放入牛腱汆燙，去除腥味。撈去沫浮後即可取出。

4 再把牛筋和牛肚放入原鍋裡。水開先取出牛筋，牛肚繼續以小火煮約 8 分鐘，去除其腥味。

5 把汆燙好的牛腱、牛筋、牛肚用清水沖洗乾淨。可將牛筋先切小段，方便入味。

6 另取一只大鍋，開中火燒熱油後，放入薑片、蒜粒、蔥段、辣椒爆香，再放入冰糖、醬油。等糖化開後，倒入米酒。

7 將做法 6 燉煮到微滾後，放入做法 1 的棉布袋和八角、五香粉、紅棗。大火煮沸後，再放入所有的食材，等滷湯第二次煮沸後，撈掉浮沫，蓋上鍋蓋轉小火燉煮大約 1.5 ～ 2 小時。其間需要將牛腱翻面，幫助它滷透。

8 關火後不開鍋蓋，靜置約 10 分鐘即可食用。也可以浸泡一晚，讓食材完全入味後，再切片享用。

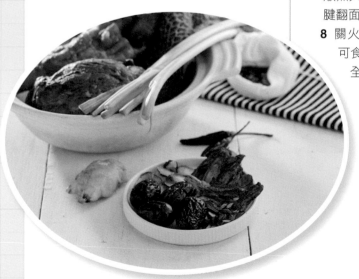

26

出院症候群

❀ 症狀

大病癒後出院，乾瘦如材，身體尚未完全恢復正常。

❀ 莊醫師的話

當我們生病住院時，身體肯定要維修一番。即使醫生確定你已康復並且可以出院，但事實上，身體尚未完全恢復正常。所以，出院症候群者除了按照醫生指示定期回院檢查外，還要好好調理身體。

醫聖張仲景設計的竹葉石膏湯，是一副清熱劑，具有清氣分熱、清熱生津、益氣和胃的功效。主治傷寒、溫病、暑病餘熱未清、氣津兩傷證、身熱多汗、心胸煩熱、氣逆欲嘔、口乾喜飲、氣短神疲，或虛煩不寐、舌紅少苔、脈虛數。臨床常用於治療流腦後期，夏季熱、中暑等餘熱未清、氣津兩傷者。

本方出自〈瘥後勞復食復陰陽易病篇〉第 360 條，原條文說：「傷寒解後，虛羸少氣，氣逆欲吐，竹葉石膏湯主之。」這是從「白虎加人參湯」去知母，加麥冬、半夏、竹葉發展出的。在《醫宗金鑑》中，作者吳謙先生的注解提及：「傷寒解後剎，出現虛羸是因為外感寒邪傷人體正氣，而少氣則是熱邪所傷；氣逆欲吐是因餘邪挾飲犯胃。」這句話的意思是說，虛羸傷形，熱傷氣，以竹葉石膏湯是採用益虛清熱的道理來協降逆氣。不過，把白虎湯變為竹葉石膏湯的理由，是「以大寒之劑易為清補之

藥方 ｜竹葉石膏湯

「傷寒，解後，虛羸少氣，氣逆欲吐，竹葉石膏湯主之。」

——《傷寒論》條文 397

製法用量

竹葉兩把（約 15 克）、石膏一斤、半夏半升（洗，破如棗核）、麥冬去心五兩、人參二兩、炙甘草二兩、生米半升。共七味，用水五升，煮取三升，去滓，納生米，煮米熟，湯成，去米，溫服一升，日服三次。

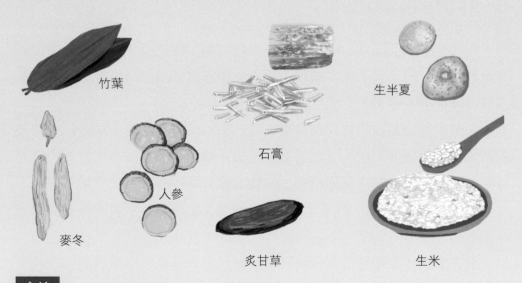

竹葉

石膏

生半夏

麥冬

人參

炙甘草

生米

主治

熱病後期，餘熱未清、氣津兩傷。嘔逆（氣逆而產生嘔吐的感覺）煩渴（煩躁乾渴）、口乾脣燥喉乾嗆咳、心胸煩悶，或虛煩不得眠、舌紅少苔、脈虛數。暑熱證、氣津兩傷。身熱多汗、虛羸少氣、煩渴喜飲、舌紅、脈虛數。可用在呼吸系統病人，即流行性感冒、肺炎、支氣管炎、麻疹、百日咳、支氣管喘息、肺氣腫、肺結核者等。

方」，這是張仲景白虎湯的變方。假使不太敢採用白虎湯的人，可以採用白虎加人參湯；假使不敢採用白虎加人參湯，最後可以採用竹葉石膏湯來飲用。

竹葉石膏湯是針對外感熱病出現虛羸，即虛熱又伴有氣上逆而欲嘔吐的症狀，和理中丸剛好成一個對比。藥方由竹葉、人參、甘草、生米（補氣）、半夏（降逆止嘔）、麥冬、石膏（清熱）等組成，並且用人參制石膏的大寒。其實採用竹葉石膏湯，一方面效果很好，二方面口感不錯，無論大人小孩都愛喝。

竹葉石膏湯組成只有七味藥，都是便宜又療效好的藥材，深受大眾的喜愛。主要治療的症狀包括發燒、止嘔、高血糖、音瘂等，對大病剛好才出院的人來說，是很好的一帖清補之方。它可用在「熱證」治療，是常用的熱病後期的調理方，有清熱養陰的作用，適合用在發熱性疾病和體質瘦弱病人的長期低熱、久咳、食慾不振、多汗等症狀。

在第 397 條條文中的「虛羸」指的是「形體消瘦」。此外還提到，主治是「傷寒解後」，因此可以進一步得知本方的用法在於「熱性病的恢復期」，餘熱未盡兼有津傷。這時候，病人或許不發熱，也有可能處於「低熱」的狀態。不過，病人大部分都是消瘦和虛弱。而「少氣」二字，是指氣短、乏力的意思；「氣逆欲吐」四字，則是咳嗽、乾嘔的意思。通常咳嗽會痰涎膠著難去，或者張口抬肩、咽喉枯燥不適等狀況。

既然本藥方是從白虎湯演變而來，它的症狀是正盛邪實，而本藥方則是大熱已衰、餘熱未清。後代對於張仲景的巧妙演化，深感佩服，因為化裁以後便成為常用方了。

竹葉石膏湯治療氣分大熱，在氣氛熱盛的晚期。竹葉石膏湯的配方亮點，就是針對了這種氣分熱盛的症狀，容易傷氣傷津的需要而設計的「清熱益氣養陰並用」。張仲景又因而產生一些變化使用，如下：

一、當「胃陰不足，胃火上炎，口舌糜爛，舌紅而乾」，加石斛、天花粉。

二、當「胃火熾盛，消穀善飢，舌紅脈數者」，加黃連、知母、天花粉。

在臨床上，倘若津傷嚴重，胃陰不足，光是有麥冬這一類並不夠，還要加天花粉、石斛一類，特別是在胃陰不足，胃火上炎的時候。倘若胃火熾盛，這時候胃熱不是反映只有傷陰層面，本身胃熱、胃火較重時會出現「多吃仍有饑餓感」症狀，須用花粉這類養陰，同時還加黃連、知母，直接清泄胃熱。

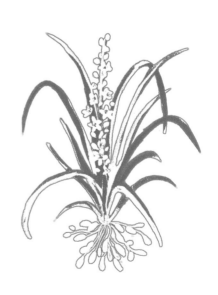

184

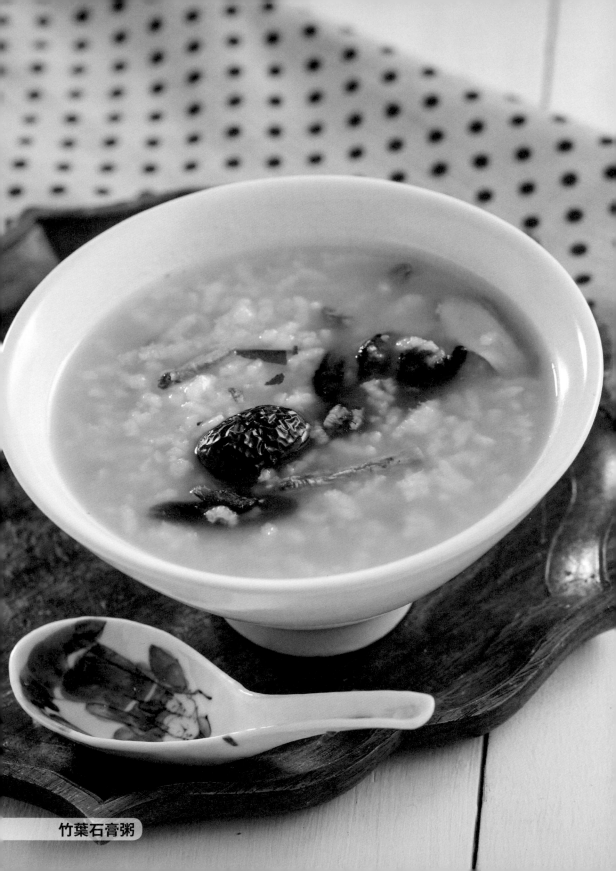

竹葉石膏粥

竹葉石膏粥

調配料理

功效

1 清熱瀉火，適用於熱毒熾盛引起的麥粒腫。
2 養胃氣，生津液。
3 有助於刺激食慾，提升體力。
4 含有維生素 B1、B2、E，鱗、鈣、鉀等營養素。

食材

麥冬 1 克、竹葉 0.5 克、生石膏碎片少量、洗半夏 1 克、人參 2 克、生米 10 克、紅棗 3 顆、炙甘草 0.5 克

做法

1 將麥冬、竹葉、洗半夏、生石膏碎片、人參、炙甘草稍微沖洗乾淨，裝入棉布袋裡，備用。
2 生米乾淨後放入鍋中，加入紅棗和做法 1 備用的棉布袋。酌量加水，以大火煮沸。
3 改用小火，約煮 30 分鐘，熄火待涼，趁溫熱時飲用最佳。如果想喝甜粥，可以酌量加冰糖或黑糖。

Tips

本道粥品可以用糯米代替生米，它是一種溫和的滋補品，有補虛、補血、健脾暖胃、止汗等功效。適合脾胃虛寒所致的反胃、食慾降低、泄瀉和氣虛引起的汗虛、氣短無力、妊娠腹墜脹者食用。

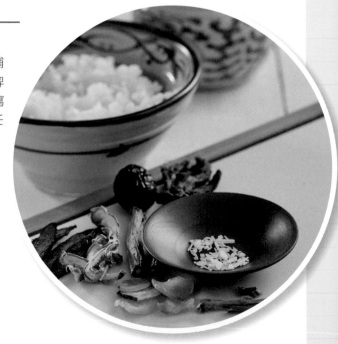

27

初期糖尿病

❀ 症狀

　　口渴、頻尿、容易饑餓、疲勞、視線模糊、黑色素沉澱引起的皮膚異常，皮膚皺摺處如頸部、腋下、腹股溝、大腿內側等最常發生。

❀ 莊醫師的話

　　所謂初期糖尿病，是指血糖略高於正常值，但未達到糖尿病標準的一種狀態。談到初期糖尿病，就要提到異常狀況「空腹血糖異常」（Impaired Fasting Glucose, IFG）和「葡萄糖耐受異常」（Impaired Glucose Tolerance, IGT）。空腹血糖異常，指空腹時血糖超過標準值，不過卻未達到糖尿病的標準。葡萄糖耐受異常與胰島素阻抗相關，診斷出有空腹血糖異常的人，將來罹患第 II 型糖尿病的風險會比較高。若檢測出空腹血糖異常的人，建議可以追加做口服葡萄糖耐受測試。該測試的做法是喝下葡萄糖液後，在兩小時內測四次血糖值，看檢驗數值是否異常。

　　要提醒大家的是，空腹血糖異常的人不見得有葡萄糖耐受異常，有葡萄糖耐受異常的人，則罹患第 II 型糖尿病的機率較高。此外，糖化血色素（HbA1C）也可以當作指標之一。葡萄糖進入血液後和血色素結合，形成糖化血色素，測量糖化血色素可以得知過去兩到三個月的血糖情況，所以我們才說它可以被視為初期糖尿病的參考證據之一。

　　通常前期糖尿病的症狀並不非常顯著，也有人沒有任何症狀，因此時

藥方 ｜白虎加人參湯

「傷寒，若吐、若下後，七八日不解，熱結在裡，表裡俱熱，時時惡風（汗出肌腠疏鬆不勝風襲），大渴，舌上乾燥而煩，欲飲水數升者，白虎加人參湯主之。」 ——《傷寒論》條文 168

製法用量

知母六兩、碎石膏綿裹*一斤、炙甘草二兩、生米六合、人參三兩。共五味，以水一升，煮米熟湯成，去滓。溫服一升，日三服。

＊綿裹：將藥磨細用紗布裹起來

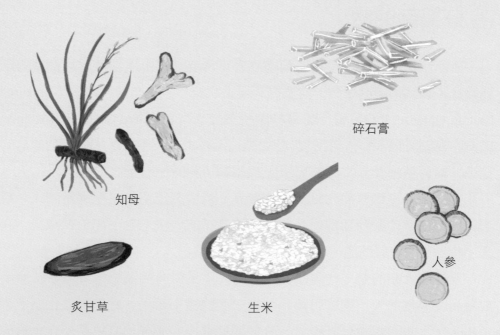

碎石膏

知母

炙甘草　　　　　　　生米　　　　　　　人參

主治

傷寒或溫病，裡熱盛而氣陰不足、發熱、煩渴、口舌乾燥、汗多、脈大無力（浮大無力的脈）；暑病津氣兩傷，汗出惡寒，身熱而渴。

常被忽略掉，很容易從前期糖尿病演變成第 II 型糖尿病。一般提到糖尿病前期的風險，指的大多是第 II 型糖尿病。第 II 型糖尿病是血糖從正常到異常緩慢發展的歷程，目前認為和家族遺傳、生活習慣及肥胖有關。近年來由於飲食西化，國人嗜吃高熱量及高脂肪的精製食物，這些食品會影響人體胰島素的分泌及血糖控制，一旦合併長期生活壓力、吸菸、酗酒以及作息不正常，就會使糖尿病前期的風險大幅升高。

表 26　前期糖尿病的血糖值狀況

血糖值
● 空腹血糖介於 100 ～ 125mg/dL
● 口服 75 克葡萄糖，2 小時檢查血糖介於 140 ～ 199mg/dL
● 糖化血色素介於 5.7 ～ 6.4%

病人或家屬時常問我，糖尿病病人怎麼飲食比較好，這時候需要看你的升糖指數（GI），它代表人體在吃下食物後，血糖上升速度快慢的數值。低升糖指數的飲食一則可以幫助控制血糖，二則可以避免血糖大變動。而且低升糖指數的食物大部分具有消化吸收慢、容易產生飽足感的特點，因此可有效控制病人的體重。表 27 為衛福部國民健康署公布的食物升糖指數（GI）參考。

表 27　食物升糖指數（GI）參考表

升糖指數（GI）	低 < 55	中 56 ～ 69	高 > 70
對血糖產生的影響	波動小、上升慢	中間值	波動大、上升快
主食	全穀類、燕麥片、山藥和皇帝豆等	米粉、冬粉和義大利麵、麵線等	白飯、白吐司、饅頭、貝果和薯條等
水果	蘋果、水梨、芭樂、櫻桃和葡萄柚等	柳橙、桃子、葡萄和草莓等	芒果、香蕉、鳳梨和西瓜
其他	蔬菜類、堅果	豆奶、巧克力、蘋果、布丁	洋芋片、蛋糕、可樂、冰淇淋和餅乾等
備註	1. 低 GI 食物不代表低熱量，過量攝取還是會增加罹患糖尿病的風險。 2. 低 GI 的食物仍需要正確烹煮，須避免油炸或高熱量的食物。		

＊資料來源：衛生部國民健康署食物升糖指數（GI）

　　也有人問我，應該做哪些才能有效降低罹患糖尿病的風險？我會建議你減重、戒菸、多運動、適量飲酒。每減輕一公斤就可減少 16% 的糖尿病發生率，這是多好的投資！萬一比較沒有執行力，可以先從飲食下手。吸菸者會造成胰島素阻抗性的增加，或是香菸中的尼古丁成分破壞了胰臟的 β 細胞，導致胰島素分泌不夠，因此提升了罹患糖尿病的風險。每週倘若累積有氧運動 150 分鐘以上，不需要進行減重就可以降低 2% 糖尿病的風險。在我們家，會酌量喝一些小酒，促進血液循環，但是我們不喝調酒，因為大部分調酒會使用利口酒、果汁和汽水等糖分高的飲品做配料，這些都會使血糖升高。

　　張仲景設計的白虎加人參湯方，主治氣分熱盛又津氣不足的病症，因此他聰明的在「白虎湯」清熱生津的基礎上，加添了人參來幫忙益氣生津。倘若以生山藥代替配方中的生米，這樣藥方會更穩當，效果會愈快。白虎加人參湯是清熱和益氣生津同時運用的方劑，所謂壯火能食氣，熱盛能傷津，張仲景以辛寒清熱的白虎湯，搭配了人參益氣生津，這就是為熱盛津氣兩傷的上等藥方。

　　為何需要加人參呢？至關重要的道理在「白虎湯證基礎上產生汗出過多、大煩渴、微惡風寒（輕度的怕風怕冷）和脈洪（脈位浮淺）大無力」。本藥方的效果在「清熱瀉火，益氣生津」，凡是傷寒或溫病，裡熱盛而氣陰不足、發熱、煩渴、口舌乾燥、汗多、脈大無力；暑病津氣兩傷，汗出惡寒，身熱而渴，都可以飲用。而放在現代疾病則可以治療大葉性肺炎、流行性乙型腦炎、糖尿病等病人。

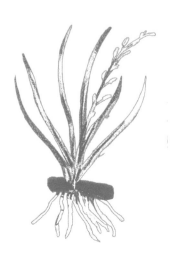

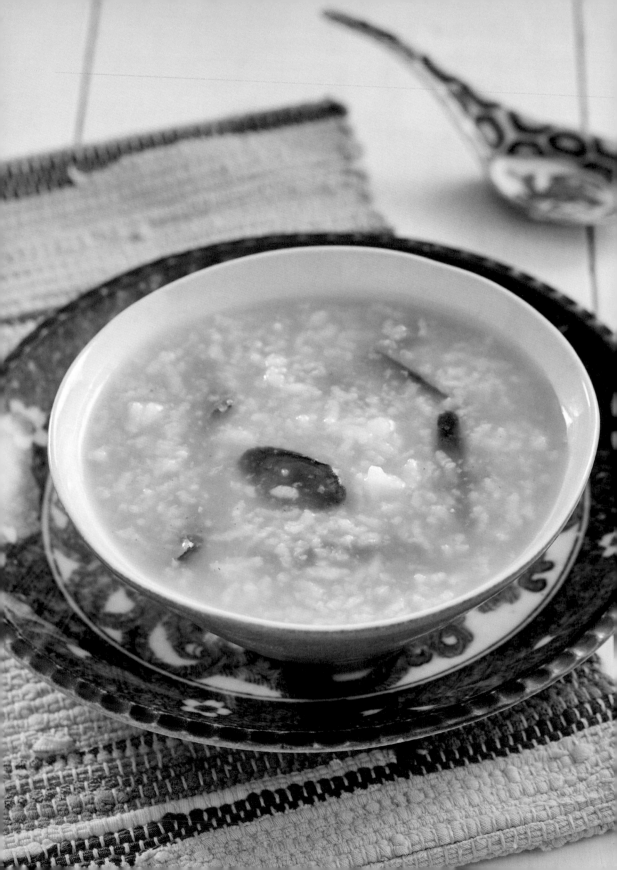

降低血糖，養血安神

白虎加人參粥

調配料理

功效

白虎加人參粥具有養血安神、退熱、抑菌、提高免疫力、降血糖的功效。

做法

1 將知母、生石膏碎片、炙甘草裝入棉布袋，備用。
2 生米清洗乾淨後放入一只中鍋，加酌量水，再放入做法 **1** 備用的棉布袋和黨參一起熬煮。
3 以小火約熬煮 30 ～ 40 分鐘，即可盛碗享用。

食材

知母 0.5 克、生石膏碎片 1 克、炙甘草 1 克、黨參 2 克、生米 1 碗、水酌量

Tips

本道料理可以用山藥代替生米，具有提升免疫力的功效。

食材：生石膏碎片 1 克、知母 1 克、人參 1 克、生山藥適量、炙甘草 1 克。因為山藥容易煮熟，故時間可以調整為 20 ～ 30 分鐘。煮好湯汁有些黏稠狀，是山藥黏性的緣故。

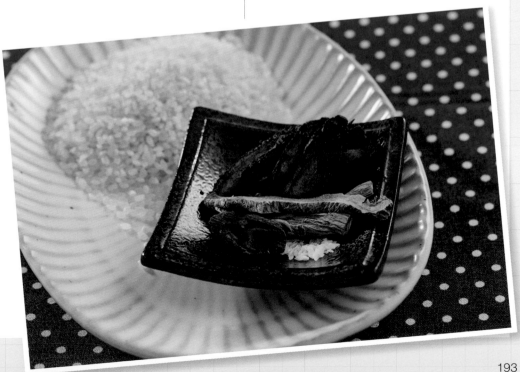

28

慢性耳鼻咽喉炎

❀ 症狀

「喉嚨好像有東西，吞不下去也咳不出來」，這種過程時常出現乾咳情形，又沒有感冒症狀，或吞嚥、呼吸困難，大部分是因為咽喉慢性發炎引起的，醫學上稱為「慢性耳鼻咽喉炎」。引發的原因有慢性鼻炎、逆流性食道炎，都是與聲音使用不當、抽菸、喝酒、常「清喉嚨」等不良習慣相關。

❀ 莊醫師的話

慢性耳鼻咽喉炎的發病原因不是很容易理清，它的疼痛剛開始不明顯，主要是黏膜、黏膜下及其附近淋巴組織的慢性發炎，並非像感冒那樣是因感染導致。因為慢性發炎會造成口水分泌物變得濃稠，沒有辦法潤滑喉部，因此異物感十分明顯。主要的症狀有喉嚨有異物感、乾澀、燒灼、聲音沙啞、疼痛、耳鳴等。常見症狀包括：上消化道及頸部病變，環咽肌過度收縮，上呼吸道感染，咽部刺激，聲音使用不當／咽喉部肌肉過度勞累，環境因素刺激鼻和口咽黏膜，頭頸部位的牽連疼痛等。

想要避免罹患慢性咽喉炎，最好的預防方式是日常多喝水，戒菸、酒、咖啡和刺激性辛辣的食物，避免咳嗽過猛和一直清喉嚨。其他的保養之道，例如維持上呼吸道的通暢，改變張口呼吸的習慣，注重養護嗓音，少喝冰冷飲料和少吃冰冷食物，維持喉嚨的溼潤等。

藥方 ｜苦酒湯（米醋湯）

「少陰病，咽中傷，生瘡，不能語言，聲不出者，苦酒湯主之。」

——《傷寒論》條文 312

製法用量

生半夏十四枚（洗，破如棗核）、雞子一枚（去黃，納上苦酒*著雞子殼中）。共二味，納半夏，著苦酒中，以雞子殼置刀環中，安火上，令三沸，去滓，少少含嚥之。不差，更作三劑。

＊苦酒：米醋

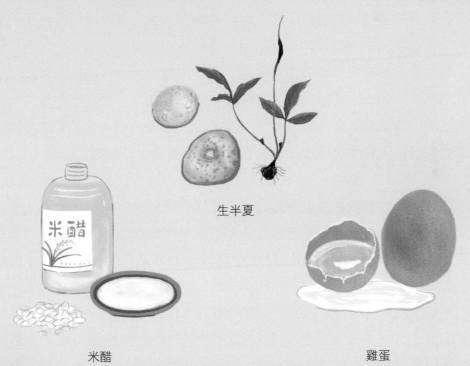

生半夏

米醋

雞蛋

主治

少陰病，咽中傷、生瘡、不能語言、聲不出者。

常有慢性咽喉炎病人告訴我，他們的喉嚨卡卡，有異物感，感覺有痰卻咳不出來，不過卻有如口水般泡沫的痰，還有很想要清喉嚨，可見得這是一般顯現的症狀。經過我的臨床統計結果，會導致慢性耳鼻咽喉炎的原因，不外乎是過敏性鼻炎、鼻涕倒流和胃食道逆流。

因為我喜歡運動，所以我想到可以運用運動來調整。在治療方面，一方面可以改善過敏性鼻炎、鼻涕倒流和胃食道逆流，二方面也可以改善慢性咽喉炎的症狀。不要忘了，運動還可以改善胃食道逆流！病人問我，需要做劇烈的運動嗎？我笑著回答說，不要擔心，走路或慢跑就行了。運動能使我們的交感神經和副交感神經平衡，而且使胃酸分泌不會太多。想想看，當你散步一陣子，是否腸胃消化感覺就比較好呢？所以在這裡提醒大家，簡單的運動就可以改善慢性咽喉炎，有這方面需求的人不妨試試看。

倘若要治療慢性咽喉炎，請先進行鼻咽內視鏡檢查，先查看是否有長腫瘤。腫瘤分為良性腫瘤和惡性腫瘤，特別是有抽菸、喝酒的人，一定要做這個檢查。然後，再從改善誘發原因進行治療。如果是過敏性鼻炎或者是鼻涕倒流的病人，可以服用抗組織胺和類固醇藥物。胃食道逆流也可以服用氫離子幫浦阻斷劑（PPI），來減少胃酸分泌。再者，我們必須從調整日常的生活作息和飲食習慣來改善，因為慢性咽喉炎非常容易復發。

接著，我們來談「慢性耳道炎」。在耳鼻喉科診所常見耳道炎的導致原因，是病人因為挖耳垢而造成耳朵不舒服，因而引發外耳道有異物感和搔癢感。所以，掏挖耳垢是造成急性或慢性外耳道炎經常發生的原因之一。還有糖尿病、尿毒症、白血病或貧血的病人，由於病人抵抗力弱，倘若因不當挖耳垢引發外耳道炎，很容易引起「壞死性外耳道炎」（又稱「惡性外耳道炎」），在治療上不是很簡單。它主要由綠膿桿菌引起，金黃色葡萄球菌等其他細菌感染比較少見，屬於侵襲性感染，會傷害皮膚、軟骨等組織，一旦嚴重則會造成組織壞死。假使沒有妥善治療，更會進一步導致嚴重併發症且危害到生命。相關研究顯示，這種壞死性外耳道炎的病人

中，大約有 90% 罹患糖尿病，因此特別提醒免疫力低的朋友，千萬隨時留意感染壞死性外耳炎的可能。

耳垢其實就是我們平常說的耳屎，它是外耳道皮膚上脫落的老舊上皮細胞混以皮脂腺和耳垢腺的分泌物，形成泥狀或者硬塊狀結構。泥狀耳垢包含皮脂腺和耳垢腺分泌物的成分比較多，俗稱「溼耳」，而耳垢呈屑狀或者硬塊狀，俗稱「乾耳」。根據統計，臺灣人大約 80% 為乾耳，20% 為溼耳，這與種族相關。亞洲人大多數是乾耳，而非洲黑人多半是溼耳。

乾性和溼性耳垢都具有殺菌，抑制黴菌，沾黏異物，保護耳道皮膚等作用，而溼型耳垢的人，罹患狐臭的比率也比一般人來得高。通常，耳垢無須清除，少量的耳垢會透過我們咀嚼、張口等下頜關節運動的時候，順便把耳垢推向耳孔邊緣而掉落耳道外。只有嬰幼兒因為耳道較小，耳垢比較會堆積，不太會自行排出耳道外，才需要檢查耳膜。如果有異物感或滑動性的聲響，還有耳垢栓塞引起聽力障礙的時候，才需要大人協助清理。想要清理耳垢，建議以耳用棉籤沾上嬰兒油（如果溼耳就不要這樣做），輕輕的旋轉棉籤來清潔。很難清理的耳垢，最好請耳鼻喉科的專業醫生協助清理比較好，因為外耳道皮很薄，如果下手太重會弄傷自己或家人。醫生通常看到比較硬栓塞性的耳垢，會先以耳清劑浸泡病人的耳朵幾天後再吸出處理。所以，只要找專業的醫生，好好配合診治，應該不會造成太大的問題。

張仲景在《傷寒論》第 312 條條文說到：「少陰病，咽中傷，生瘡，不能語言，聲不出者，苦酒湯主之。」苦酒湯主要緩解如咽腫、咽爛、咽喉生物等的咽喉疼痛。根據臨床上的運用，苦酒湯的主證是咽喉生瘡潰爛，疼痛到難以說話和吞嚥，還有喉嚨發炎腫大到阻塞感明顯。所謂的苦酒不是真的酒，而是指米醋，因為醋本身可以抑制細菌的滋生，又可以軟堅消腫，對於瘡腫尤其有效用，因此張仲景採用米醋來當基本劑，再加入具有減少咽喉部分泌物、麻痺止痛的生半夏，和修補滋潤咽喉的蛋白，而成為「半夏苦酒湯方」，堪稱一絕。

由於生半夏屬於毒物，萬一拿捏不謹慎，內服恐怕容易傷害人體，所以演變至今已經做了一些調整，做法如下：

一、取 14 枚生半夏，先將之打碎，放入滾燙的熱水裡，然後用篩子快速涮過七次。

二、把涮過的半夏晾乾，再泡入 30 毫升的米醋裡浸泡，放入冰箱裡冷藏冰存。

三、服用時，須先把泡好的半夏苦酒湯倒出來，放入鍋中煮，但要三次滾沸，再把半夏濾掉。

四、倒出來的半夏苦酒湯，放入一個蛋白後攪拌均勻，緩慢含在嘴中再吞下。如果 12 小時以後，依舊沒有太大改善，則再繼續服用。

有一天，我正和母親討論《傷寒論・少陰篇》的苦酒湯時，母親提到她的一位病人及治療經驗。王小姐從小體弱多病，時常咽喉痛，父母經常帶她去尋訪名醫，但始終無法解決她的病痛。知道王小姐的咽喉痛是纏疾，母親須先調理她的體質，因此建議她服用半夏苦酒湯。當王小姐和她的父母聽到要喝酒時嚇了一跳，一再婉拒母親的建議。當母親告訴她們，苦酒是米醋時，她們全家笑成一團。後來有一天，王小姐致電母親說，服用幾次後，咽喉痛就沒有再復發了，可見得張仲景的用藥之神，讓人不禁要為他鼓掌叫好。這也是母親和我喜歡閱讀《傷寒論》的原因。

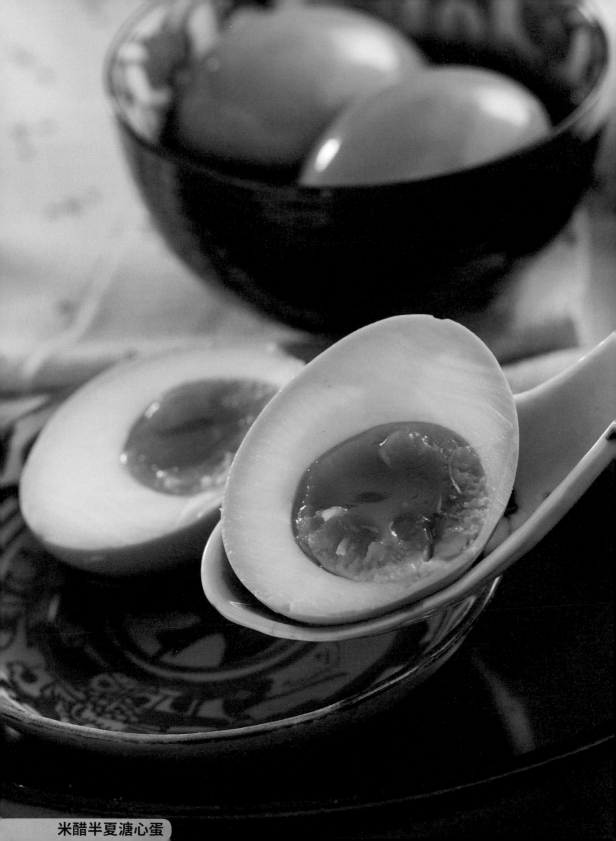

米醋半夏溏心蛋

穩定血糖，滋潤咽喉

米醋半夏溏心蛋

調配料理

功效

1 讓血糖、情緒穩定。

2 提供製造血清素的原料，幫助我們有好心情，提升睡眠品質。

3 讓燃脂力可以延伸到睡眠，有助於睡眠減重，也比較好消化吸收，防止因吃宵夜而胃食道逆流，導致失眠。

4 蛋白質對修復肌肉損傷比較快。

5 米醋當作基本劑，生半夏可以減少咽喉分泌物、麻痺止痛，蛋白可以修補滋潤咽喉。

做法

1 湯鍋放入 1/2 的水量，開火加熱煮滾。

2 雞蛋用氣室戳洞器壓孔後，用木湯匙將雞蛋輕輕放入滾水中，煮約 4 分鐘。前 2 分鐘用木湯匙在水中轉圈、滾動雞蛋，切開時蛋黃就會在中間。

3 將煮好的水煮蛋泡冰水 10 分鐘，即可剝掉蛋殼。

4 把醬汁混合均勻，煮熟、放涼後用密封袋裝起，放入剝好殼的水煮蛋中並排出袋中空氣，放冰箱冷藏一天。

5 因為中間的蛋黃是半凝固狀，很容易黏在刀子上，改用棉線對準切蛋的位置，把棉線同時往左右拉，切開就會非常完整。

6 經過一晚的浸泡，中間的蛋黃會更濃稠，呈半凝固的狀態，適合直接吃，或搭配拉麵、湯麵都可以。

食材

1 醬汁：醬油 50 克、米酒 50 克、味醂 30 克（或米酒 30 克＋白糖 10 克）、米醋酌量、生半夏打碎酌量、生雞蛋白一顆、冷開水 80 毫升、蒜泥（2 個蒜頭量）

2 其他材料：雞蛋 4 顆

＊臺灣醬油會比較鹹，建議增加水量。如果使用日本醬油可以採用醬油：米酒：味醂（1：1：1）的比例。

Tips

可沾少許橄欖油或搭配堅果食用，因為油脂能幫助蛋黃的脂溶性營養素的消化吸收。蛋白質修復肌肉損傷比較快，運動後吃米醋半夏溏心蛋，也有助於縮短運動後疲勞。

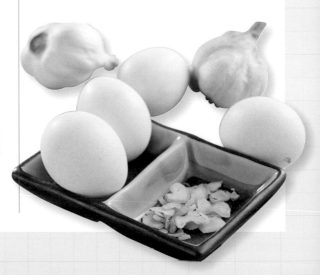

29

慢性胃潰瘍

❀ 症狀

　　胃潰瘍的臨床表現各異，有些病人沒有明顯症狀；有些病人以出血、穿孔等併發症為首發症狀。除上腹疼痛外，還有反酸、打飽嗝、胃部感覺燒灼、上腹飽脹、噁心、嘔吐、食慾減退等消化不良症狀。在潰瘍活動期，大部分病人有上腹部局限性壓痛，不劇烈。少部分胃潰瘍病人的體質比較瘦弱，可能與消化不良有關。

❀ 莊醫師的話

　　一般醫學上所說的胃潰瘍，指的是「慢性胃潰瘍」，這是由於胃潰瘍皆屬於慢性過程。此外，還有急性胃潰瘍，為短時間引發的潰瘍，大部分為應激性潰瘍。潰瘍的胃壁缺損超過黏膜肌層，有別於糜爛。幽門螺旋桿菌感染是造成胃潰瘍主要的病因，而胃潰瘍和十二指腸潰瘍合稱為「消化性潰瘍」。

　　胃潰瘍屬於全球多發病。不過，在不同國家、地區，患病率各不相同。根據研究顯示，大約 10% 的人均罹患過消化性潰瘍，包括胃潰瘍和十二指腸潰瘍。截至目前，消化性潰瘍的發病率有逐漸下滑的趨勢，顯然這個疾病已受到大家的關心和注意。

　　胃潰瘍好發於男性，男女比例大約是 3.1～4.7：1，它比十二指腸潰瘍的病人數量多。但要提醒大家，胃潰瘍會發生癌變，普遍說來約有 1%

藥方 | 乾薑黃芩黃連人參湯

「傷寒,本自寒下,醫復吐下之,寒格,更逆吐下;若食入口即吐,乾薑黃芩黃連人參湯主之。」 ——《傷寒論》條文 359

提醒

一、格則吐逆,格者吐逆之病名也。

二、朝食暮吐,脾寒格也;食入即吐,胃熱格也。

三、本自寒格,謂其人本自有朝食暮吐寒格之病也。

四、今病傷寒,醫見可吐、可下之證,遂執成法,復行吐、下,是寒格更逆於吐
下也,當以「理中湯」溫其太陰,加丁香降其寒逆可也。

五、若食入口即吐,則非寒格乃熱格也,當用乾薑、人參安胃,黃連、黃芩降
胃火也。

製法用量

乾薑、黃芩、黃連、人參各三兩。共四味,以水六升,煮取二升,去滓,分溫
再服。

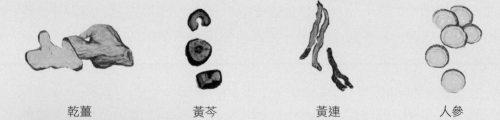

乾薑　　　　　黃芩　　　　　黃連　　　　　人參

主治

苦寒泄降,辛溫通陽,用於消化性潰瘍,嘔吐。乾薑黃芩黃連人參湯,辛開苦
降甘調、寒熱並用、攻補兼施,故對寒熱阻格、升降紊亂、虛實兼見之嘔吐、
下利、胃部疼痛等證有效。

的病人到最後會癌變，十二指腸潰瘍反而不會癌變。胃潰瘍發生在不同的年齡段，不過中老年人患病機率較高，而十二指腸潰瘍則是在發生在青壯年身上比較多。

在胃發生的潰瘍稱作胃潰瘍；在小腸開頭部分發生的潰瘍則是十二指腸潰瘍。常說的消化性潰瘍即胃和十二指腸潰瘍，部位在食道下端（賁門）的黏膜損傷（潰瘍）、胃、小腸前段（十二指腸或幽門）。胃潰瘍疼痛顯現的是燒灼感或悶痛，還有打嗝、嘔吐、不明原因體重減輕、胃口欠缺等；年紀較長的病人中大約有三分之一完全沒有出現症狀；臨床特點為慢性、週期性的上腹疼痛；疼痛多發生在進食後半小時至一小時，胃酸少或正常。

十二指腸潰瘍的疼痛則多出現在進食後 3 ～ 4 小時，胃酸顯著增多。輕微者有反胃、嘔吐、疼痛等症狀，嚴重者可因消化道大量出血（嘔血或便血）導致休克。如果忽略沒有治療胃潰瘍，就會轉變為出血、消化道穿孔、胃出口阻塞，而出血的發生率平均在 15% 左右。根據研究，致病原因有幽門螺旋桿菌和非類固醇消炎止痛藥最多，較少見的病因則有抽菸、高壓力、貝賽特氏症、胃泌素瘤、克隆氏症和肝硬化等。而且，造成類似症狀的其他疾病包括胃癌、冠狀動脈心臟疾病、胃黏膜發炎和膽囊發炎等。

想治好消化性潰瘍，應該怎麼做呢？這時候，我要特別叮嚀大家，先管理自己的嘴巴。飲食看起來不起眼，卻是掌管我們健康的守門員。然後，再配合醫生的指示。我要跟讀者分享一個觀念，「吃」這回事肯定是自己管理和控制，但是如果你的自制能力不是很好，可以邀請周圍的人幫你調整，從問題的源頭做有效的管理，找回健康。

母親經常告訴我們，和健康有關的三個出入口是嘴巴、胃部和肛門，嘴巴是口腹之慾，胃部是消化食物的要塞，肛門是送出廢物的出口，管好這三個口，健康就好一半了，所以我稱之為「一直線三口管理法」。

既然嘴巴是把食物送入身體的第一站，因此這個閘門要管好，我主張「吃好食物，不如吃對食物」。不是每一個人吃的食物都一樣，因為每一個人的體質不同，年齡、性別、體重、身材、需要的營養、罹患的疾病等

各異，因此並非吃好的食物就對身體有幫助。

二十幾年前，有一位陳太太來諮詢我和母親，她告訴我們她很想懷孕，希望我們可以協助她。她描述身體有以下的狀況：經常會掉頭髮，臉上三不五時的冒出青春痘，食慾很差，一直無法順利懷孕，體重過輕。

我和母親經過討論後，給她的建議是先把胃養好，身體的問體自然會逐漸轉好，也會懷孕。她很困惑，因為她只是單純來尋求懷孕的祕方，這跟她的胃有什麼關係呢？而且要怎麼養胃呢？我們笑了笑，告訴她因為胃部是總管吃進去食物的器官。消化要好，才能把營養運送到各個器官。她的身體因為沒有吸收到足夠的營養，才會有她描述的那些情況，所以必須先把胃養好，就好像是把足夠的電力通達到各器官一樣。全身有電了，自然活力十足。

如何養胃呢？可參考第 17 篇的「莊家養胃益腦湯」（頁 125）。陳太太也是這樣喝的，後來她把胃養好，也如願的懷孕了。

豬肚是豬的胃部，是豬全身產生熱源的所在，所以我們以形補形，加上蔥薑蒜和白胡椒都是暖胃的好食材，紅蘿蔔有非常高的營養和藥用價值。把這些食材組合起來，就能發揮發電廠的功能，也會改善我們的體質。

張仲景設計的乾薑黃芩黃連人參湯，其成分中的乾薑性味辛、性熱，主治溫中散寒、回陽通脈、燥溼消痰、溫肺化飲。常用在脘腹冷痛、嘔吐泄瀉、肢冷脈微、痰飲喘咳、四肢冰冷、寒飲喘咳、寒溼痺痛等症。至於黃芩，其性味苦寒，主治清熱燥溼、瀉火解毒、涼血止血、除熱安胎，用在肺熱咳嗽、高熱神昏、肝火頭痛、目赤腫痛、溼熱黃疸、瀉痢等方面。黃連本性苦寒，主治清熱燥溼、瀉火解毒，用在溼熱痞滿、嘔吐吞酸、瀉痢、黃疸、高熱神昏、心火亢盛、心煩不寐、血熱吐衄、目赤、牙痛、消渴、癰腫疔瘡、外治溼疹、溼瘡、耳道流膿等方面。人參，其性甘微苦微溫，主治大補元氣、復脈固脫（大補氣血）、補脾益肺、生津、安神，用在體虛欲脫、肢冷脈微、脾虛食少、肺虛喘咳、津傷口渴、內熱消渴、久病虛羸、驚悸失眠、陽痿宮冷、心力衰竭、心原性休克等方面。

乾薑黃芩黃連人參湯主治的範圍裡有提到「本自寒下」和「寒格」，它們之間的辨治精神有三：

一、根據乾薑黃芩黃連人參湯方的組成，決定主治病變證機以熱為主，張仲景特別以「寒」引導辨治病變證機應該整體兼顧，不要偏頗認知，看到這個而忘了那個。

二、辨「寒格」來突顯採用乾薑黃芩黃連人參湯，一方面達到清熱，二方面也達到散寒。

三、採用乾薑黃芩黃連人參湯主治病變證機是本自寒下熱上，治療肯定要「清上溫下」。

整體而言，張仲景提出的本自寒下和寒格，在辨治中向我們示範了指導的意味。而運用乾薑黃芩黃連人參湯主要能治療哪些疾病？張仲景的巧思讓我們理解可以主治慢性腸胃炎、胃潰瘍、十二指潰瘍、幽門不全梗阻、急性食管炎、急／慢性咽喉炎，以及病毒性心肌炎等疾病。而符合乾薑黃芩黃連人參湯主治病變證機與病證表現，透過臨床上的運用，都能取得預期治療的效果。

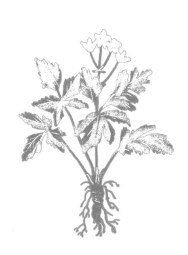

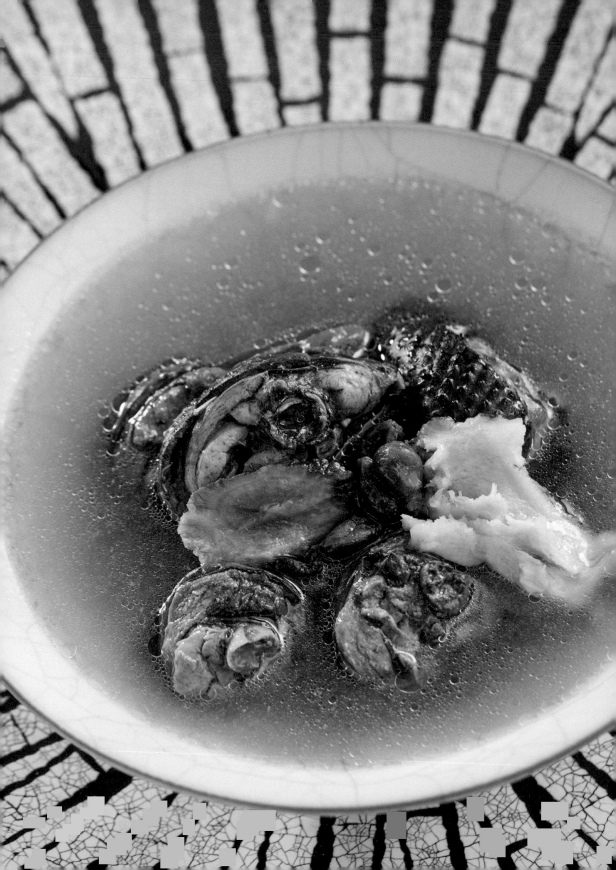

調理腸胃，清熱燥溼

暖胃烏骨參雞湯

調配料理

功效

1 烏骨雞是補虛勞、滋養健康的上好佳品，可以提高生理機能，延緩衰老，強筋健骨，促進氣血循環；與紅棗、枸杞等同燉，調補氣血，改善發育不良、骨質疏鬆、虛勞羸弱、女性缺鐵性貧血，並調整體質。發育期、更年期、產後做月子都適合，是老少咸宜的補品。

2 枸杞有降低血糖、抗脂肪肝的作用。另外，還有延緩衰老、滋陰補腎、強身健體的效果。

3 乾薑可以溫中散寒、回陽通脈、燥溼消痰、溫肺化飲。

4 黃連能夠瀉火解毒。

5 黃芩具有清熱燥溼、涼血止血、除熱安胎的作用。

6 人參可以大補元氣、復脈固脫、補脾益肺、生津、安神。

食材

烏骨雞 1/2 隻、薑片少許、人參少許、黃連少許、黃芩少許、枸杞少許、當歸適量、水適量、海鹽少許、米酒 200 毫升

做法

1 烏骨雞切小塊，汆燙、洗淨後，備用。

2 把略微沖洗的人參、黃連、黃芩裝入棉布袋，備用。

3 做法 **1**、**2** 備用的雞塊、棉布袋一起放入鍋中，蓋上鍋蓋，大火煮滾。

4 煮開後轉為文火，放入當歸，蓋上鍋蓋再燜煮 50 分鐘。起鍋前，放入清洗過的枸杞和米酒再煮 10 分鐘，以少許海鹽調味，就可盛碗享用這道食療湯品。

Tips

燉補以烏骨雞的補養效果最好。燉煮時最好用砂鍋或陶瓷鍋，以文火慢慢熬燉，最能夠讓滋養的營養成分，澈底釋放且溶入湯汁中。

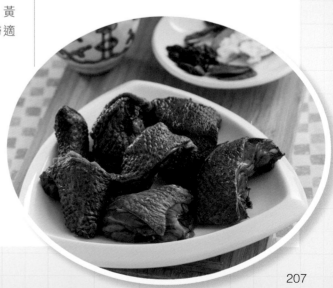

急慢性胃炎

✿ 症狀

急慢性胃腸炎、慢性胃炎、慢性痢疾、慢性膽囊炎、慢性肝炎、早期肝硬化、功能性消化不良、霍亂吐瀉腹痛、口內炎。

✿ 莊醫師的話

因為工作壓力大或家務纏身致使煩惱多的人，大半都會飲食不正常。加上抽菸及喝酒的習慣，導致國人消化性疾病胃炎發生的比率非常高。胃炎是指胃黏膜發炎或糜爛出血的一種病症。

胃炎可分成急性胃炎和慢性胃炎兩種，兩者皆有上腹疼痛表徵。所謂胃炎，是因胃黏膜對酸的抵抗力降低，造成胃黏膜發炎或糜爛出血的現象。而慢性胃炎則是胃黏膜反覆發炎，長期有胃部不適、灼熱的特徵。其主要症狀有：腹痛、腹部灼熱感、胸悶、胃痛、胃酸過多、胃脹、胃悶、容易有饑餓感、溢酸、打嗝、噁心、嘔吐、消化不良、食慾不振、腹瀉、便祕、吐血、黑便、血便等。

藥方 | 黃連湯

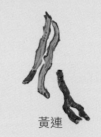

黃連

「傷寒，胸中有熱，胃中有邪氣，腹中痛，欲嘔吐者，黃連湯主之。」──《傷寒論》條文173

炙甘草

加減方

一、**寒熱往來，胸脅苦滿**：加柴胡、黃芩、生薑。

二、**寒輕熱重**：加黃芩。

三、**乾嘔胸熱甚**：加生薑、黃連、竹茹。

四、**胃氣虛弱**：加甘草。

五、**便祕**：加大黃。

六、**水瀉下利**：加茯苓。

七、**胃寒腹痛**：加枳實，白朮。

八、**嘔吐瀉痢**：加白芍、木香。

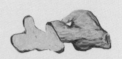

乾薑

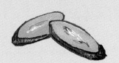

桂枝

製法用量

黃連、炙甘草、乾薑、去皮桂枝各三兩、人參二兩、洗半夏四兩、大棗十二枚（手掰開）。共七味，以水一斗，煮取六升，去滓，溫服，晝三夜二。

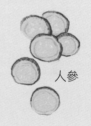

人參

主治

傷寒、胸中有熱、胃中有邪氣，腹中痛、欲嘔吐、胸中煩悶，或腸鳴泄瀉、舌苔白膩、脈弦（摸到的脈搏像按到兩端拉直的琴絃，如同緊繃的琴絃撥動一樣）。

半夏

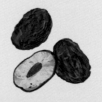

大棗

表 28　急性和慢性胃炎比較表

比較項目	慢性胃炎	急性胃炎
特徵	胃黏膜反覆發炎，長期有胃部不適、灼熱的現象。	胃黏膜發炎，而且有充血、浮腫和滲出物產生；嚴重時會有局部糜爛出血的現象。
病因	因為長時間反覆的刺激胃黏膜，導致胃部慢性變化，處置不當，相當有可能惡化成為消化性潰瘍。	由於過度飲酒、暴飲暴食、愛吃刺激性食物、服用阿斯匹靈等藥物引起。
症狀	上腹疼痛、燒灼感、長期的食慾不振、胃發脹、上腹部隱隱疼痛，或者胸部有灼熱感等。慢性胃炎也是一種老化的顯現，症狀比較持續而溫和，特別在起床刷牙或者在抽第一支菸時，會自覺噁心，這是非常典型的徵象。	多出現上腹部不適、腹部疼痛、食慾不振、噁心、嘔吐等症狀。
治療	避免飲食不正常、戒菸、不吃刺激性食物和聽從醫生的治療指示，可以完全康復。	適當的飲食和藥物治療，大約四天後，胃黏膜都能夠再生而達到痊癒。
飲食建議	多吃溫和食物，以少量多餐方式飲食。進餐時，心情要保持愉悅。	先禁食一到兩天，讓胃部足夠休息，不過可以飲用少量的水來防止口渴。病情好轉後，逐步以少量多餐的方式提供牛奶和流質飲食，再逐漸增添食物量和項目。

　　該如何預防慢性胃炎呢？現在臺灣人很懂得養生，養生就是西醫說的預防醫學，在此我建議大家這樣做：

一、吃東西盡量細嚼慢嚥，不要暴飲暴食，每餐都吃七分飽，最好定
　　時定量，少量多餐。營養均衡也要清淡。睡前兩小時不再進食，
　　改掉吃宵夜的習慣，才能讓我們的腸胃澈底消化食物。

二、生活作息正常，睡覺要睡到滿意充足。

三、不喝酒、不抽菸、不吃檳榔。

四、吃健康油品，不吃刺激性食物。

五、固定做運動，維持正常體重。像我保持日常散步習慣，挑選路跑
　　當作我運動項目之一，讓體重正常，就能健康度日。

六、隨時以樂觀正面的心情看世界，只要維持心情平順，不要無端自
　　尋壓力，適當做舒服愉悅的休閒活動。

七、健康檢查時，要做「上消化道內視鏡」的檢查。如果你有胃部悶
　　痛不適或體重減輕的情況，建議要立即到大醫院就診和檢查。

　　《傷寒論》的黃連湯是一道治療慢性胃炎很好的藥方，適用在胸中有
熱、胃中有寒、陰陽不調、升降失常（指陽明氣血升降順逆的失調或上下生理
平衡的改變）、上下不和的症狀。配方裡的黃連性苦寒，上清胸膈之熱；而
乾薑、桂枝辛溫，下散胃中之寒；兩者合用，辛開苦降，寒熱並用，上下
並治，以復中焦升降之職。張仲景更以半夏和胃降逆，人參、甘草、大棗
益氣和胃，諸藥一起合用，達到互補互強的作用。如果不了解大自然草本
藥材的本性，無法達到這樣的境界。這些藥材共同產生了寒散熱消、中焦
得和、陰陽升降復常的療效。

　　黃連湯健胃，抑菌消炎，增強免疫力，用在等屬寒熱夾雜、升降失
常、上熱下寒之證。在《傷寒論》條文裡發現，黃連湯和半夏瀉心湯的運
用，原來皆是用在傷寒以後的情況。我們將黃連湯和半夏瀉心湯做比較：
前方黃連重用三兩，較後方多二兩，多桂枝三兩，去黃芩。由此得知，
兩個藥方治療的方向相差甚遠。如果以辨證要點來分析，黃連湯核心點
在於「胸中有熱，胃中有邪氣」，而半夏瀉心湯重點在於「心下滿而不痛

者」。至於黃連湯的「胸中有熱，胃中有邪氣」，中醫師在臨床上觀察，得出結論是因為飲食不節（強調不是不乾淨，而是沒有節制）導致。

我有一個病人嚴小姐很喜歡吃剉冰，喝各種飲料，又常吃日式生食料理和炸物，也愛吃麻辣火鍋等。一看她每天的飲食菜單，就知道她是罹患慢性胃炎的高危險族群，果然她出現了「胸中有熱，胃中有邪氣」的症狀。她一直跟我強調，胸中有發熱感、悶感，老感覺有一股氣卡在胸中，想要深呼吸，還有胃部不適感、悶感、痛感，胃食道逆流，也有口臭等。我建議她參考飲用黃連湯。過了半年，她告訴我情況改善許多了。我告訴她，黃連湯也可用在改善胃食道逆流，因為藥方裡的桂枝具有平衡降逆的作用。

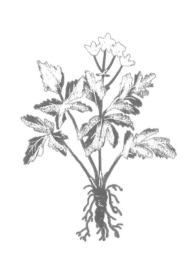

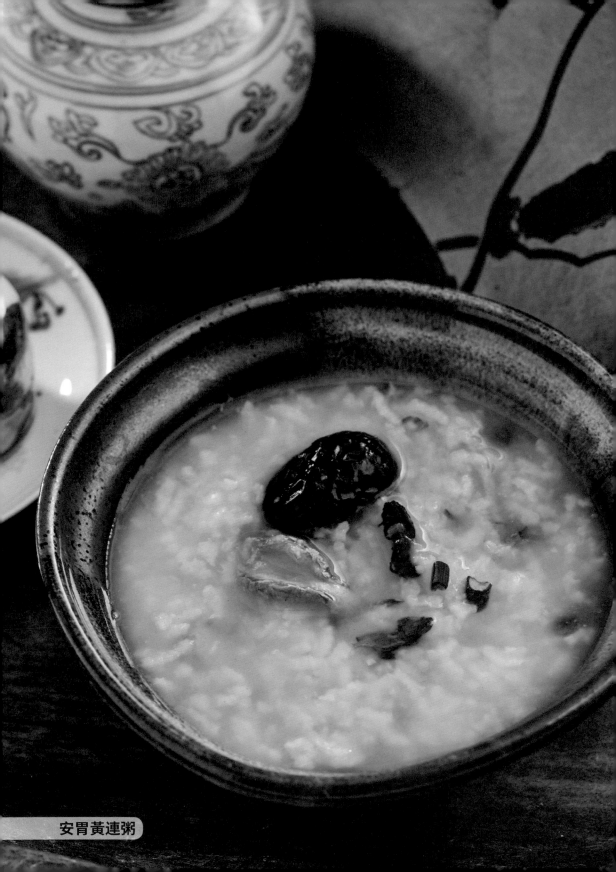

安胃黃連粥

安胃黃連粥

調配料理

功效

1 調理寒熱、和胃降逆。
2 黃連可以消渴久不癒，體瘦心煩。
3 桂枝能夠發揮溫通經脈、散寒止痛的作用。
4 黨參具有補脾養胃、潤肺生津、健運中氣的效用。
5 紅棗可補中益氣、滋補、潤心肺、緩陽血、生津液、悅顏色、通九竅。
6 炙甘草補脾和胃、益氣複脈。
7 乾薑在消化後進入腸道時，腸道會釋放出名為「腸泌血管擴張胜肽」（Vasoactive Intestinal Peptide, VIP）的成分，可以改善腸胃的血液循環，解決手腳冰冷的問題。

食材

黃連、桂枝、半夏、黨參、炙甘草、乾薑、紅棗各 1 克、生米 50 克、水適量

做法

1 將黃連、桂枝、半夏、黨參、炙甘草、乾薑、紅棗七味稍微沖洗後，放入棉布袋，備用。
2 把做法 1 備用的棉布袋和生米一起放入鍋裡，加水適量，先以大火煮沸，再用小火熬成粥，即可享用這道香噴噴的粥品。

Tips

黃連粥還可衍生為黃連白頭翁粥，提供做法如下：

功效 清熱、解毒、涼血；專治中毒性痢疾等。

食材 白頭翁 50 克、黃連 10 克、生米 30 克

做法 ① 將黃連、白頭翁入砂鍋，水煎，去渣取汁。
② 將鍋中加清水 400 毫升和生米，煮至生米開花，加入做法①備用的藥汁，煮成粥，即可享用。

食用方法 每日 3 次，溫熱服食。

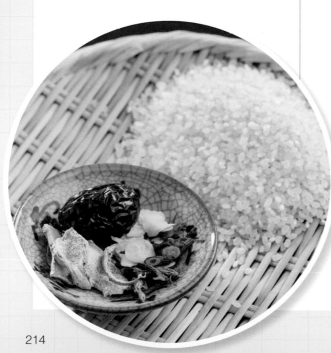

31

熬夜症候群

❀ 症狀

　　睡眠障礙、精神分裂症、諸出血症、肺炎、腸炎、丹毒、猩紅熱、腦膜炎、腦溢血、高血壓，乾癬、皮膚搔癢症。

❀ 莊醫師的話

　　每個人或多或少都有熬夜的經驗，即便熬夜會傷神傷身，但是為了課業、工作或為某件事情擔心時，都曾通宵達旦而失去睡眠的品質。但是上帝造人，有其作息的規範，日出而作，日落而息的日常，是讓你我的身體可以休息和勞動。隨著時代的變遷和生活節奏的轉變，現代人有太多的事情需要處理，稍不留意就會養成愈來愈晚睡的壞習慣。於是，健康的存摺被你我超支許多，預告將被許多疾病纏身。有晚睡或熬夜習慣的人，請特別要衡量身體是否可以負荷。

　　有熬夜經驗的人應該會知道，當你澈夜未眠時，眼睛會看不清楚，大腦運轉不靈活，內分泌失調。最常見的問題如以下幾點：

一、**視力衰退**：眼睛長期因為疲勞，引發視力驟然下降。起初也許是暫時性，不過如果累積成經常性，加上夜晚會處在刺眼的燈光下，更加重水晶體的調節能力，日積月累，視力肯定衰退。

二、**黑眼圈**：睡眠不夠致使血液循環變慢，造成眼睛周圍血液循環不

藥方 │ 黃連阿膠湯

「少陰病，得之二三日以上，心中煩，不得臥，黃連阿膠湯主之。」

——《傷寒論》條文 303

製法用量

黃連四兩、阿膠三兩、黃芩二兩、白芍二兩、雞子黃（蛋黃）二枚。共五味，以水六升，先煮三物，取二升，去滓，內膠烊*盡，小冷，內雞子黃，攪令相得，溫服七合，日三服。

*烊，把膠狀的藥物在熱藥液中溶解的過程。

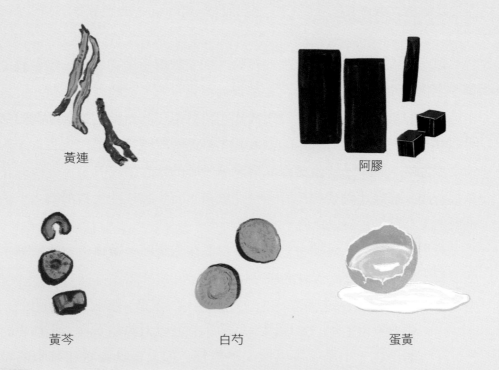

黃連

阿膠

黃芩

白芍

蛋黃

主治

少陰病、得之二三日以上，心中煩不得臥。

佳，出現黑眼圈，白眼球布滿血絲或出現眼袋。

三、**眼睛疾病**：視力下降，看東西不清楚，乾眼症，眼睛脹痛，視物變形扭曲或變小，視物顏色改變等問題皆常見。

四、**擾亂大腦海馬體的機能**：這個區域是負責記憶功能，倘若無法充分的休息，這部分的細胞就會逐漸損失，引發記憶力下降和腦部退化。

五、**注意力不集中**：睡眠不足容易恍神、健忘，反應變慢又遲鈍，還會頭痛，增加失智風險。

六、**內分泌失調**：人體最大的內分泌腺體是甲狀腺，倘如長時間有晚睡、睡眠不足的情形，極易誘發甲狀腺分泌失調，導致甲狀腺機能亢進或者甲狀腺機能不足等甲狀腺疾病。

七、**影響生長激素分泌**：人體生長激素分泌的黃金時段為 22 時至凌晨 2 時。青少年若晚睡或熬夜，會影響身高的發育；成年人若生長激素不夠，就會經常生病，老化速度變快。

八、**罹患慢性疾病**：熬夜的人，腎上腺素分泌容易增多，加重新陳代謝的壓力，提高罹患慢性疾病的機率，比如說血管收縮會比早睡早起的人高很多，因此非常容易讓血壓升高。

我主張吃「對」食物比吃「好」食物重要，所以在這裡特別推薦大家一些可以助眠的食物：

一、**含褪黑激素的牛奶和堅果**：堅果類富含褪黑激素、色胺酸及鈣、鎂等礦物質，其中又以開心果的褪黑激素含量最多。睡眠不足可能會增加肥胖、糖尿病、心血管疾病等的風險，疾病又會回過頭來干擾你我的睡眠。讓人失眠的原因除了壓力和疾病外，還有飲食的習慣。牛奶也是可以幫助睡眠的食物，其至關重要的原因是富含和睡眠有關的荷爾蒙——褪黑激素。褪黑激素是由必需胺基酸——色胺酸作為原料轉化而來，而且人體不能自行合成需胺基酸，或是合成

量無法滿足身體所需，因此須由食物攝取得到。色胺酸會先轉化成神經傳遞物質——血清素，再進而轉化成褪黑激素，轉化過程中還需要維生素 B6 作為輔酶，才能順利合成出褪黑激素。

二、**含褪黑激素的水果類：**奇異果、櫻桃含豐富葉酸、血清素及維生命 C、E 等多種營養素，具有改善睡眠的作用。**酸櫻桃、橘子、鳳梨和香蕉**中也都有豐富的褪黑激素，請記得多食用。

　　黃連阿膠湯適用在內熱血虛，心悸、心煩而不能安臥的病人。本藥方有少陰病的「瀉心湯」美譽，意思是用在虛證的瀉心湯證。其中的黃連、黃芩原來是瀉心湯的基礎藥，因為病症已虛故無大黃，所以張仲景加入阿膠、白芍、雞子黃，特別為心腎血虛的人設想，而白芍可以補血和陰並收斂心腎；阿膠的功能則能補血滋陰兼調和血行；雞子黃有補腎益心的作用。綜合這些藥物一起搭配使用，共創滋補體液、袪除內熱、解掉心煩的效用。所以中醫在處理虛症的失眠時，都會採用《傷寒論》裡非常有名的黃連阿膠湯來當藥方。

　　張仲景為什麼要用黃芩、黃連這二味藥材？主因在於苦味入心臟，可以清心，因此採用黃連、黃芩來清瀉心火是最好不過了。而桂枝和白芍有截然不同的藥性，在《神農本草經》和《黃帝內經》裡都有討論到「辛甘發散為陽」的道理。所謂「辛甘發散為陽，酸苦涌泄為陰，鹹味涌泄為陰，淡味滲泄為陽」，我們看到張仲景運用了桂枝的本性是辛甘發散，乃辛味和甘味的藥，而白芍的本性是酸苦湧泄（湧是吐；泄是瀉。酸苦二味的藥能催吐導瀉，其性質屬於陰），酸苦的藥屬於收斂。這也是說，桂枝會促進動脈循環，白芍會促進靜脈循環，因此在黃連阿膠湯裡面，並不採用桂枝而採用白芍，讓體內的靜脈回到心臟的速度增快，才能幫助我們讓大量的血液順利流到心臟內。一旦血液流入心臟後，中醫再用阿膠去補虧欠的血液，製造更多的血液。

　　如何讓補回的血不會補到別的地方，而專心回到心臟的正中央？這時

候，張仲景使用藥引子擔任導遊的角色來引導它。他非常聰明從食物裡尋找，找到了雞子黃，也就是蛋黃。因此在燉煮黃連阿膠湯的時候，黃芩、黃連、白芍三味藥先下去煮，煮好以後，須趁熱將阿膠放入，使其溶入當中。放溫之後，再下入蛋黃。在這裡我們必須向張仲景致敬，他看見蛋黃在蛋殼裡處於懸空在中間的狀態，宛如心臟處於體內的狀態，因此巧妙的聯想並運用在本藥方裡，真的很厲害。

黃連阿膠湯對發熱、經常失眠的人很有效果。倘若你因為不得已的原因需要熬夜或經常失眠，不妨食用這個藥方。

此外，在《傷寒論》第 303 條中指的「心中煩」，表示陽邪挾心陽獨亢於上，心體之陰，無容留之地，所以會煩雜。「不得臥」，表示陽亢不入於陰，陰虛不受陽納，雖想躺臥卻沒辦法。張仲景以黃芩、從黃連外瀉壯火，而內堅真陰。以白芍、從阿膠內護真陰，而外扞亢陽。本藥方稱為黃連阿膠湯，取一剛以禦外侮，取一柔以護內主的意思。

我在前面有提到，這藥方的奧妙之處在雞子黃（蛋黃），雞子黃謂雞為巽木，得心之母氣，色赤入心。雞子黃象徵血肉有情，生生不息，是安定中焦——脾、胃、肝、膽等內臟的聖品，具有甘草的功能，因此可以上通心氣，下達腎氣，居中以達兩頭，有蓮子的作用。雞子黃既然可以鎮定中焦，如果再加上阿膠，可以陰陽調和，陽從上脫，陰從下脫。脫，是耗損的意思，當陰陽不調和就會失眠，故黃連阿膠湯可以陰陽調和，這就是張仲景用藥的獨到智慧。

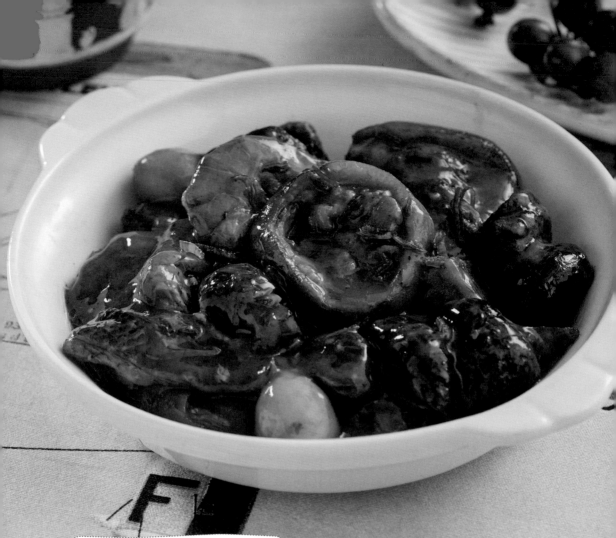

活力百匯燉阿膠

調配料理

功效

1 嚴重自律神經失調症、四肢末梢栓塞症可以食用。

2 協助祛除心中煩熱、失眠、口乾咽燥、神經衰弱、睡眠障礙。

3 對眼結膜炎、化膿性中耳炎有用。

4 減輕胃炎、胃及十二指腸潰瘍。

5 可以抵抗心律失常。

食材

黃連、阿膠、黃芩各 1 克、白芍 2 克、魚皮、腳筋、魚翅各 150 克、青蔥 2 根、排骨丁、雞肉丁各 225 克、芋頭半粒、筍片 75 克、鳥蛋 10 粒、小香菇 10 朵、栗子 10 顆、紅棗 4 顆、蒜頭 6 個、罐頭小鮑魚 10 粒、干貝 4 粒、滷好的豬腳丁 225 克、烏參 150 克、醬油膏 1 大匙、烏醋 2 小匙、米酒 1 大匙、雞汁 1 大匙、白胡椒粉少許

Tips

這道料理也可以改成咖哩湯汁，做法如下：

以適量的橄欖油，先將洋蔥末炒至微焦後，放入薑末、蒜末炒出香味，再把紅蘿蔔、馬鈴薯放入翻炒均勻，加入 1 小匙米酒增香、醬油增色、4 碗熱開水和適量咖哩塊，蓋上鍋蓋以小火燉煮 30 分鐘。煮到紅蘿蔔、馬鈴薯熟透，即成為基本的咖哩濃湯了，然後再放進其他的食材一起烹煮。

做法

1 黃連、阿膠、黃芩、白芍稍微沖洗乾淨後，放入棉布袋裡，備用。

2 取一只容器，把排骨丁和雞肉丁用胡椒、米酒、醬油膏拌勻，備用。

3 芋頭切塊，炸至金黃酥脆後、取出，和筍片一起放入陶甕。

4 栗子、蒜頭炸到金黃色後，取出瀝油，備用。

5 蔥段、香菇過油後盛出，備用。

6 魚皮、腳筋、魚翅、干貝、鮑魚、烏參汆燙後，備用。

7 把做法 2 備用的排骨丁和雞丁沾上地瓜粉，油炸到酥脆後取出、瀝油，放入做法 3 的陶甕裡。

8 鳥蛋、紅棗、豬腳與做法 6 備用的食材，放入陶甕內。

9 取一只乾鍋，倒入適量的水，加入米酒、雞汁、胡椒粉、鹽，煮成高湯湯底。去掉浮沫後，倒入陶甕內。

10 最後，把做法 1 備用的棉布袋也放入陶甕內。陶甕口覆蓋上保鮮膜後放入電鍋，電鍋外鍋放 3 杯量米杯的水，蒸煮約 1 小時左右。等開關按鈕跳起後，就是一道營養又美味的料理了。也可以放到大鍋中，用瓦斯爐燉煮約 1 至 1 個半小時。

32

暴飲暴食症候群

✾ 症狀

吃很多且停不下來，無法控制自己，吃飽還想吃，會囤積食物，認為吃東西是讓自己好過一點的享受。

✾ 莊醫師的話

我有一些病人，其中不乏有小朋友，明明剛吃飽，但是嘴巴卻停不下來，手也很忙碌，拼命拿零食往嘴巴裡塞。這到底怎麼回事？這是得了「暴食症」（Binge eating disorder），又稱「嗜食症」，用來形容無法控制自己、持續進食行為的醫學專有名詞。

倘若自己或身邊的人在進食時無法自我約制，幾乎無時無刻都想吃東西，又怕別人知道，故會暗自進食，也會以吃東西來發洩壓力和無聊，雖然很想停止這些行為卻無法克制，而且會覺得很討厭自己這樣的行為，可能罹患了暴食症。

暴食症在任何年齡層都會發生，所以很容易被忽視，以為自己或旁人只是一時嘴饞，因此失去了治療的機會。暴食症很容易讓病人過度肥胖。它會有哪些症狀呢？

藥方 │ 大黃黃連瀉心湯

「心下痞，按之濡，其脈關上浮者，大黃黃連瀉心湯主之。」

——《傷寒論》條文 154

製法用量

大黃二兩、黃連一兩。共二味，用麻沸湯一升漬之，須臾，絞去滓，分二次溫服。

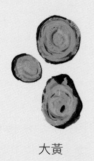

大黃

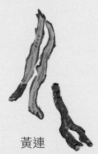

黃連

說明

「麻沸湯」又稱「麻沸散」，是和張仲景同一時代東漢的華佗獨創，用在外科手術的麻醉藥，並非張仲景獨創的。華佗所創麻沸散的處方後來失傳，傳說是由曼陀羅花（又稱鬧羊花、萬桃花、醉心花、狗核桃）一斤、生草烏、香白芷、當歸、川芎各四錢，天南星一錢，共六味藥組成。另一種說法，是由羊躑躅三錢、茉莉花根一錢、當歸一兩、菖蒲三分組成。根據考證，這些都不是華佗的原始處方。也有人說，「麻沸散」或許是「麻黃散」的口誤。

主治

心下痞（胃部感覺脹滿不舒服），按之濡（按下去是軟的，代表沒有東西堵在胃裡面），其脈關上浮（關上即上焦的肺、心臟很熱，肺主肅降，一旦肺功能不佳，心臟的熱就無法往下導到小腸，堵在橫膈的地方）者。

表 29　暴飲暴食症狀表

暴飲暴食症狀

- 沒有辦法控制自己不吃。
- 已經吃飽了，卻還想吃。
- 囤積食物和零食。
- 很愛吃東西，每進餐一次就感到噁心、焦慮，或有罪惡感。
- 體重過重。
- 嘴巴塞滿東西，手拿食物拿不停。
- 週期性無法控制飲食量。
- 吃到身體感覺不舒服或想吐。
- 進餐一次超過一般人在同一時間內進食的分量。
- 無論高興、憂傷、無聊時，都以吃來滿足自己。
- 雖然不餓，但嘴巴還在咀嚼或吞嚥食物。
- 喜歡獨自進食，擔心被別人發現又在吃東西。

為什麼暴食症的病人會有這些症狀呢？造成的原因可能有心理問題，例如寂寞、自尊心低，或有憂鬱症、基因遺傳、生活習慣，或者強烈沉迷於身體羞辱（網路流行詞，指的是因為別人的身體、身材而羞辱他人）等。那麼，要如何治療呢？通常醫生會採用以下三種方式：

一、**認知行為治療（CBT）**：增加病人對自己想法和情緒的認知，進一步改變自己的偏差行為。

二、**人際心理治療（IPT）**：又稱人際關係治療，改善病人和親友與同事的關係。

三、**辯證式行為治療（DBT）**：主要焦點放在病人的自制能力和情緒行為進行訓練。也有專業人士率領團體諮商治療，以便對病人產生正面的作用。

我也鼓勵病人多做運動和補充睡眠，可以舒緩心情和改善心態。

　　張仲景在《傷寒論》第 154 條條文裡說道：「心下痞，按之濡，其脈關上浮者，大黃黃連瀉心湯主之。」這裡提到的「大黃黃連瀉心湯」對於「小兒厭食症」也很有效。「厭食症」在中醫叫做「疳積」，病人會顯現四肢枯瘦、脖子上三根筋頂著一個大頭，肚子會突出，外表青筋暴露、嚴重偏食、嘴唇紅、口臭、大便乾結等。這些小朋友大半是因為父母或長輩餵養不當而造成，絕大部分都是吃飽了又被大人拿食物誘惑，於是小朋友在被誘惑、強迫下吃東西，產生了先傷胃，後傷心的情況。當小朋友成年後卻造成心理問題，有些人會憂鬱，有些人會躁狂。古人說：「一頓吃傷，十頓喝湯。」雖然大人沒有想傷害孩子的意圖，不過愛之深，身也害之切。不停的以填鴨似的餵養代表愛孩子，卻忽略了孩子吃太多食物會堵在胃腸裡，成為積聚的隱疾。這種小兒厭食症，屬於中醫五勞七傷中的「食傷」。母親以她從小熟讀《傷寒論》的心得和我進行中西醫學討論，我們採用下面兩種安全的治療方式，來解決小病人的問題。

一、**採用張仲景的大黃黃連瀉心湯**。小兒厭食好動，愛咬指甲，且會口臭、口腔潰瘍反覆發作、扁桃腺反覆感染、大便燥結，這時候需要上清心火，下通大腸。可採用大黃黃連瀉心湯，用枳實導滯散。

二、**幫孩子捏脊**。這種方法沒有副作用，只會有點兒疼痛。先讓孩子趴在床上，大人將雙手搓熱或泡熱水來熱手，接著從下往上，從屁股順著脊柱，推著皮膚慢慢往上做，一直到脖子，如此反覆三回，即使孩子會哭會鬧，還是要接著做。每三天做一次。捏脊可刺激五臟六腑的「背俞穴」，有暢通陽氣、提升臟腑的作用，一方面可以改善消化的效用，二方面可以改良睡眠的品質。有一些得厭食症的小朋友，夜間睡覺時會磨牙、踢被子，採用捏脊治療法可以一起根治。除此之外，也可以採用熱敷或在脊椎兩側（距脊椎骨約四個指幅寬）刮至腰部，以按摩方式處理。

至於大黃黃連瀉心湯治療暴飲暴食症方面，在《傷寒論》第 154 條說的「心下」指脘部，而「心下痞，按之濡」，說的是胃部有堵悶窒塞的症狀，但按之卻柔軟而不堅硬疼痛，這是屬於無形邪氣壅滯的氣痞，不是痰水實邪結聚。我們知道，「關脈以候中焦，浮脈又主陽熱」，其脈關上浮，說明了本證無形邪熱壅聚心下，而致氣機痞塞正是「熱痞」的徵象。因為本證病機是「邪熱內聚」，因此我們會看見病人出現「心煩口渴，小便短赤，舌紅苔黃，脈數，甚至吐衄」等症狀，故張仲景才會設計以大黃黃連瀉心湯來洩熱消痞。此湯藥是治療火熱邪氣聚結心下致痞的基本藥方，因為大黃瀉熱和胃，而黃連瀉心胃之火，苦則瀉心消痞，寒則清洩邪熱，大黃和黃連兩種藥材一起合用，可以祛除邪熱，則痞悶自然消失。張仲景運用之妙，在於煎法。《傷寒論》記載只有大黃、黃連兩味藥材，本來還有黃芩，如果以臨床經驗來看，本藥方加上黃芩比較好。

有一次，日本的田中先生，48 歲，他的症狀是胃部有堵悶窒塞情形，按下去不會痛，小便短赤、大便偏乾、心煩、口乾口臭、頭暈耳鳴。西醫確診是自律主神經功能紊亂。母親看了之後，認為是無形邪熱痞於心下之證，於是建議田中先生可以試喝大黃黃連瀉心湯。田中先生服用了三個月後，向母親說病症消除了。

另外一位竹下女士，55 歲，有胃部脹悶、口渴心煩、小便短赤、大便黃色稀水、熱臭灼肛的症狀，西醫確診是得了急性胃腸炎，讓她服用西藥和複合維生素 B，但是沒有改善，後來竹下女士才輾轉找到母親諮詢。母親看她面紅耳赤，口舌出現綠豆大潰瘍，也有濃苔，嚴重口臭；按她的肚子有點膨脹，濡軟但沒有硬塊，沒有疼痛感。這些病狀屬於胃火熾盛，無形邪熱壅聚胃脘，痞塞不暢，胃氣上逆則嘔；邪熱下逼腸道則下利，就是典型的「熱痞」，必須以瀉火解毒，瀉熱洩痞。母親建議她採用大黃黃連瀉心湯加味，除了基本藥材大黃和黃連外，再加黃芩、竹茹、木通、炒萊子、炒枳殼等藥材，模仿張仲景的治療方法，請她把大黃和黃連與黃芩的漬渣去掉，以煎法調勻，分三次服用。不久之後，症狀同樣消除了。

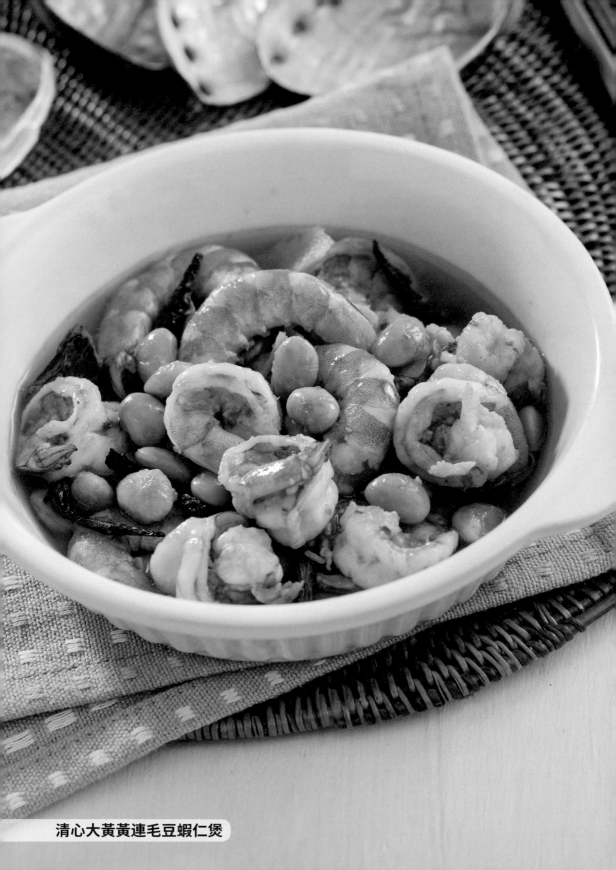

清心大黃黃連毛豆蝦仁煲

清心大黃黃連毛豆蝦仁煲

調配料理

功效

毛豆口感很棒，搭配爽口的蝦仁，簡單又美味。毛豆蝦仁煲用燜熟的，加上大黃和黃連熬煮的湯汁，自然且養生，調合食量，不會因貪食而犯了食傷的毛病。

1 每 100 克的毛豆含有 116 卡的熱量，14.6 克的蛋白質，比雞蛋的熱量更低、蛋白質更高，素有「植物肉」的美稱。其含有的膳食纖維可刺激腸胃蠕動，縮短食物殘渣在腸道停留時間，降低大腸癌風險，並可與腸道膽酸結合，有效降低膽固醇；其大豆異黃酮可減少體內鈣質流失，預防骨質疏鬆；其維生素 C 可減緩身體老化，提高免疫力，同時提升皮膚細胞修復的速度，幫助傷口癒合。

2 蝦仁有補腎壯陽、通乳抗毒、養血固精、化瘀解毒、益氣滋陽、通絡止痛、開胃化痰等效用。

3 大黃可以瀉下攻積、清熱瀉火、止血、解毒、活血祛瘀。

4 黃連可以去心火、治眼病、降血糖。

食材

大黃 6 克、黃連 3 克、蝦仁酌量、毛豆酌量、蒜頭少許、醬油少許、米酒少許、石鍋一只、食用油少許

做法

1 大黃、黃連稍微沖洗後裝入棉布袋，然後放入小鍋中，加水熬煮成湯汁，備用。

2 蝦仁洗淨、去殼、開蝦背、去腸泥，讓煮好的蝦仁可略捲。

3 毛豆洗乾淨，備用。

4 石鍋內放入食用油燒熱，放入蒜瓣，煎至兩邊微微焦黃。

6 放入毛豆略為翻炒後，再放入蝦仁，輕鬆翻動一下即可。

7 加入做法 1 備用的適量大黃、黃連湯汁，適量米酒與少許醬油，翻勻後關火蓋蓋子。石鍋的保溫功能很好，所以即便是關火了，溫度仍可持續幾分鐘，可燜熟蝦仁，保持嫩度與鮮味。

8 燜蓋 3 分鐘後，開蓋翻攪幾下，即可上桌。

Tips

如果沒有石鍋，也可以使用其他的鍋子。這裡沒有提到放鹽，因為醬油和米酒的味道已經足夠了。亦可根據個人口味，加入適量的海鹽。

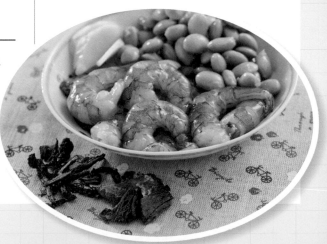

33

慢性黏膜淋巴組織症候群

✿ 症狀

感冒、流感、頸項痠痛、肩周炎、神經痛、腸炎、蕁麻疹、上呼吸道感染、鼻炎、中耳炎、齒痛、頭痛發燒、惡寒無汗、皮膚疾病。

✿ 莊醫師的話

所謂慢性黏膜淋巴組織症候群，包括上述的症狀與疾病。而「黏膜相關淋巴組織」（Mucosa-associated Lymphoid Tissue, MALT），由位於消化道、呼吸道、泌尿生殖道等人體各種黏膜固有層組織裡，與上皮細胞下方散在的無被膜淋巴小結，以及表皮細胞之間的微皺褶細胞（M 細胞）組成。這個組織充滿了淋巴細胞，例如 T 細胞、B 細胞、漿細胞和巨噬細胞，每一個組織都恰恰位在抗原需要通過的黏膜上皮處。

「葛根湯」首見於《傷寒論》第 31 條，其主治以下症狀：
一、「**太陽病，項背強几几，無汗惡風。**」（參見〈辨太陽病脈並治〉）
二、「**太陽與陽明合病者，必自下利。**」（參見〈辨太陽病脈並治〉）
三、「**太陽病，無汗而小便反少，氣上衝胸，口噤不得語，欲作剛痙。**」（參見《金匱要略‧痙暍病脈證治》）

藥方 | 葛根湯

「太陽病，項背強几几（後項部連及後背拘緊不柔和，俯仰不能自如），無汗惡風（怕風），葛根湯主之。」

——《傷寒論》條文 31

加減方

一、熱甚、煩躁、口渴：加石膏、知母。

二、咽痛、發熱：加石膏、桔梗、穿心蓮。

三、腹痛下痢：加黃連、黃芩。

四、煩渴吐逆：加黃連、半夏、茯苓。

五、肩臂不舒：加桑枝、桂枝。

六、皮膚癢：加殭蠶、蒺藜。

七、鼻炎：加辛夷、蒼耳子。

提醒

• 外感風寒屬表虛者禁用。

• 風熱證者慎用。

製法用量

葛根四兩、麻黃去節三兩、去皮桂枝二兩、切生薑三兩、炙甘草二兩、白芍二兩、大棗十二枚。共七味，以水一斗，先煮麻黃、葛根，減二升，去白沫，內諸藥，煮取三升，去滓，溫服一升，覆，取微似汗。餘如桂枝法，將息及禁忌，諸湯皆仿此。

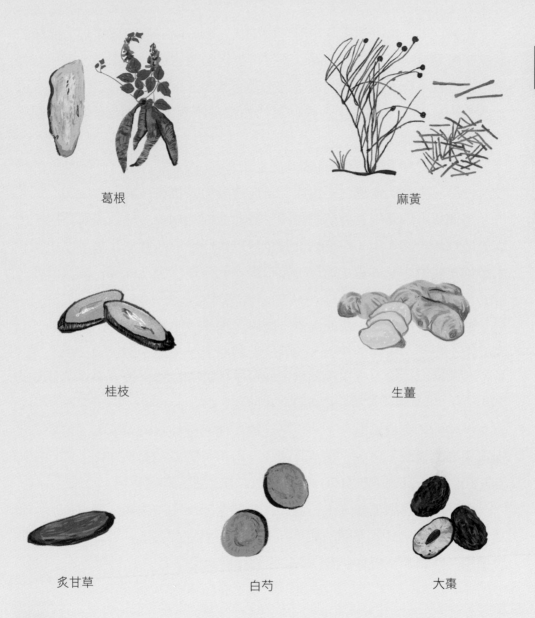

葛根

麻黃

桂枝

生薑

炙甘草

白芍

大棗

主治

頭痛身疼、發熱無汗、惡風、頸項和背部不舒，俯仰無法自如，或下痢或口噤不得語，欲作剛痙、苔薄白、脈浮。

比對之下，第一個症狀和第三個症狀，屬於同一個臨床表現，而第二個症狀是屬於「風者陽也。陽性上行，故合陽明胃中之水飲而上逆。寒者陰也。陰性下行，故合陽明胃中之水穀而下奔。下奔則利，但用葛根，已足解邪而止利。」事實上，張仲景的葛根湯不是主要根治下利。所謂下利，指一般的腹瀉。

我們來分析葛根湯的成分，它是由葛根、麻黃、桂枝、生薑、炙甘草、白芍、大棗七味藥材所組成，是桂枝湯加入葛根、麻黃而成另一個藥方。這個藥方的葛根具有解肌生津、祛邪通經的功能，桂枝和麻黃則產生疏風散寒解表的作用，白芍和炙甘草可以柔肝緩急、解痙止痛，而生薑和大棗則是協調中焦脾胃。所以，葛根湯才能發揮「發汗祛邪、解表升津、舒筋止痛」的效果。

葛根是豆科植物粉葛的塊根，肥厚又很長，味甘潤且性平又偏涼，它有升散、退熱、生津的作用。倘若「邪鬱肌表，身熱不退，口渴或不渴，有汗或無汗」，都可以採用葛根這個草本植物來治療。後人看見張仲景的葛根湯，陸續舉一反三，靈活組合和運用，好比說唐朝的醫學家和藥物學家孫思邈的「葛根湯組合」，也是一絕，他把張仲景的原配方去掉麻黃，加入人參、當歸、白朮、獨活、茯苓、川芎、防風和葛根四兩，來治療婦女產後血虛、感寒中風發痙，依舊是以祛風疏筋為核心思考。

張仲景的葛根湯臨床主要應用在發熱惡寒、頭項強痛、頸背拘急、肩背痛、眩暈，另外才兼顧治療下利、口眼歪斜、臉發紅、鼻乾、眼痛、四肢痙攣、腰痛等，我將它們分為兩大類提供大家參考。

表 30 「葛根湯」臨床運用分類表

分類別	說明
感冒類	春季和冬季兩季好發感冒，特別是在潮溼的臺灣，而風寒證一般則在秋季和冬季常見，此外風熱證在夏季經常發生。它們的症狀不一： • **風寒證的症狀**：惡寒發熱、沒有流汗、流鼻涕、咽喉乾、咳嗽。 • **風熱證的症狀**：發燒、流鼻涕、咳嗽、黃色膿痰。 根據臨床表現，葛根湯普遍用在治療普通感冒上，一般和川芎茶調散、銀翹散、逍遙散或者九味羌活湯一起搭配。病人如果單一服用葛根湯，可以緩解感冒的症狀；也可以靈活運用，搭配其他藥方對症下藥，例如和「麻黃附子細辛湯」搭配服用，能夠緩解頭痛。 葛根湯是一帖專門治療傳染性呼吸道疾病的中藥方劑，在現代醫學上能夠協助緩解 A 型流感病毒的症狀，調節 Th1/Th2 免疫平衡，減輕發炎等。也有中醫師使用葛根湯讓孩子泡澡，並且搭配推拿來協助治療流行性感冒，讓藥物直接在體表經絡發揮作用，這是因為藥浴能夠使藥物透過皮膚很快的被吸收，達到開泄腠理、發散表邪、解肌退熱、調和營衛的作用。
頸椎病類	頸椎病的主因在於病人長時間處於身體勞損，習慣做出不良的姿勢，導致神經長久被壓迫，迫使自主神經作用、運動功效、感覺功用出現異常現象，加上現代人普遍使用 3C 電子產品，更加使頸椎病的得病率往上攀升。 我們時常可看見人們都低頭用手機或 IPAD，維持單一不變的姿勢，於是會產生麻木、少汗、頭頸肩臂放射痛等情況。通常醫生會採用藥物和手術來治療頸椎病，例如長效的鈣離子拮抗劑藥物「Flunarizine」，透過抑制血小板聚集和五羥色胺的釋放，來預防小動脈的痙攣，以便達到緩解頭痛。不過，因會有併發症而影響療效。 藥理學研究發現葛根湯具有鎮痛、抗炎等功效，能夠抑制原發性關節腫脹、繼發性關節腫脹、調節組織炎性因子水平等。它還發揮免疫調節的作用，透過改變機體巨噬細胞吞噬率、吞噬顆粒數，來加強防禦的效果。 母親在日本擔任健康顧問時期，她會向頸椎病病人建議服用葛根湯來減緩病痛，以疏通太陽經脉之氣，加強解痙、潤筋、解肌等功能。母親告訴我採用葛根湯，一方面能有效減緩頸椎病人的疼痛，二方面還可以強化關節，逐漸的幫助病人重拾信心，恢復正常的生活質量。

談論到這裡，大家應該不難發現，葛根湯是傳統中醫的經典楷模，它雖是小品卻具有很大的療效，有抗炎、鎮痛、活血和抑菌等多重功能。在現代臨床應用上同樣非常普及，我在骨科疾病、呼吸系統疾病、糖尿病、高血壓、胃腸道感冒等疾病，都可看見葛根湯小兵立大功。

我記得有一句古話說：「北有人參，南有葛根。」這就表示葛根和人參是同等級的藥材，它的好處很多，營養價值高，因此有「江南人參」的美譽。我在日本留學時，就看見日本人早就把葛根當作感冒藥了。如今，我在日本糕餅店裡也見到將葛粉運用在糕點上，對外宣傳吃了葛粉可以達到美膚美容、豐胸養顏、調節內分泌、改善女性體質等功效，事實上也確實如此。再告訴大家，它也有消退青春痘的作用，可以讓皮膚產生光澤，並使婦女的乳房發育更好，也能幫助更年期的婦女，添補女性荷爾蒙不足。

表 31　吃葛根的好處

項目	說明
消退青春痘	協助減少或消失黃褐斑，消退青春痘，皮膚變得光滑又細膩。
協助改善心煩氣躁	改善心悸、潮熱、心情煩燥等症狀。
減緩便祕和失眠	減緩便祕，幫助入睡。
養生益壽	可以抗氧化，清除自由基，保持青春，延年益壽。
容光煥發	增加皮膚的彈性，保持青春美麗。
增加女性荷爾蒙	調節女性內分泌，恢復體力。
豐胸	促使乳房發育，改善小葉增生，引導脂肪往胸部堆積，可以豐胸。
調經	調合月經不順，舒緩經期不適，使得白帶變得正常。
綜合功效	增強解熱作用，可以退燒解肌肉痙攣、生津止渴，並且活絡滋潤筋脈。

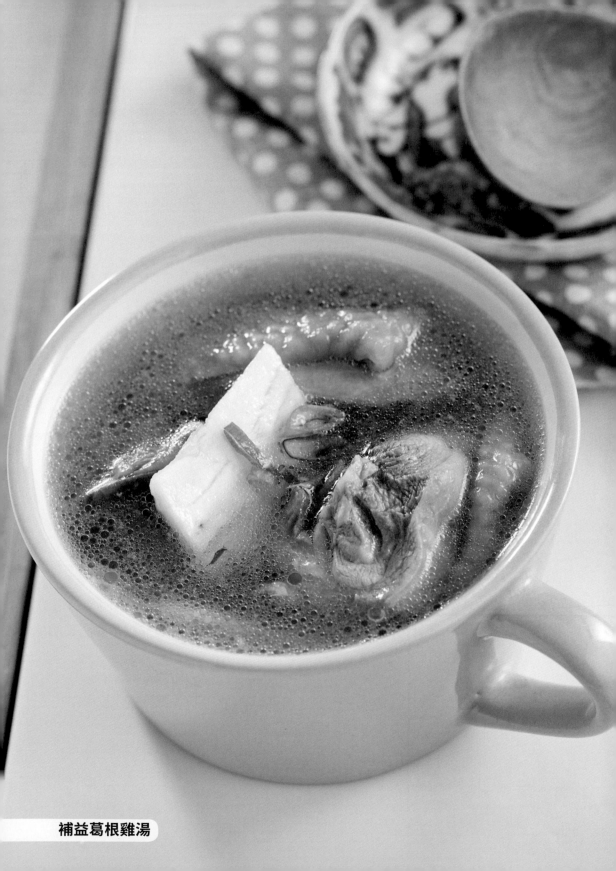

補益葛根雞湯

補益葛根雞湯

調配料理

功效

1 葛根具有發汗退熱、生津止渴、升陽止瀉的效果，主要用在外感發熱頭痛、口渴、消渴、泄瀉、頸項痛等。

2 葛根可以擴張冠脈血管和腦血管，增加冠脈血流量和腦血流量，有明顯的降壓作用。同時有明顯的解熱作用，還有輕微的降血糖、減肥豐胸的作用。

3 此湯品整體具有活血發汗、補血壯筋的功效。如果自體免疫力低落、咽喉上淋巴小結功能不良的病人，很適合飲用。

食材

葛根 50 克、雞腿 1 隻、生薑少許、紹興酒（或金雞酒）少許、水適量、海鹽少許

做法

1 葛根略為沖洗後，加水 700 毫升煎煮，過濾取汁，備用。

2 生薑切絲，雞腿洗淨後剁小塊，備用。

3 準備一只中鍋，先將雞腿塊略炒熟，再加水適量，大火煮滾後，開小火燉煮。

4 在雞湯中加入做法 **1**、**2** 的葛根汁、切好的生薑絲，倒入少許的紹興酒或金雞酒，小火燉至雞肉熟爛，最後加海鹽調味，就是一道鮮美的食療雞湯。

Tips

金雞酒是臺灣菸酒公司所販售的黃酒，可上網訂購。葛根很適合當食材料理，可將葛根去皮、切成小段蒸熟食用，或者切成塊、煮糖水喝，也可以與排骨一起燉湯喝，都有豐胸的效果。我另外介紹葛根湯粥，做法如下：

功效 適用於高血壓、老年糖尿病、慢性脾虛泄瀉等。

食材 葛根粉 30 克、生米 50 克

做法 ① 用熱開水浸泡生米 10 分鐘。

② 把泡好的米和葛根粉同時放入鍋內，加水 500 毫升。

③ 以小火煮至粥稠狀，即可上桌食用。

34

腸胃型感冒

❀ 症狀

　　腸胃型感冒、急性腸胃炎、細菌性痢疾、結膜炎、淚腺炎、口內炎、酒糟鼻、高血壓。

❀ 莊醫師的話

　　最近這幾年，一到換季的時候就流行腸胃型感冒，家長碰到我時常會問的問題是：什麼是「腸胃型感冒」？「腸胃型感冒」的症狀有哪些？「腸胃型感冒」多長時間會治好？幼兒上吐下瀉要如何處理？

　　其實，腸胃型感冒大部分是由病毒感染引起的，不過醫學上並沒有「腸胃型感冒」或「感冒型腸胃炎」等正式的疾病名稱，它只是感冒的一種，通常來說是指除了感冒症狀之外、病毒攻擊腸胃道而引發不舒適的症狀，而在醫學上沒有腸胃型感冒的分類，也不能算是一種診斷。換句話說，是醫生們認為以「腸胃型感冒」來向家長說明，比較容易明白病情，才會採用這種稱呼。

　　首先，腸胃型感冒的症狀有：嘔吐、腹脹、腹瀉、消化不良、發燒，偶爾有呼吸道症狀，最常見的是「病毒性腸胃炎」。所謂腸胃炎，分為病毒型和細菌型兩種：

　　一、病毒性腸胃炎：1 歲以下最常見的是輪狀病毒。

藥方 ｜ 葛根黃芩黃連湯

「太陽病，桂枝證，醫反下之，利遂不止，脈促者，表未解也；喘而汗出者，葛根黃芩黃連湯主之。」

——《傷寒論》條文 34

加減方

一、**兼頭痛者**：加白芷、川芎。

二、**熱甚者**：加銀花。

三、**食滯者**：加麥芽、萊菔子、山查。

四、**嘔吐者**：加半夏、竹茹。

五、**腹痛者**：加木香、白芍。

六、**急性菌痢**：加白頭翁、木香、秦皮。

七、**腸病毒**：加銀花、板藍根、白芍、馬齒莧。

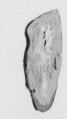

葛根

製法用量

葛根八兩、炙甘草二兩、黃芩三兩、黃連三兩。共四味，以水八升，先煮葛根，減二升，內諸藥，煮取二升，去滓，分溫再服。

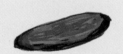

炙甘草

主治

外感表證未解，熱邪入裡，身熱，下利（腹瀉）臭穢，肛門有灼熱感，心下痞（胃部滿悶不舒），胸脘煩熱（心火上炎，肺胃熱盛，陰血虧耗），喘而汗出，口乾而渴，苔黃（舌苔發黃，容易口渴、嘴巴出現苦味，口臭），脈數（脈搏跳動次數快於正常）。

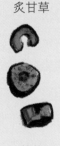

黃芩

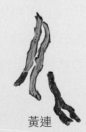

黃連

二、**細菌型腸胃炎：**在臺灣，急性腸胃炎以沙門氏桿菌最多，其次是
彎曲桿菌。沙門氏桿菌會導致嘔吐、腹瀉、血便，甚至會因脫水
而住院；彎曲桿菌通常出現的症狀是嚴重腹痛。

一般來說，三分之一左右的感冒病毒會引發腸胃道的症狀，不過很少
會嘔吐、嚴重腹瀉，大部分會出現腹脹、消化不良等症狀。

至於家長關切的康復時間方面，腸胃型感冒的嘔吐症狀大約會持續
1～3天，而腹瀉大約7～10天。普遍來說，急性病毒性腸胃炎大約需要
3～7天的時間才會痊癒。不過我要提醒的是，年幼的孩子，或症狀比較
嚴重又出現嚴重嘔吐，才需要症狀治療。只要家長協助飲食控制，提供清
淡的食物，一般來說，3～5天病情可以逐漸緩解。

我遇見過只要孩子一感冒，家長就心急的要求提供特效藥的情況。在
腸胃型感冒方面，病人可能需要吃藥，但是如果是幼兒或者症狀嚴重者，
有嚴重腹瀉嘔吐引發脫水的情形，我會先開口服藥物讓孩子睡覺休息後，
建議再以1杯米用12杯水燉煮米湯來代替水給孩子喝，以改善病情。更嚴
重者，則會建議住院打點滴來治療。病毒性腸胃炎的治療首重水分的補充
和補充營養，一般會自行痊癒，而且沒有所謂的特效藥。萬一病人嘔吐十
分厲害，可以按照醫生的指示使用止吐藥，但須注意副作用。

家長也會問我，他們很注意衛生，為什麼孩子還是會得腸胃型感冒
呢？其主因有直接吃到環境中的病毒，或吃到受病毒汙染的食物或水，就
會罹患病毒性腸胃炎。常見的病原包括輪狀病毒、諾羅病毒、腺病毒、星
狀病毒等。按照我多年的臨床經驗來看，在冬天春節前後大多數是諾羅
病毒，以前也出現因為輪狀病毒而感染。不過這幾年來，兒童都有接種
輪狀病毒疫苗，於是現在轉為以諾羅病毒為主。要提醒家長的是，腸胃型
感冒會傳染，傳染路徑經由「糞便－口腔」方式傳染，也有一些病毒經由
呼吸道傳染。一旦家人患有病毒性腸胃炎，在清理糞便、嘔吐物、口腔分
泌物之後，必須澈底清潔消毒，避免傳染給抵抗力弱的家人。一般潛伏期

是 1～3 天。當然家長會擔心，萬一年紀很小的孩子得到腸胃型感冒怎麼辦？在此提供以下簡表讓家長參考：

表 32　照護罹患腸胃型感冒的幼兒方式

項目	說明
處置與治療	避免孩子脫水、低血糖、電解質失衡及生命跡象不穩。
發高燒	發燒時會合併脫水，體溫也不會完全降下，所以發燒會持續 3 天上下，退燒也只是症狀治療。如果發高燒會讓孩子頭痛而不舒服，可以每 4～6 小時吃一次退燒藥；如果精神恢復了，不舒服感消除了，就可以多補充水分、電解質。 通常情況下，病毒性腸胃炎很少發燒會超過 72 小時。萬一出現發燒且孩子有不舒服感，可用溫水拭浴或以調整環境溫度來處理，按照醫生的指示給予退燒藥症狀治療。假使發燒不退，或伴隨其他的症狀，請立即送醫由兒科醫師評估。
飲食	選擇適當食物和幼兒專用的口服電解質液繼續餵食，且必須觀察進食後的反應。假使症狀繼續未獲得改善，請立即送醫找兒科醫師評估。切記不要自行禁食，避免發生併發症。
其他狀況	長時間沒有吃東西或持續嘔吐，尿量嚴重減少，沒有眼淚，精神不佳或嗜睡，意識改變，眼窩或囟門凹陷，異常嘔吐物，異常糞便（血絲、黏液等），嚴重腹痛或持續在特定的部位，持續發燒者，請立即送醫由兒科醫師評估。
衛生管理	請留意個人衛生，勤洗手，特別是照顧嬰幼兒的家長或照護的機構。特別提醒：因為輪狀病毒、諾羅病毒等病原對酒精性消毒液有抗性，如果接觸病人前後，必須用肥皂和清水確實洗手。

家長也問我，腸胃型感冒吃益生菌有用嗎？基本上，吃益生菌是沒有效用的！由於嘔吐、拉肚子時，腸道處在受損的狀態，在急性期補充益生菌絲毫沒有作用；需要等到康復了、腸道修補好之後再吃益生菌，才會有效果。

　　我也理解有一些隔代教養的家庭，年老的長輩習慣購買成藥給孩子服用來治療腸胃型感冒。我始終呼籲不要自行決定吃成藥，倘若兒童罹患急性腸胃炎，還是由兒科醫生診治，再提供合適的藥物。而且，瀉藥、止瀉藥都不能自行決定讓孩子服用，應該由醫生判斷小病人是屬於「病毒性」或「細菌性」腸胃炎，再提供藥物服用比較妥當。

　　有時候家長會問我，古代兒童罹患腸胃型感冒怎麼辦？張仲景早就想到了！他在撰寫《傷寒論》時，設計了葛根黃芩黃連湯，其配方有葛根、黃芩、黃連、炙甘草四個方劑，可以清熱解表，主要用來治療表證未解，熱邪侵入身體裡面，身熱胸部煩熱，病人經常喘而汗出。幾乎所有的發炎症狀，以葛根黃芩黃連湯來治療，可達到迅速治療所有發炎症狀的效果。

　　雖然葛根只有「解肌（緩解肌肉緊張和疼痛的過程）退熱，生津止瀉」的作用，並沒有黃芩和黃連的特殊消炎效果，但採用藥方可以靈活運用，不須受到藥方的限制，而非用葛根不可。我們當醫生的，通常都是對症下藥，而且葛根黃芩黃連湯也可以治療「利遂不止、喘而汗出」的病人。所謂利遂不止，是一種急性胃腸炎的證狀，喘而汗出則是呼吸系統急性發炎的證狀。

　　有人問，單味葛根是否可以解表（解除表證。凡能疏解肌表，促使發汗，解除表徵的藥物稱為解表藥）呢？方劑的解表功效，要透過方藥之間的互相搭配，以及方後調攝配合才能達到，張仲景從未使用單味藥來解表的例子。倘若單味葛根能夠代替桂枝湯來解表，張仲景就不需要設立桂枝湯了。所以可以得知，葛根黃芩黃連湯只是治裡之方，不是表裡雙解之劑。進一步說明，如果葛根黃芩黃連湯可以解表，為什麼不用其他解表藥，如桂枝、麻黃，而選用葛根呢？通常情況下，我們說明是因為這裡的表證是表熱，無須使用辛溫解表。不過在《神農本草經》裡面談到，葛根的性味是甘平，所以也不是表熱時最好的選項之一。

　　在《傷寒論》裡，可以治療下利的藥方很多，為何張仲景在設計葛根黃芩黃連湯時，特別採用葛根呢？而且如此的熱利，為何不採用「白頭翁

湯」的苦寒燥溼，或者「大承氣湯」的通因通用（用通利藥治通利病症的方法）呢？主因是白頭翁湯的熱利（小便黃赤，穢氣稠黏者，皆熱利），病本是在下焦大腸，所以宜苦寒燥溼，採用黃柏走下焦厚腸止利；而葛根黃芩黃連湯的熱利，病本在肺胃，因為肺與大腸互相表裡，所以病標在大腸，因其病位較高，故不採用黃柏而採用黃芩和黃連，足見張仲景的用藥智慧。

有人在對比葛根黃芩黃連湯和葛根湯後發現，葛根湯的葛根在解除表證時使用四兩，而在葛根黃芩黃連湯中的葛根則用八兩，這是張仲景提醒我們，兩個藥方的葛根用途不一樣。在這裡，採用葛根的目的不是為了解表，而是葛根獨有的治利效用。病人下利情勢急逼，在高位的肺胃熱盛逼津下行，所以在獨特的情態，需要採用葛根來「升津止利」，可見張仲景使用了力挽狂瀾的方法，呼應了《神農本草經》說的，葛根可以「起陰氣」。

臺灣的夏天常見急性腹瀉，治療腹瀉的藥物是很多家庭的常備藥。我知道有些人一腹瀉就趕緊服用止瀉藥，殊不知，雖然都是腹瀉，但致病的原因卻不一樣，唯有對症下藥，才能產生治標和治本的作用。張仲景的葛根黃芩黃連湯是治療急性腹瀉的經典名方，它的卓越表現是具備清熱止瀉的效果，一方面獲得歷代醫家的肯定，二方面也獲得現代臨床的應用，而且普遍被製作多種劑型的中成藥，療效穩定，使用便利，讓張仲景研發的藥方廣為流傳。

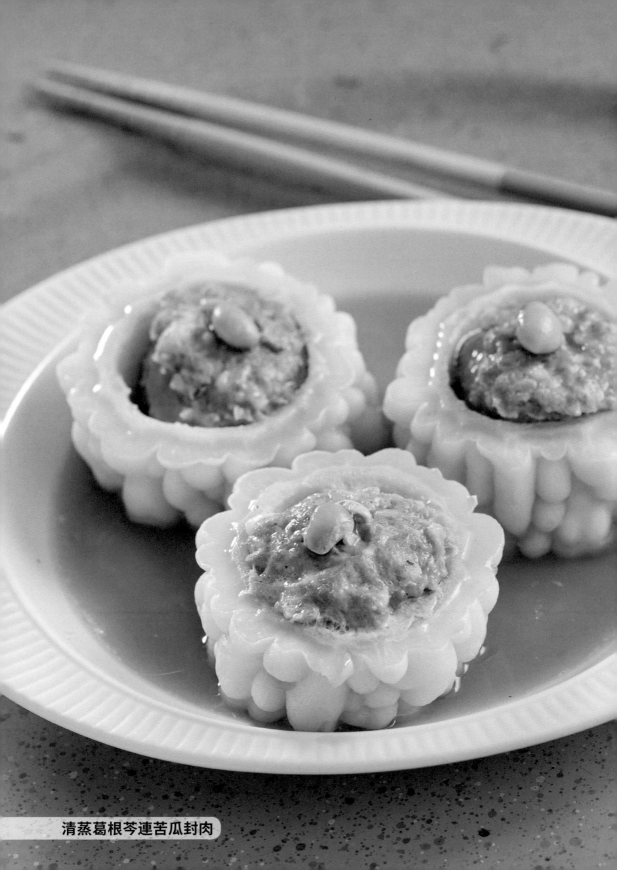

清蒸葛根苓連苦瓜封肉

清蒸葛根芩連苦瓜封肉

調配料理

功效

1 葛根可以清熱和消除痙攣疼痛，最擅長緩解頸項、背部肌肉的緊張，並且能增加腦血流量，有助於清醒神智及增進思考能力。

2 炙甘草能夠補脾和胃、益氣復脈，用在脾胃虛弱、倦怠乏力。黃芩能夠清熱燥溼、瀉火解毒、涼血止血、除熱安胎。

3 黃連具有燥溼的作用，用在胃腸溼熱所引起的泄瀉痢疾、嘔吐腹滿，還有清心火的效果，用在心火亢盛所引起的失眠等。

4 苦瓜可以清熱消暑、養血益氣、補腎健脾、滋肝明目，對治療痢疾、瘡腫、中暑發熱、痱子過多、結膜炎等病，有相當的功效。

Tips

清蒸苦瓜封肉是一道經典的臺灣料理，肉汁的鮮甜加上苦瓜的回甘，相得益彰，簡單煮又好吃。用葛根黃芩黃連湯汁來蒸煮，便成為非常棒的食療聖品。這道料理也可以轉成一道湯品。用水和葛根黃芩黃連湯汁來做湯底，電鍋外鍋再加 1～2 杯量米杯的水來燉煮，靈活搭配即可。

食材

葛根 8 克、炙甘草 3 克、黃芩 3 克、黃連 3 克、苦瓜半條、絞肉適量、青蔥 2 根、薑 2 片、蒜頭 2 個、醬油酌量、太白粉酌量、白胡椒粉酌量、海鹽少許、雞蛋 1 顆

做法

1 葛根、炙甘草、黃芩、黃連，加水適量煮約 6 分鐘成湯汁，備用。

2 蒜頭和生薑切泥，蔥切成珠粒狀，加一顆蛋到絞肉內，放入醬油、太白粉、白胡椒粉、海鹽，做成肉餡並拌勻至產生黏性，備用。

3 把苦瓜切成小節，挖掉中間的籽和薄膜。不喜苦味的，務必將薄膜去除乾淨。

4 將做法 3 的苦瓜節擺好在深盤中，將做法 2 備用的肉餡填滿苦瓜節，酌量加上做法 1 備用的葛根芩連汁後，放入電鍋蒸煮。外鍋加 2 杯量米杯的水，等蒸好開關跳起來，就是一道上等的食療佳餚了。

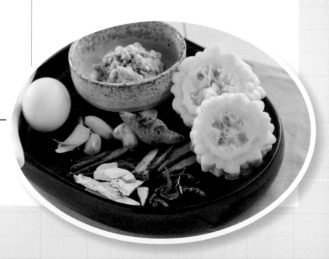

35

慢性肩關節炎

✿ 症狀

　　常見四種關節炎有退化性關節炎、類風溼性關節炎、痛風型關節炎和僵直性脊椎炎，形成的原因各有不同。如果季節轉換，就會感覺全身僵硬，稍微動一下，覺得關節卡卡的。關節由兩塊硬骨互相連接，人體由超過兩百個關節組成，兩塊硬骨之間有關節囊，藉由軟骨和滑液相連接提供緩衝，讓關節有活動性。許多原因會使軟骨過度磨損，或滑液分泌發生異常，就會產生疼痛、腫脹、發熱、僵硬等關節炎症狀。

✿ 莊醫師的話

　　此篇一開始，我們提到常見的關節炎有四種，現在來說說這四種不同關節炎的形成原因：

一、**退化性關節炎**：隨著年齡漸增，使用關節頻率增加和不當的使用
　　習慣，會造成關節囊萎縮或形成骨刺等狀況。這一類型的關節炎
　　較常在早上發作。

二、**類風溼關節炎**：自體免疫疾病。免疫系統會攻擊身體關節處，造
　　成發炎以及關節嚴重的損傷和變形。類風溼性關節炎會有一個明
　　顯的症狀就是早上僵硬，症狀可能會持續幾小時，占據一整天大
　　部分的時間。而且，女性又比男性得到的比例高。

三、**痛風型關節炎**：尿酸結晶堆積在關節處，大多發生在末梢關節

藥方 ｜ 柴胡桂枝湯

「發汗多，亡陽譫語者，不可下，與柴胡桂枝湯和其營衛（營指由飲食中吸收的營養物質，有生化血液，營養周身的作用。衛指人體抗禦病邪侵入的機能），以通津液後自癒。」

——《傷寒論・陽明病篇》條文 205

「傷寒六、七日，發熱微惡寒，支節煩疼（四肢關節不舒），微嘔，心下支結，外證未去者，柴胡桂枝湯主之。……而不名桂枝柴胡湯者，以太陽外證雖未去，而病機已見於少陽裡也，故以柴胡冠桂枝之上，意在解少陽為主，而散太陽為兼也。」

——《傷寒論・少陽病篇》條文 225

加減方

一、**失眠**：加當歸、夜交藤、酸棗仁。

二、**癲癇**：加白芍。

三、**惡寒甚**：加麻黃、杏仁。

四、**肢節煩疼**：加葛根、升麻。

五、**心下痞滿**：加枳實、桔梗。

提醒

《傷寒論》中關於四肢關節疼痛有很多種說法，例如骨節疼、骨節痛、骨節疼煩、支節煩痛、四肢疼、四肢痛等。

製法用量

柴胡四兩、去皮桂枝一兩半、人參一兩半、炙甘草一兩、洗半夏二合半、黃芩一兩半、白芍一兩半、擘大棗六枚、切生薑一兩半。共九味，以水七升，煮取三升，去滓，溫服一升。本云人參湯，作如桂枝法，加半夏、柴胡、黃芩，復如柴胡法。今用人參作半劑。

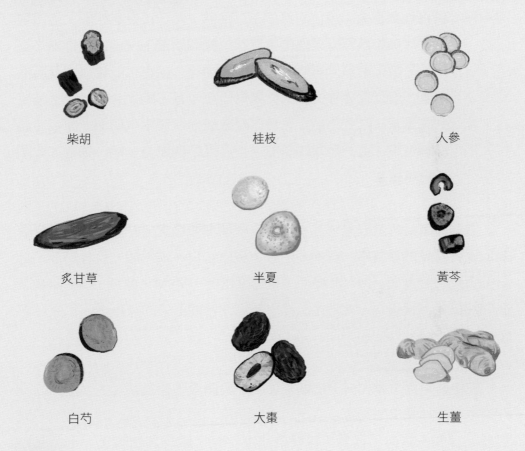

柴胡　　　　　　　　　桂枝　　　　　　　　　人參

炙甘草　　　　　　　　半夏　　　　　　　　　黃芩

白芍　　　　　　　　　大棗　　　　　　　　　生薑

主治

風溼性關節炎、類風溼性關節炎、坐骨神經痛、關節痠痛；外感兼有四肢疼痛的症狀；消化系統的病症；情緒不穩定時，出現的全身竄痛；脂膜炎以皮膚泛紅，皮下有結節，伴有發熱、怕冷、乏力，甚至四肢關節痠疼；不寧腿症候群；陽氣不能通達，血虛失養，又有肝氣鬱結等。

處，例如腳趾頭或是手指頭。若不積極控制尿酸濃度，嚴重時還會損及腎臟，因此控制尿酸濃度，是預防和改善這一類型關節炎的最上策。痛風型關節炎因為是循環代謝問題，主要是下肢疼痛，少數有上肢關節疼痛。這一類型的關節炎多半常在晚上感覺疼痛。

四、**僵直性脊椎炎**：發作的部位在脊椎處，和免疫息息相關，會出現下背疼痛和晨間脊椎僵硬等症狀，長期累積下來會造成脊椎失去彈性、硬化畸形。假使病人不積極治療，就有可能會造成殘廢的結果。僵直性脊椎炎以男性罹患居多，且不動才會痛，晚上睡覺到凌晨起床時會疼痛，也會伴隨其他症狀產生，例如虹膜炎、心瓣膜炎等。這一類型的關節炎和痛風型關節炎一樣，較會在夜間感到疼痛。

對關節有益的營養素，基本上都會降低身體發炎。針對補充結締組織組成原料常見的營養素，有葡萄糖胺、膠原蛋白、玻尿酸、軟骨素等。針對抗發炎的營養素，則有非變性二型膠原蛋白、MSM、薑黃、Omega-3 脂肪酸等抗氧化營養素。此外，魚油對類風溼性關節炎的免疫調節和炎症調控有一些助益。

在中醫方面，會如何治療關節炎呢？我們看張仲景在《傷寒論》的設計是以柴胡桂枝湯來對症。它是「小柴胡湯」和「桂枝湯」的合方。不過很多人會問，為何不稱為「桂枝柴胡湯」呢？關於這個答案，在《傷寒論》已經交代得十分清楚了。「柴胡桂枝湯」在〈陽明病篇〉和〈少陽病篇〉各出現一次，請大家看這一段關鍵字：「……而不名桂枝柴胡湯者，以太陽外證雖未去，而病機已見於少陽裡也，故以柴胡冠桂枝之上，意在解少陽為主，散太陽為兼也。」

張仲景早就料到大家會有所疑惑，故寫了這些字，足見他用藥的得心

應手。因為桂枝湯有調和營衛效果，又可調氣血。而小柴胡湯則可疏通三焦，整個藥方的功效在於「調和營衛，疏通三焦」。所謂三焦，指上焦、中焦、下焦，乳房以上為上焦，乳房到肚臍屬中焦，肚臍以下則為下焦。上焦主管呼吸作用，中焦負責消化作用，下焦掌管泌尿排泄作用，各有所司。

母親旅日時，也曾被諮詢四肢關節疼痛的病例，讓我敘述如下，提供大家參考。

1972 年時有一位英子女士，38 歲，第一次向母親諮詢時，體溫高達 40℃，出現症狀有發熱惡寒、頭痛少汗、四肢關節疼痛、噁心想吐、胸脅苦滿、舌紅、苔薄白等。聽診時，心音正常，心率 80 次／分，各瓣膜未聞及雜音。英子女士描述自己體質弱，容易感冒，這在中醫稱為太陽少陽合病，會以「柴胡桂枝湯」治療。母親開出的藥方為：柴胡 24 克、半夏 10 克、黨參 10 克、黃芩 15 克、桂枝 10 克、杭芍 10 克、甘草 6 克、生薑 3 片、大棗 5 枚。2 劑，水煎服，每日 1 劑。

過了兩天，英子女士來做第二次諮詢時，高燒已經退下來了，但是出現噁心想吐、頭痛少汗、四肢關節疼痛、胸脅苦滿（側胸部不舒服）、舌紅、苔薄白等症狀。母親判斷她是邪氣從少陽樞機轉運而外出太陽，故以「桂枝湯」治療，開出的藥方為：桂枝 10 克、白芍 10 克、甘草 6 克、生薑 3 片、大棗 5 枚。2 劑，水煎服，每日 1 劑。

除了藥方之外，母親叮囑英子女士服藥後，喝點熱粥暖身。又過了三天，英子女士向母親進行第三次諮詢，她告知明顯好轉，母親再投給原來的藥方，設法穩定她的療效。後來，她就康復了。

母親告訴我，張仲景的「柴胡桂枝湯」是「小柴胡湯」和「桂枝湯」的合方，這個藥方一方面具有小柴胡湯解鬱利樞的功效，二方面兼備桂枝湯調理氣血陰陽的作用，她平常在臨床上多用在下面症狀上：

一、少陽病症和太陽病症同時出現時，即側胸部不舒服或脅背作痛而又見有發熱惡寒，或肢節煩疼等，主要臨床表現為口苦、咽乾、目眩、往來寒熱、側胸感覺不舒服、默默不欲食、心煩、喜嘔、脈弦，又稱「柴胡九症」。

二、病人自覺有氣在側胸胸背，四肢流竄，忽上忽下，忽左忽右，忽前忽後。凡氣所竄之處，都會疼痛或脹滿。

柴胡桂枝湯原本是小柴胡湯和桂枝湯各半量合劑而成，主要在於柴胡、黃芩兩藥合用有退熱的特別效用，而且柴胡用量需要看發燒程度來做遞增。比方說，高燒達 38 ～ 40℃ 以上時，用量為 24 ～ 30 克左右。以肩周炎來說，病人會出現肩背痛，肩痛多用「小柴胡湯」和解；背痛則以「桂枝湯」解除，所以可採用「柴胡桂枝湯」來祛除肩、背痛。

綜合柴胡桂枝湯的作用，表 33 能讓大家了解這個藥方主治哪些病痛。

表 33　柴胡桂枝湯主治的病痛

病症	說明
肩背疼痛（肩周炎）	治療肩背痛當抓住太陽、少陽、督脈三經。肩部是少陽經，背部是太陽經、督脈。久痛入絡的病人，其血必結，可加片薑黃、桃仁、紅花、川芎等藥活血通絡止痛。 假使背痛痛到腰部，頭身困重而苔白膩，婦女兼見白帶量多的話，會用「羌活勝溼湯」協助發汗、去風、勝溼，來治療溼氣在表、頭痛、頭重、腰脊重痛，或一身盡痛、微熱昏倦等症狀。
發燒	柴胡桂枝湯是治療發燒的有效方劑，如果發燒三、五天或六、七天，或服它藥高燒不解的，可以投服本藥方，通常一、二劑見效。倘若高燒達 38 ～ 40℃ 以上，柴胡用量可達 24 ～ 30 克左右。
畏寒	畏寒大多發生在女性身上，這是因為太陽、少陽同病，陽氣不伸引發。除畏寒外，常兼見身體疼痛、出汗、噁心、口苦、月經不調等，用本藥方太陽、少陽兩和，效果很好。

病症	說明
寒熱 （惡寒、畏寒、冷痛、喜暖、口淡不渴、肢冷蜷臥，痰、涎、涕清稀，小便清長，大便稀溏等）	寒熱往來為邪在少陽；畏風頭痛、鼻塞、脈浮是太陽症狀未罷，實屬太陽、少陽同病，故單用解表而不能康復。唯有採用本藥方才能解表和裡，太陽、少陽同治，才是治根的上策。
盜汗	盜汗經常伴隨著惡寒微熱、口苦、胸滿，不想吃東西，為太陽、少陽合病。由邪侵半表半裡，表裡不和導致。故用本藥方太陽、少陽同治，解表和裡，盜汗才會停止。
胃痛	胃痛每以感寒誘發或加重，而且有寒熱顯現，加上口苦、納呆、胸部不適、頭暈等症狀。這些應屬太陽、少陽同病，因太陽表鬱不解，少陽氣機不利而引發胃痛，故用本藥方解表散邪，疏達氣機。
拉肚子	肝膽失於疏泄，乘剋脾土則導致拉肚子，伴隨發生腹痛、心煩、嘔惡、苔薄黃、脈弦數，這是肝膽郁滯化火的跡象。又見惡寒發熱，故用本藥方以散太陽之邪，和少陽之氣，治療拉肚子。
真心痛 （冠心病、心絞痛）	病症出現胸痛胸悶、心慌心煩、納呆乏力、惡寒肢冷、觀臉色潮紅、舌紅、舌苔黃膩、脈弦滑有力、擬胸痹癥。採用本藥方，病情大減，可以除胸痛。
腰腿痛 （坐骨神經痛）	因過勞飲冷，汗後受涼，風寒之邪犯及太陽不解，傳及少陽發病。當用本藥方太陽、少陽同治，待少陽樞機通利，經氣暢通，而腰腿痛疼痛自然解除。
脘腹劇痛 （急性胰腺炎）	本藥方對急性心絞痛、膽囊炎、胰腺炎、膽道蛔蟲、闌尾炎、胃痙攣、潰瘍病等急性發作性疼痛有良好的作用，其發揮功效，在於疏達肝膽氣機，調和表裡氣血。
癲癇	大部分癲癇病人在發病前有的症狀是胸脅苦滿、精神抑鬱、口苦、脈弦等，採用本藥方治療主因在於，一則可以控制癲癇發作，二則促使腦部新陳代謝逐步正常化。 ＊須根據病人身體狀況適當調補藥物，連服 2～3 個月，避免過勞和精神刺激，盡量排除發病的誘因。

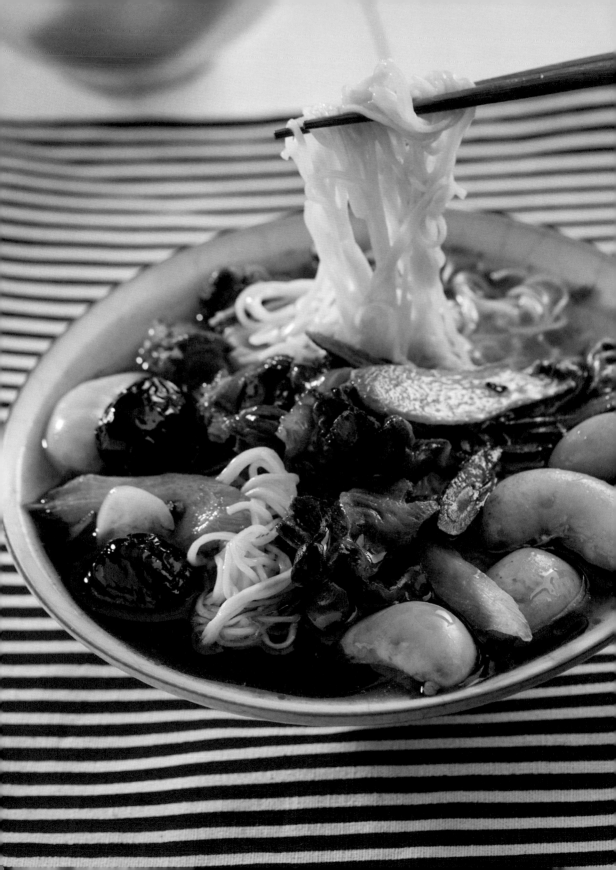

紓解痠痛，強精補腎

柴胡桂枝麻油雞腰雞胗麵線

調配料理

功效

1 柴胡、去皮桂枝、人參、炙甘草、炙半夏、黃芩、白芍、大棗、生薑共九味，能夠對關節痠痛產生緩解的作用。

2 雞胗也稱雞胃，即俗稱的「雞肫」，外有筋膜，內有肫皮，兩側為肫肉。雞胗含有碳水化合物、脂肪、蛋白質、纖維素、維生素 A、維生素 C、維生素 E、胡蘿蔔素以及各種微量元素等，具有強精補腎的效果。雞腰（雞肺）則有極高的滋陰壯陽的保健作用。

食材

柴胡 6 克、去皮桂枝 2 克、人參 2 克、炙甘草 2 克 、炙半夏 10 克、黃芩 2 克、白芍 2 克、切開的紅棗 3 顆、生薑切片適量、雞腰酌量、豬肉片酌量、雞胗酌量、黑麻油酌量、米酒酌量

做法

1 將柴胡、去皮桂枝、人參、炙甘草、炙半夏、黃芩、白芍、紅棗、生薑共九味略微清洗，放入棉布袋內，加水熬煮約 6 分鐘，備用。

2 雞胗清洗乾淨、汆燙，備用。

3 雞腰放入熱水鍋中，熄火浸泡至 3 分熟，撈起瀝乾，備用。

4 另取一只鍋子，加入黑麻油先煸香生薑片，再放入做法 2、做法 3 備用的雞胗、雞腰，加入豬肉片，下米酒翻炒均勻後，加水煮開。

5 將做法 1 備用的九味湯汁放入鍋中，熬煮 3 分鐘入味，即可起鍋享用這道食療料理。

Tips

也可用豬腰代替雞胗。雞胗或雞腰都不宜烹煮太久，避免過硬不好吃。

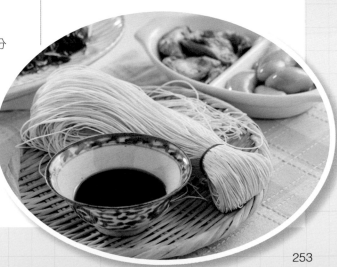

36

慢性橫膈膜炎

❀ 症狀

　　胸部疼痛、胸悶、上腹痛、飽食感、心律不整、上氣不接下氣、氣喘、慢性咳嗽。便祕、腰痛、腰閃傷、拉肚子。

❀ 莊醫師的話

　　很多人弄不清楚橫膈膜是肌肉，還是膜。它可以說是整個呼吸動作中最主要的肌肉。橫膈膜的上升會使肺部縮小和下降，讓肺部擴張，是驅動整個呼吸過程的核心引擎。倘若沒有橫膈膜，我們的呼吸會變得非常困難。所以一旦胸部疼痛，有時候是因為肺部的病變所引起，經常會被誤以為是心臟出毛病。

　　肺部由一層肋膜的包膜包裹，萬一肋膜發炎、感染或者受到刺激，這時候便是肋膜炎發作的當頭，病人每一次深呼吸或者咳嗽，都會疼動不已。不過，運動或者活動並不會讓病情惡化，在一般情況下，位置和潛在的病灶位置息息相關。如果有肺炎和肺栓塞，它們都是引發肋膜炎的重病。

　　橫膈膜在身體哪個地方呢？它就在肋骨下方，和一般常見到一束束的肌肉大不相同，它呈現一大片又半球形的肌肉，很像橫切了整個身體，把胸腔和腹腔分開，且連結了胸骨柄、肋骨和腰椎。

藥方 │ 小陷胸湯

「小結胸病，正在心下，按之則痛，脈浮滑（常見於多痰溼而又感受外邪）者，小陷胸湯主之。」

——《傷寒論》條文 138

製法用量

黃連一兩、半夏半升、栝蔞實四兩，大者一枚。共三味，以水六升，先煮栝蔞實，取三升，去滓；內諸藥，煮取二升，去滓，分溫三服。

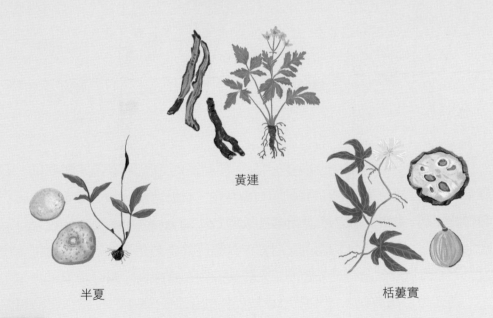

黃連

半夏

栝蔞實

主治

痰熱互結心下，胸部痞悶，按之則痛，或咳痰黃稠，舌苔黃膩，脈滑數或浮滑者；抗菌，消炎，解熱，利膽，擴張冠狀動脈，抗急性心肌缺血。用在肺炎、支氣管炎、胸膜炎、肋膜炎、胃炎、胃酸過多、膽石症、肺氣腫、心絞痛、胰腺炎、胃神經症。

表34　橫膈膜前側、後側、外側的相關位置

位置	說明
前側	位於橫膈膜的前方，連結胸骨柄的劍突。
後側	位於橫膈膜的後方，連結了弓狀韌帶，和第 1 ～ 3 腰椎。
外側	位於橫膈膜的前方和外側與腹橫肌，一起連結了第 6 ～ 12 節肋軟骨。

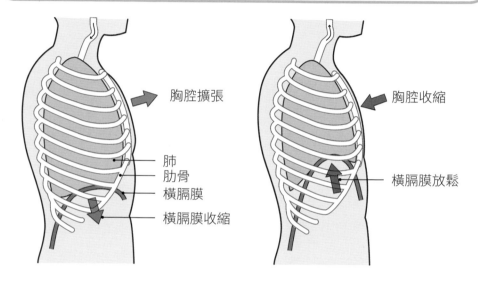

胸腔擴張

肺
肋骨
橫膈膜
橫膈膜收縮

胸腔收縮

橫膈膜放鬆

　　在通常情況下，胸痛大半是因為一些輕微的病因所導致。胸部是一個複雜的部位，不一樣的器官和神經布滿其中，林林總總皆會引發類似心臟病發作的症狀，好比肺部方面的肺炎、肋膜炎、肺氣腫、肺腫瘤、肺栓塞、氣喘、氣胸等；胸壁方面的肌肉、骨骼、神經疼痛；消化系統方面的胃炎、食道炎和膽囊病變；還有主動脈的主動脈瘤破裂和脊椎炎、關節炎等。

　　倘若是心臟胸痛，產生壓迫或被勒住的感覺，發作的位置會在胸口的正中央，慢慢的再擴及左肩、左臂、左手和下巴。而心肌梗塞的胸痛往往是極難受的，即使病人停止正在進行的動作，胸痛並不會自動消失。這時候，病人會臉色蒼白、呼吸急促、全身虛弱、直冒冷汗。至於心絞痛，因為冠狀動脈硬化，導致部分阻塞和心肌缺氧。通常胸痛和心肌梗塞非常相似，病人都會有胸口被壓迫的感覺，但胸痛的症狀沒有心肌梗塞那麼嚴

重，發作的時間也比較短，病因是因為運動和情緒的變化而產生，待運動結束或者壓力消失後，症狀就會很快的解除。

在這些不同的胸痛裡，最令人擔心的是主動脈剝離，病人會出現劇烈的撕裂痛覺，從前胸、後背腹部上下擴散，一直冒冷汗。這樣的現象一般發生在嚴重高血壓的病人身上，由於飆升的高血壓造成主動脈剝離，進而破裂死亡。

幾乎大部分的人胸口不舒服時，會以為是胃腸問題，好比說消化道發炎、潰瘍和逆流性的食道炎等，常發生在躺下、吞嚥吃下食物或彎腰的時候，出現腹部上方和胸口下方的灼熱感與上腹的觸痛。不過，等站起來或者喝點流質的食物後，感覺會舒坦一些。

多年前，有一位高先生，52 歲，他來到診所時告訴我，他的右胸疼痛已有兩個星期了，只要深呼吸或者抬高左手時就會疼痛。我初判不是他認為的肺部問題，因為他有抽菸的習慣。我填了轉診單，請他到大醫院做進一步的檢查，結果證實問題不在肺部，而在心臟。心臟病發作會出現皮膚溼冷、冒汗、頭暈眼花、疲倦、虛弱等，經常和重感冒或流感相混淆。

《傷寒論》第 138 條的小陷胸湯是專治痰熱結胸的藥方，也就是主治「痰飲留滯胸中而致結胸者，胸滿不舒，甚則胸脅脹滿悶痛，咳嗽痰多，發熱惡寒，心煩口渴」的良方。藥材裡面的栝蔞實為君，可以清熱化痰，宣通胸膈。另外黃連和半夏兩味，黃連為臣，具有清熱降火的效果，可以消除胃部滿悶不舒服的症狀。加上半夏有消除胸腹間氣機阻塞不舒服的作用，和黃連搭配，一辛一苦，辛開苦降，和栝蔞實唱作俱佳，則發揮潤燥相得，寒溫合宜的作用。

整體來說，這三味藥材具備了抗菌、消炎、解熱、利膽，擴張冠狀動脈，抗急性心肌缺血的效用。倘若用在肺炎、支氣管炎、胸膜炎、肋膜炎、胃炎、胃酸過多、膽石症、肺氣腫、心絞痛、胰腺炎、胃神經等症狀，都可解緩或治好病人的不舒服感。因此，中醫師經常以小陷胸湯用來治療慢性胃炎、胸膜炎、胸膜黏連、急性支氣管炎、肋間神經痛等病人。

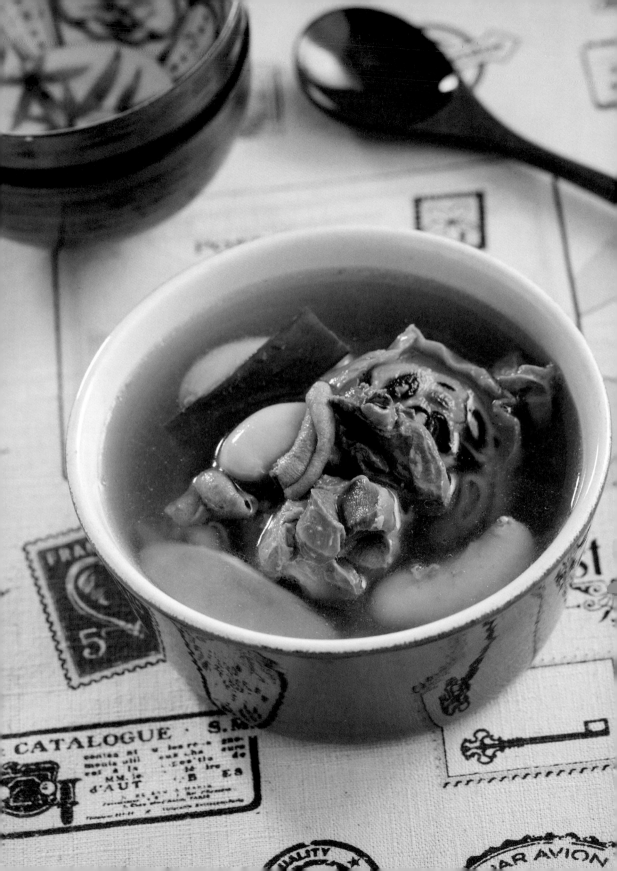

消炎解痛，清熱化痰

黃連半夏栝蔞實下水湯

調配料理

功效

1 常見的動物內臟，如雞心、雞肝、雞胗、雞腸，都有蛋白質豐富、脂肪含量較低的共同點，比牛肉、豬肉、雞肉的熱量低。也有含量各異的維生素 A、B1、B2、B5、葉酸，以及鐵、鋅、硒等礦物質和微量元素。鋅在人體內參與成長和發育、能量營養素代謝、免疫機能、食慾、味覺、皮膚健康和傷口癒合。

2 從食物裡直接攝取鐵質是獲取鐵質的最大來源，而動物內臟是不錯的選項。某些內臟的脂肪量比較高，又多為飽和脂肪，建議不吃太多，一星期吃一次是可以的。

3 以上食材搭配黃連、半夏、栝蔞實一起烹煮，可以達到抗菌消炎、解熱利膽、擴張冠狀動脈、抗急性心肌缺血、支氣管炎、胸膜炎、肋膜炎、胃炎、胃酸過多、膽石症、肺氣腫、心絞痛、胰腺炎、胃神經症、慢性咽喉等，具有多元的療效。

食材

黃連、半夏、栝蔞實各 1 克，雞心、雞肝、雞胗、雞腸各 50 克，薑和青蔥適量、水 4 杯、海鹽適量、香油和米酒少許

做法

1 將黃連、半夏、栝蔞實略微清洗乾淨，加適量的水，大火煮滾後，再轉小火熬煮約 6 分鐘成湯汁，備用。

2 先洗淨雞心，將雞肝、雞胗切片，雞腸切 3 公分小段，汆燙所有內臟，備用。薑和青蔥洗淨後切絲，備用。

3 取一只湯鍋，放入 4 杯水，再將做法 1 和做法 2 備用的食材和湯汁放入，大火煮開後，放入薑絲、蔥絲、海鹽、香油、米酒，就是一道鮮美又有食療作用的下水湯了。

Tips

膽固醇高的人最好少吃或不吃這一道料理。內臟類較容易有寄生蟲等衛生安全問題，烹調時請確保煮熟才可食用。

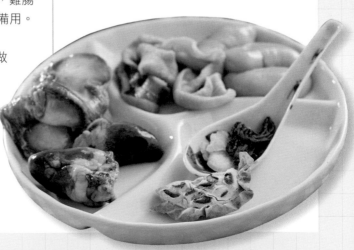

37

急性腸胃炎

❀ 症狀

　　噁心、嘔吐、腹部絞痛、腹脹、腹瀉、嚴重腸胃炎、發燒，解稀水便、糞便夾帶血絲、黏液、惡臭。

❀ 莊醫師的話

　　在第 4 篇我們討論過慢性腸胃炎，現在來談急性腸胃炎。急性腸胃炎通常是因細菌、病毒、寄生蟲引起，傳染途徑則是吃到遭受汙染的食物、水或使用不潔的器皿而得病。臨床表現和潛伏期隨個人免疫力、致病菌和毒素種類等而異。一般常見的症狀，如噁心、嘔吐、腹部絞痛、腹脹，一天拉肚子多達六次以上。嚴重的腸胃炎甚至會發燒，解稀水便，糞便中有血絲、黏液且惡臭。

　　如果以年齡段來看，兒童比較會發生急性腸胃炎，四季皆為好發時間，比較集中的發病時間，則在逢年過節或集體用餐時。

　　腸胃炎又可分成「非感染性腸胃炎」和「感染性腸胃炎」。非感染性腸胃炎是由非傳染性的食物毒素或藥物毒性導致，而感染性腸胃炎是由細菌或病毒所引發，病程一般是七天。倘若腸胃道症狀超過七天或是更久，就有可能是寄生蟲或其他病因。

　　嬰幼兒為腸胃炎的高危險群，一般治療方式是先禁食 4～6 小時，即可在症狀慢慢緩解後，逐漸恢復正常進食。嬰兒的餵食方式是繼續哺餵母

藥方 ｜白頭翁湯

「熱利下重者，白頭翁湯主之。」

——《傷寒論》條文 371

製法用量

白頭翁二兩、黃柏三兩、黃連三兩、秦皮三兩。共四味，以水七升，煮取二
升，去滓，溫服一升；不癒，更服一升。

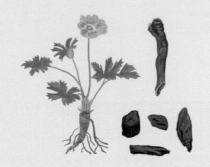

白頭翁

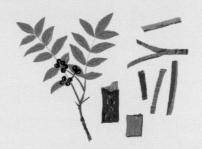

黃柏

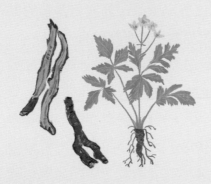

黃連

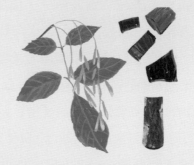

秦皮

主治

細菌痢疾、阿米巴痢疾、急性大腸炎、產後腸炎、便膿血。

乳或配方奶，比較大的幼兒可以先提供米粥、蘋果、白吐司等食物，如果拉肚子的情形獲得改善，則可正常用餐。不過要提醒家長，盡量不吃油炸食物和含糖飲料。萬一出現嚴重腸胃炎症狀如下，請立即就醫治療：

一、一天拉肚子超過六次以上。

二、持續性嘔吐，無法吃東西。

三、持續兩到三天都在發高燒。

四、劇烈的肚子痛。

五、出現血便或膿便。

六、意識不清楚且昏睡不醒。

七、呼吸心跳加快，血壓降低，口腔黏膜乾燥，尿量減少。

八、嚴重脫水現象。

如何預防急性腸胃炎？腸胃炎的傳染途徑主要是糞口接觸傳染，經由受到病人的飛沫、嘔吐物或排泄物汙染的食物、器皿或水源傳播，還有吃到早就存在細菌或毒素汙染的食物，因此勤洗手與戴口罩十分必要。進出公共場所、用餐前、上廁所後，勤洗手可避免將病菌帶回家。倘若家人有生病者，請注意個人衛生，使用公筷，以降低群聚感染。幼兒和長輩的抵抗力較弱，請盡量避免食用海鮮肉類、雞蛋等生食，務必吃熟食。

張仲景設計白頭翁湯來治療急性腸胃炎，主藥白頭翁可以清「血分熱毒」（為熱邪深陷血分的證候。指熱毒深陷血分，耗血、傷陰，甚則蒙閉心神，危及生命的病理變化），他了解「涼血解毒」（用藥性寒涼的藥物，使血分有熱而運行過速的血恢復正常運行，避免血行過速而造成出血等）是治熱毒赤痢的最高原則；而黃連、黃柏則為搭配的兩味配方，能夠清熱解毒、燥溼治痢。秦皮是神來一筆，發揮了「清熱燥溼兼有收澀」的輔佐效用。四味方劑清熱解毒止痢藥共用，四效合一，成為專治熱毒血痢（熱毒熏灼腸胃氣血，化為膿血，而見下痢膿血、赤多白少）的良方。

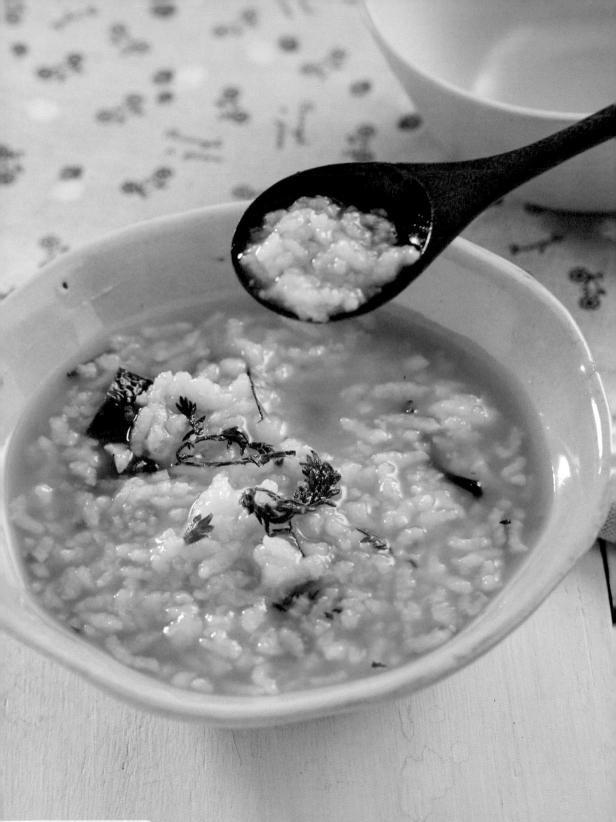

黃連白頭翁粥

黃連白頭翁粥

調配料理

功效

1 白頭翁、黃連、秦皮、黃柏四味可以緩解腸胃不適，也可以調節體溫。

2 粥含有豐富的營養元素，對人體的營養補充是很不錯的選項，因為粥含有大量的水分，不僅可以裹腹止饑，同時也補充水分、防止便祕。粥品對於腸胃較弱、容易便祕的兒童或年紀大的長輩，都很適合。

Tips

水量要放多少隨個人喜好，也可以煮成鹹粥，葷素食都可以。在夏天吃的時候盡量清淡，在冬天吃的時候，可以加入其他食材讓粥品更豐盛，例如放一些小排骨或蔬菜等，都是不錯的延伸粥品。

食材

白頭翁 2 克、黃連 1 克、秦皮 2 克、黃柏 1 克、生米 50 克、水適量

做法

1 白頭翁、黃連、秦皮、黃柏略微清洗乾淨，放入鍋中加水熬煮約 6 分鐘，去渣取汁，備用。

2 準備一只砂鍋放入少許清水，放入清洗乾淨的生米，再放入做法 1 備用的湯汁一起煮成粥，就是一道養生又可食療的粥品了。

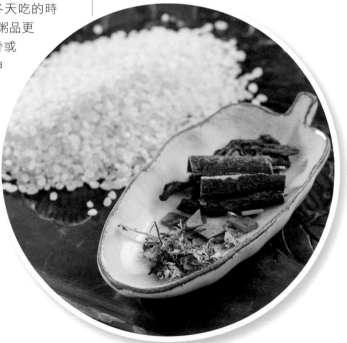

38

頑固性便祕

✿ 症狀

老人便祕、習慣性便祕、腸梗阻。

✿ 莊醫師的話

我們時常聽到長輩有嚴重性便祕，為什麼會這樣呢？這是因為長輩的腸蠕動頻率下滑，腸道裡的水分也就隨之減少，糞便一旦乾燥，於是引發大便祕結。每當我碰到這樣的病人，都會建議他們每天晚上睡覺前做一些腹部按摩，例如平躺在床上，全身放輕鬆，把兩手手心疊放在肚臍上，先順時針方向揉一百下，再逆時針方向揉一百下，按揉力道因個人而異，每天持之以恆，可以幫助增進胃腸蠕動。

其次，我時常推廣做提肛運動，對長輩很有幫助。在坐、臥和站立時都可以進行提肛運動。進行步驟如下：

一、收小腹，逐漸緩慢的呼氣。
二、與此同時往上收提肛門，屏住呼吸同時保持收提肛門兩秒鐘，再全身放輕鬆，使空氣進入肺部。
三、靜息兩秒鐘，重新反覆做。每天兩回，每回約三分鐘左右。

藥方 | 麻子仁丸

「趺陽脈（胃經沖陽穴道的脈）浮而澀，浮則胃氣強，澀則小便數，浮澀相搏（趺陽脈浮主胃有熱，趺陽脈澀主脾陰虛，浮澀相合才澀滯不利），大便則硬，其脾為約，麻子仁丸主之。」

——《傷寒論》條文 247

製法用量
麻子仁二升、白芍八兩、炙枳實八兩、去皮大黃一斤、去皮炙厚朴一斤、去皮尖杏仁一升（熬）。共六味，蜜和丸如梧桐子大。飲服十丸，日三服，漸加，以知為度。

加減方
一、**枯便祕**：加當歸、桃仁。
二、**腸風臟毒下血**：加槐花、
　　側柏葉、荊芥。
三、**便祕甚**：加芒硝。
四、**燥熱傷津**：加栝蔞仁、柏
　　子仁。
五、**痔瘡便祕**：加黃連、升
　　麻、桃仁、當歸。

主治
腸胃燥熱便祕、大便硬、小便
頻、大便結硬、數日不行或便
出不暢，飲食小便如常。

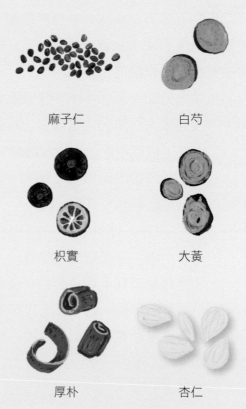

麻子仁　　　　　白芍

枳實　　　　　大黃

厚朴　　　　　杏仁

對我來說，排不出去的大便就是拔不掉的病根存放在身體內，這當然是不可以的事。從小，我和姐姐、弟弟就被母親訓練，在上午 5 ～ 7 時要乖乖的專心坐在馬桶上，不能拿書或玩具，邊排便邊做其他事，現在更不能拿 3C 產品玩。不管你是否有便意，就是要養成習慣，在這個時段坐在馬桶上，訓練肛門的肌肉收縮。直到年老時，大便還是要一條條完整的香蕉形狀，顏色黃黃的，飄在馬桶裡，這才是健康之道。提醒大家，要關心長輩的糞便形狀，因為長輩沒有病痛是他們的福氣，也讓晚輩沒有負擔。我也經常自信的讓孩子來看我的健康大便！

要了解，在我們體內約有 70 億個細菌，腸道功能正常運作的大前提是必須讓益生菌占大部分，腸道正常才有利於排毒。所以，有人鼓勵多喝優酪乳。但是，我會建議大家先吃粗食的蔬果和粗糧，再喝優酪乳。由於粗纖維是益生菌的糧食，只要吃飽喝足，益生菌就有力氣工作，腸胃正常就不會發酵而產生毒素。倘若想要促進腸道排毒，就不能吃抗生素，因為經常服用抗生素，腸道就會提前老化，造成口腔潰瘍、消化不良等情況，體內的菌群產生紊亂。

什麼是頑固性便祕呢？以下是四個主要的特徵重點：

一、先天結、直腸解剖結構變異，故在不同年齡段會逐漸產生排便困難的疾病。

二、是非手術治療無法奏效，也是藥物治療無法治癒的疾病。

三、非功能性、而是有明顯器質性改變的結、直腸病變。

四、慢性的不全性的腸梗阻，因其梗阻部位不一樣，而分成結腸型、直腸型、混合型三類。

以前我有一位鄰居王女士，57 歲，她一直被便祕所苦，看了很多醫生和使用瀉藥與軟便劑，改善的結果是四至五天才上一次廁所，還會出現腹脹和腹痛的情況。有一次她在路上碰到我，我聽了她的描述後，為她介紹

我的一位醫生朋友，請她去看診。過了兩天，沒想到她已先出現腹膜炎和休克現象，家人立即送她到大醫院去掛急診，由我的朋友陳醫師為她動手術，清出了大約兩千五百克的宿便和糞石，住院兩週後出院。

為何會有糞石呢？這是因為王女士長期便祕，日積月累之下，沒有排出的食物渣形成了糞石，塞住大腸的末端，而她又偏向服用瀉藥，導致近端大腸脹破而引發了腹膜炎。在此呼籲大家，當有頑固性便祕的症狀，切勿自行判斷，猛吃瀉藥來解決便祕，還是要請教專業醫生，善待自己。

麻子仁丸具有潤腸泄熱，行氣通便的功效。張仲景在藥方裡放入麻子仁，充分運用它質潤多脂，潤腸通便的特性；大黃可以瀉火通滯下便；杏仁能夠降氣潤腸；白芍發揮養陰和裡的作用；枳實和厚朴兩味藥材行氣破結，以加強降泄通便之力。最後，用蜂蜜調和做成藥丸，來實現潤燥滑腸的貢獻。

我們知道，蜂蜜是中醫的調和寶貝，我們莊家在外祖父、母親兩代行醫時，就在臺北市外雙溪祖厝造了一個養蜂場，目的就是希望蜂蜜源源不斷。

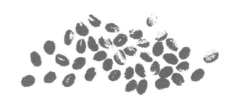

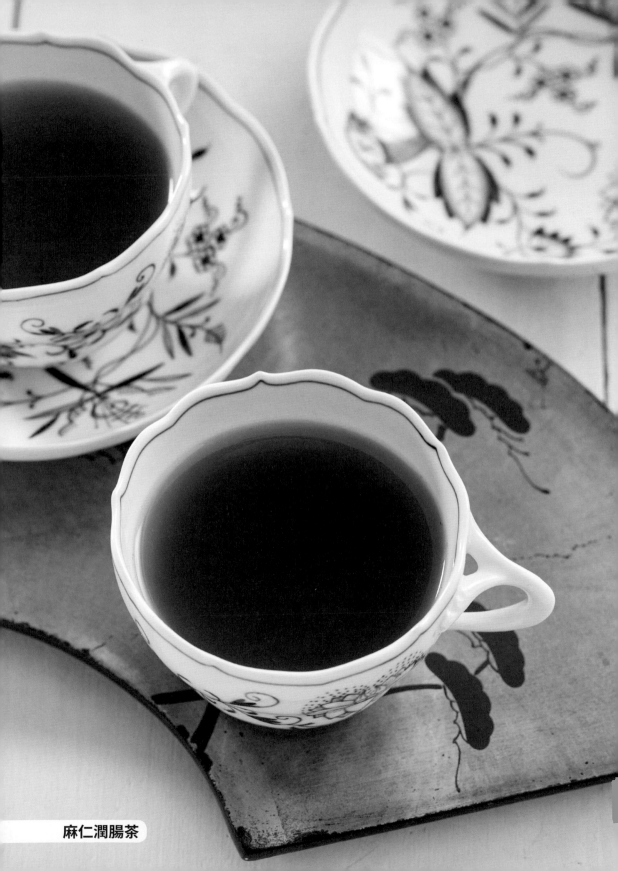

麻仁潤腸茶

麻仁潤腸茶

調配料理

功效

火麻仁是大麻的種子，可在中藥房購買，其作用可以潤腸通便，用在腸燥便祕、老人和產後便祕，發揮滋養補虛、補血的效用，但不宜長時間飲用。凡體質較為虛弱者、津血枯少的腸燥便祕、習慣性便祕、老人和婦女產後便祕、高血壓等病人、長期腹瀉者需要謹慎食用。

食材

麻子仁 6 克、甜杏仁 10 克、白芍 2 克、厚朴 1 克、枳實 1 克、大黃粉 1 克、蜂蜜 1 匙、500 毫升熱開水

做法

1 將麻子仁壓破，與杏仁、白芍、厚朴與枳實一起略為清洗乾淨後放入棉布袋內，備用。

2 加入 500 毫升熱開水，與做法 1 備用的棉布袋一起煮沸約 4 分鐘入味，再加入大黃粉煮約 1 分鐘後，倒入杯中。加入適量的蜂蜜調味，即可飲用。（不加蜂蜜也可直接飲用）

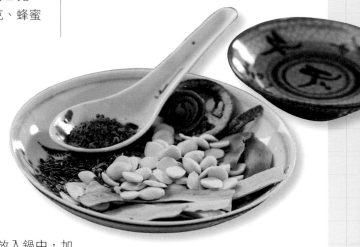

Tips

除了食療茶外，在此提供另一道——麻子仁粥，請參考食用。

功效 潤腸通便，滋養補虛。

食材 麻子仁 20 克、生米 100 克、冰糖適量

做法 ① 麻子仁洗淨、壓破後放入鍋中，加入熱開水適量，水煎取汁，約煮 6 分鐘。

② 鍋中加入洗乾淨的生米煮粥。待熟時，放入冰糖再煮沸，即可食用。

39

慢性膽結石

❀ 症狀

通常沒有太明顯的症狀,因此罹患慢性膽結石都不自覺。萬一發生症狀,大體上會伴隨膽囊發炎的徵象,例如發燒、寒顫、噁心、黃疸、右上腹觸痛等。身目發黃、發熱、無汗或但頭出汗、腹微滿或脅脹、吃東西會頭昏、大便不爽或便祕、小便短赤、急躁不得臥、口渴想喝水、舌紅、苔黃膩(表示溼和熱)等。

❀ 莊醫師的話

根據大數據顯示,每十五個人當中就有一個人罹患膽結石。膽結石通常毫無症狀,有時候是因為膽囊炎發作了,病人疼痛不已才會掛急診,因而順帶發現有膽結石卡住。整體來說,女性罹患膽結石的機率是男性的二至三倍,由於這一類的病人沒有症狀顯現,也有可能只出現輕微的腹痛,很難發現有膽結石,正因為如此,往往失去治療的最佳時機。

倘若膽結石卡住了膽道,會妨礙膽汁排出,於是引發急性腹痛,我們稱為膽絞痛,痛覺類似劇烈的抽痛,這和痛覺神經的機制息息相關。有時候,腹部臟器的疼痛可能轉移到背部或肩膀。若有表 35 這些症狀,要特別注意是否為膽絞痛:

藥方 ｜茵陳蒿湯

「陽明病，發熱、汗出者，此為熱越，不能發黃也。但頭汗出，身無汗，
劑頸而還，小便不利，渴引水漿者，此為瘀熱在裡，身必發黃，茵陳蒿湯
主之。」

──《傷寒論》條文 236

製法用量

茵陳蒿六兩、擘梔子十四枚、去皮大黃二兩。共三味，以水一斗二升，先煮茵
陳蒿，減六升；內二味，煮取三升，去滓，分三服。小便當利，尿如皂莢汁
狀，色正赤，一宿腹減，黃從小便去也。

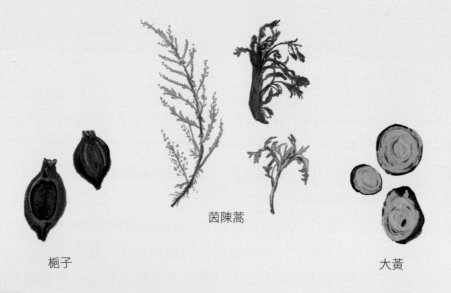

茵陳蒿

梔子

大黃

主治

溼熱黃疸證。化療性肝損傷、病毒性肝炎、肝硬化、肝癌、肝炎症候群、酒精
性肝損傷、急慢性膽囊炎、膽道蛔蟲症、膽結石等病臨床表現符合溼熱黃疸證
者。

表 35　膽絞痛症狀表

	症狀
1	• 猛烈的右上腹痛
2	• 猛烈的胸骨下疼痛
3	• 突然強烈的背痛
4	• 噁心、嘔吐
5	• 猛烈的肩膀痛

　　10 年前，有一位肥胖體型的吳先生因肚痛來求診，經我檢查發現可能是膽結石，請他轉診到大醫院，後來發現他有很多顆膽結石，甚至已掉到膽管，引發了膽管發炎，醫生幫他做了兩次膽管鏡才清除。有一天我在路上碰到他，特別叮嚀他要以運動減重。過了一個月，他告訴我他的發炎指數已正常，膽管擴張也改善許多。

　　在醫界，我們稱膽結石病人有「4F」特徵——Fat（肥胖）、Female（女性）、Forty（40 歲左右）、Fertile（未停經）。換句話說，即 40 ～ 50 歲，還有月經，產後仍胖的女性族群，是膽結石的好發者。由於荷爾蒙容易使膽囊中的油水不相容，如果經常吃了太多油膩的食物而肥胖，膽囊過度承擔，十分容易形成不穩定的結晶。結晶日積月累的逐漸變大，於是形成了一顆顆的膽結石。膽的位置在上腹部偏右的地方，一旦出現膽結石，最常在吃飽、特別是吃完油膩的食物大約半小時以後，顯現脹悶、消化不良感等徵象。輕微時，過了一些時間就能恢復正常；嚴重時，疼痛時間會至少持續一個小時以上。如有這樣的情形切勿忍耐，就要立即到醫院檢查和就診。

　　有些膽結石病人的疼痛感會逐漸改善，可能因為膽結石卡在膽囊出口尚未卡得很緊，只要過了就會感覺沒事，病人頂多反反覆覆發生陣痛。不過，如果病人的膽結石卡得很緊，而且疼痛時間超過一小時以上，伴有發燒、畏寒和血壓變化等，這就是已進入了發炎期，表示膽結石確實是一種漸進性展現症狀的疾病。我要特別提醒罹患膽結石的病人，慢性發炎是癌

化的前兆，倘若膽結石使得膽囊一直持續慢性發炎，嚴重的話極有可能轉變成膽囊癌。根據臨床報告，98%的膽囊癌的病人與有膽結石息息相關，病人隨時要有危機意識，好好的和醫生配合與檢查追蹤。

總的來說，慢性膽囊炎是膽囊的慢性炎症性病變，大部分發生在中老年婦女身上，而且有70%病的人合併有膽囊結石，多數的病人有膽絞痛的病史。慢性膽囊炎的治療根據起病的因素和合併症等，因人而異。針對不同的病情，應遵循適當的治療方法。

茵陳蒿湯藥方中重用茵陳蒿達到清熱利溼，達到利膽的功能；以梔子輔佐，能夠利膽、消炎、利尿，引溼熱從尿排出而清利三焦溼熱；搭配大黃，可以導瀉陽明腸胃瘀熱，從大便排出，產生消炎的作用。服藥後因為有利尿的效用，尿液呈現紅色。經過一夜後，病人的肚子會稍微減小。

茵陳蒿湯屬於清熱利溼藥，主治溼熱黃疸，但是要提醒，陰虛體質和溼氣重的人不適合服用本藥方，且孕婦要慎用。現代臨床常用在急性肝炎、腎炎、口內炎、蕁麻疹、皮膚搔癢、齒齦炎等。

茵陳蒿湯是治療溼熱黃疸的常用方，張仲景將它用來治療瘀熱發黃，另外在《金匱要略》也是記錄用它治療「谷疸」（即黃疸病，因饑飽失宜，溼熱薰蒸所致黃疸）。病因都是邪熱入裡，與脾溼相合，溼熱壅滯中焦所致。由於溼熱瘀阻腸胃，障礙膽道，溼部熱蒸，膽汁外溢，才會導致全身發黃，宛如橘子色，我們簡稱「陽黃」。由於病變的重點在裡，因此當用茵陳蒿湯來「利溼洩熱，下其黃疸，使黃疸從小便排出」。當茵陳蒿、梔子、大黃三味合用，利溼和洩熱就能一起做到，前後分消，溼邪得除，瘀熱得去，於是黃疸自然消除。

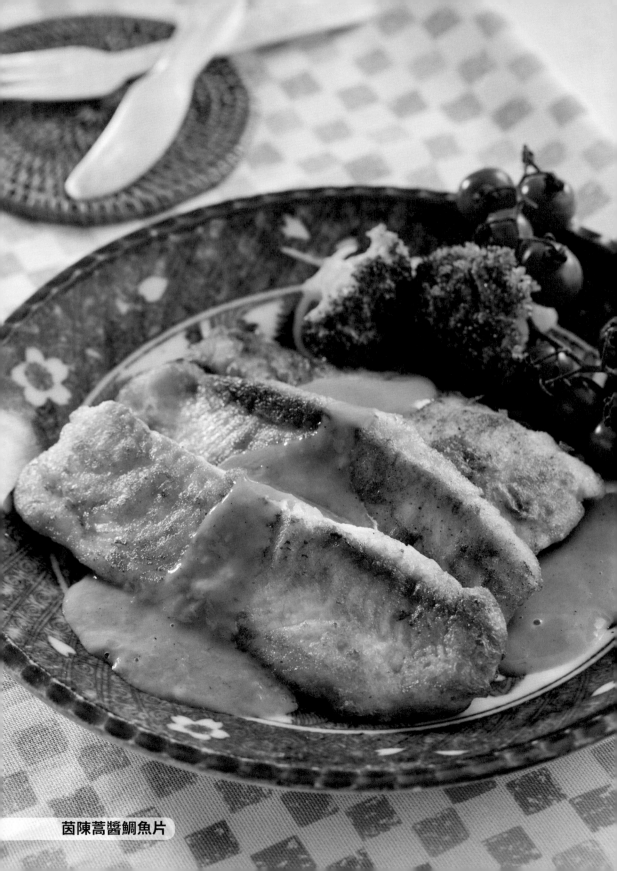

茵陳蒿醬鯛魚片

茵陳蒿醬鯛魚片

調配料理

功效

茵陳蒿在西方是受人歡迎使用的香草之一，香氣甜蜜又濃郁，有茴香、甘草和羅勒的混合香氣，在料理上運用廣泛，可以消除魚或肉類的腥味，還具有分解脂肪的作用。整道料理不僅益氣補血、健脾和胃，還有調整免疫、保護肝臟的作用。加上梔子、大黃二味合用，可達到利溼和瀉熱的作用。

食材

茵陳蒿 2 克、梔子 1 克、大黃 0.5 克、鯛魚片適量、中筋麵粉 15 克、橄欖油 20 毫升、鮮奶油 50 毫升、米酒 10 毫升、雞高湯 20 毫升、海鹽適量、白胡椒粉適量

做法

1 鯛魚片洗淨擦乾，抹上鹽、白胡椒粉，再沾上中筋麵粉，備用。

2 準備一只平底鍋，倒入橄欖油，將做法 **1** 備用的鯛魚片煎熟，備用。

3 另外準備一只小鍋，放入茵陳蒿、梔子、大黃、米酒、雞高湯、鮮奶油煮約 30 分鐘到湯汁濃縮，再加入白胡椒粉和海鹽調味，備用。

4 將做法 **3** 備用的醬汁淋在做法 **2** 的煎鯛魚片上，就是一道香酥又軟嫩的醬魚片了。

Tips

　　如果不想吃鯛魚，可以用其他食材代替鯛魚，例如松阪豬肉、鱈魚、雞胸肉等，可彈性靈活運用各種食材。

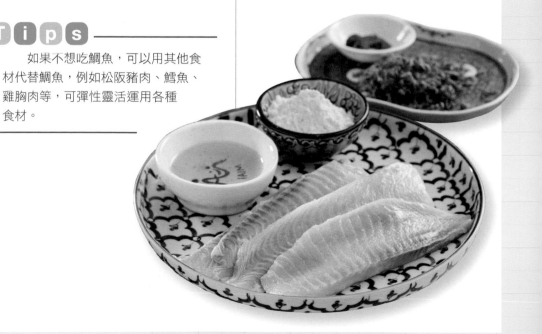

40

慢性支氣管炎

❀ 症狀

慢性咳嗽、胸悶、呼吸急促、疲倦、輕微發燒。

❀ 莊醫師的話

慢性支氣管炎是慢性阻塞性肺病的種類之一，為 40 歲以上男性常見疾病，主要原因大部分為病人長期抽菸，長時間暴露在廚房油煙當中，過多粉塵或有毒氣體的環境，罹患有慢性呼吸道疾病如氣喘、肺氣腫等，引發氣管、支氣管黏膜和其周圍組織出現慢性發炎。當支氣管發炎後，它的管狀構造就會開始腫大，並且分泌過多的黏液，阻礙了管道內空氣流通，遂導致了咳嗽或呼吸困難等症狀。和急性支氣管炎比較，它的症狀持續的時間會更長，或許長達三個月至二年不等。

慢性支氣管炎病人因為肺部氣體交換功能不良，時常會出現咳、痰、悶、喘等症狀，而且病情進展速度相當緩慢，初期或許只在冬天容易咳嗽和多痰，夏天的症狀會比較輕微。日積月累下病情持續發展，因此症狀慢慢的加重，出現了咳嗽愈發嚴重或痰液呈現泡沫。當出現持續至少三個月的咳嗽、咳痰或氣喘等症狀，建議至大醫院檢查和就診。

慢性支氣管炎倘若沒有及早就醫診治，可能會引起支氣管擴張症、肺阻塞等併發症。就醫時，醫生會判斷病人是否罹患慢性支氣管炎外，還會透過胸部 X 光檢查和肺功能檢查，進一步診斷。

藥方 ｜ 文蛤散

「病在陽，應以汗解之，反以冷水潠之、若灌之，其熱被劫不得去，彌更益煩，肉上粟起，意欲飲水，反不渴者，服文蛤散；若不差者，與五苓散。寒實結胸，無熱證者，與三物小陷胸湯，白散亦可服。」

——《傷寒論》條文 141

文蛤散製法用量

文蛤五兩。共一味，為散，以沸湯和一方寸匕服，湯用五合。

五苓散製法用量

豬苓十八銖（去黑皮）、白朮十八銖、澤瀉一兩六銖、茯苓十八銖、去皮桂枝半兩。共五味為散，更於臼中杵之，白飲和方寸匕服之，日三服，多飲暖水，汗出愈。

白散製法用量

桔梗三分、巴豆一分，去皮心，熬黑，研如脂、貝母三分。共三味為散，內巴豆，更於臼中杵之，以白飲和服，強人半錢匕，羸者減之，病在膈上必吐，在膈下必利，不利，進熱粥一杯；利過不止，進冷粥一杯。身熱、皮粟不解，欲引衣自覆，若以水潠之、洗之，益令熱劫不得出，當汗而不汗則煩；假令汗出已，腹中痛，與芍藥三兩如上法。

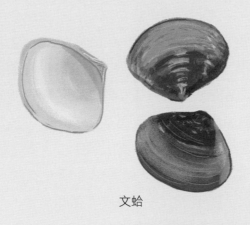

文蛤

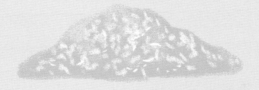

文蛤散

主治

清熱利溼、化痰、口渴煩熱、咳嗽，胸部悶痛又胸痛澈背（胸部悶痛、甚則胸痛
澈背，喘息不得臥），頭側耳後皮裡膜外有纍纍如串珠的結核，因溼痰流聚於皮
下，身體各部位有大小不等多少不一的結塊，陰道不正常出血且來勢洶洶，出
血量多，痔瘡潰爛和流膿液不止。

在張仲景的藥方裡，他以文蛤散來治療慢性支氣管炎。在《傷寒論》第 141 條出現的診療建議，當中「病在陽」，是指病位的概念，陽是表，也就是表證。接下來，張仲景說表證應該以「汗」解決，倘若反其道而行，採用了冷水噴淋、浸泡、澆身等方法來清熱，這是非常不恰當的治療方式，於是出現「其熱被劫不得去」的問題。他的意思是說，表面上看熱退了，而事實上熱卻沒有退下，反而被掩蓋住了。因為熱鬱在裡不得外越，因此病人尤其煩躁不已。所謂「肉上粟起」，表示病人顯現雞皮疙瘩的徵象。由於煩熱會很想喝水，不過胃中不燥，才會「不渴」，這可以說是一個衝突的症狀，顯示了病人正處於「正邪交爭，非常不舒服」的階段，因此張仲景提供服用文蛤散的藥方。

張仲景也提醒我們，「若不差者，與五苓散」。他的意思是說，如果文蛤散沒有發生作用就改服用五苓散。五苓散是上有口渴，下有小便不利。

至於「寒實結胸，無熱證者，與三物小陷胸湯，白散亦可服」，這裡說的「實結胸」，沒有熱證，有寒邪，有痰溼，是寒邪與痰溼的互結。由於是實證，不是虛證，是水邪與痰溼互結，而水邪與痰溼皆為陰邪，因此寒實結胸屬於陰證。「三物小陷胸湯和白散」，指的是桔梗、巴豆和貝母三味藥材。桔梗和貝母的作用是化痰散結，它們都是肺經的藥，因此這種寒實結胸，有胸中和上焦的症狀，但和「大陷胸丸」大不相同。寒實結胸的症狀在前胸，好比說胸悶痛，咳嗽痰多。有醫家說，此方可治療白喉，而大陷胸丸的症狀卻在後背和肩頸。巴豆是這個藥方的核心藥材，它的特性是大熱有毒，是攻下水毒的配方。整體來說，它是一種瀉藥，我們為了減緩巴豆瀉下的力度，勢必要將它炒黑，也要研碎去油。這個藥散劑，需要以白米粥搭配攪勻才喝下。萬一沒有腹瀉，請喝一小碗熱粥；萬一腹瀉太猛，改喝一小碗冷粥。這是什麼道理呢？這是因為熱粥能夠增加藥效，冷粥能夠減緩藥效，這是中醫師會提供應變的小妙招。

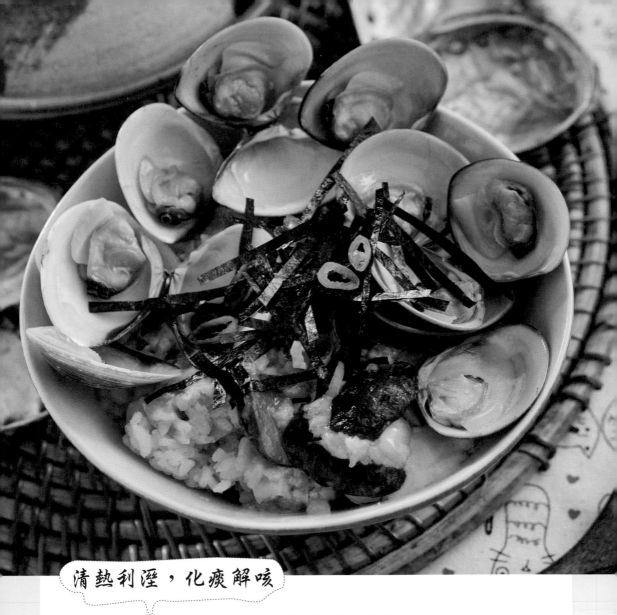

和風蛤蜊飯

調配料理

功效

蛤蜊是餐桌上常見的海鮮食材，肉質鮮甜可口，大火快炒、煮湯、燒烤都非常受歡迎，營養價值高。蛤蜊肉富含蛋白質、維生素 B2、B12、鐵、鈣，適合有高血壓、肺結核、小便不利、小兒疳積、外陰炎、氣管炎、腎虛耳鳴、耳聾、中耳炎等病人食用。其外殼含碳酸鈣、角質，能夠治療熱痰咳嗽、瘰瘤、疔癰等。

食材

白米飯 1 碗、蛤蜊適量、雞蛋 1 顆、白芝
麻適量、海苔絲適量、蔥末適量、新鮮香
菇 2 朵、海鹽少許、白胡椒少許、雞高湯
1 碗

做法

1 香菇切片備用。取一只炒鍋,將香菇片
   與雞高湯煮滾後,加入白米飯煮勻,只
   須略煮 2 分鐘,使其吸收湯汁。

2 鋪上蛤蜊,蓋上鍋蓋燜煮到蛤蜊殼張
   開。將蛤蜊和飯攪拌均勻,再放少許的
   海鹽、蛋液來拌勻。

3 起鍋前,撒少許的白芝麻、蔥末、海苔
   絲、胡椒粉再拌勻,就可盛盤上桌,享
   用美食了。

Tips

　　新鮮的蛤蜊貝殼會帶光澤,倘若貝殼表面暗淡,就不要挑選。此外,不要選購張
開殼的蛤蜊,這樣的蛤蜊大多已經死了很長一段時間。在此提供另一道食療湯品——
冬瓜蛤蜊湯,烹煮方式如下:

功效　治咳化痰

食材　冬瓜 300 克、蛤蜊 300 克、青蔥 2 根、生薑 1 小塊、米酒 1 大匙、胡椒粉 1 小
　　　　匙、海鹽 2 小匙、水 600 毫升

做法　① 冬瓜去皮去籽,切成 2 公分見方小塊;生薑、青蔥洗乾淨,生薑切絲、青蔥
　　　　　　切末,備用。冬瓜皮用紗布包好,鍋內加 600 毫升的水,以小火煮 10 分鐘
　　　　　　後,取出紗布包。

　　　　② 將切好的冬瓜塊放入小湯鍋裡,烹煮約 5
　　　　　　分鐘。

　　　　③ 蛤蜊清洗乾淨並且吐沙後,放入
　　　　　　做法②的小湯鍋裡,用小火煮滾
　　　　　　後,加海鹽、生薑、蔥末、米
　　　　　　酒去腥味,約煮 3 分鐘。蛤蜊
　　　　　　本身就帶有鹹味,可不另加
　　　　　　調味料。

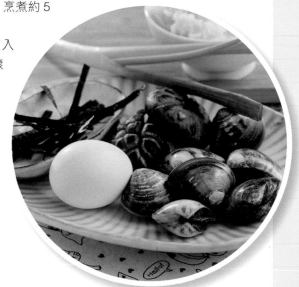

41

慢性阻塞性肺病

✽ 症狀

　　最大特徵是「咳、痰、喘」一起出現，長時間咳嗽有痰，伴隨呼吸困難、哮鳴、胸悶。急性惡化期的特徵為咳嗽加劇、濃痰、呼吸急促、疲倦、體重減輕及厭食等症狀，有時候會有發燒的現象。

✽ 莊醫師的話

　　很多人誤會慢性疾病不會造成死亡的危機，但單就慢性阻塞性肺病來說，它是目前歐美國家排名前幾名的死因。2020 年，慢性阻塞性肺病已是全球第三大死因。

　　慢性阻塞性肺病是一種呼吸氣流受阻，又無法以藥物完全恢復的疾病，會漸進式的惡化。倘若你或家人有慢性咳嗽、咳痰、呼吸困難或曾經有暴露在危險因子的病史時，請務必要做慢性阻塞性肺病的診斷。通常情況下，以「肺量計」來幫助診斷，如果使用支氣管擴張劑後，用力呼氣一秒率小於 70%，加上用力呼氣一秒量小於預測值的 80% 時，可以確定呼氣氣流受限，而且是無法完全恢復。

　　雖然目前沒有藥物可以改善慢性阻塞性肺病病人的肺功能，不過藥物治療卻可以減少症狀和併發症，改善疾病。支氣管擴張劑扮演治療慢性阻塞性肺病的核心角色，請病人務必學習正確的吸藥技巧，且依照醫生的指示按時用藥，讓藥物產生它的功效，延緩病人轉為急性惡化的速度。

藥方 | 麻杏甘石湯

「發汗後，不可更行桂枝湯，汗出而喘，無大熱者，可與麻杏甘石湯。」
——《傷寒論》條文 26

「下後不可更行桂技湯，若汗出而喘，無大熱者，可與麻杏甘石湯。」
——《傷寒論》條文 27

加減方

一、**氣喘**：加葶藶子、地龍、射干。

二、**肺熱甚**：加魚腥草、車前草、黃芩。

三、**煩躁口渴**：加黃柏、知母。

四、**發熱惡風**：加柴胡、芍藥。

五、**痰深難出**：加桔梗、栝蔞仁。

六、**痰中挾血**：加白茅根、側柏葉。

七、**肺炎喘甚**：合瀉白散，療效甚佳。

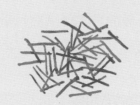

麻黃

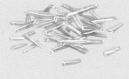

杏仁

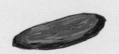

炙甘草

製法用量

去節麻黃四兩、去皮尖杏仁五十枚、炙甘草二兩、石膏八兩，綿裹。共四味，以七升，先煮麻黃，減二升，去白沫；內諸藥，煮取三升。去滓，溫服一升。

石膏

主治

外感風寒、肺熱壅盛證、身熱不解、遺尿和尿閉、鼻翼煽動、口渴、舌苔薄黃、脈浮滑而數、氣喘、皮膚病、過敏性鼻炎、副鼻竇炎、急性支氣管炎、肺炎、百日咳、蕁麻疹、感冒、麻疹。

　　不過，慢性阻塞性肺病的病人確實有轉為急性惡化的可能，它的主要徵象有呼吸愈來愈困難，伴隨著喘鳴、胸悶、痰量和咳嗽頻率愈來愈高，痰的黏稠度和顏色改變、發燒等。惡化的主因來自上呼吸道感染和空氣汙染。舉凡吸入型支氣管擴張劑、茶鹼類與全身性類固醇，皆是治療急性惡化的有效藥物。倘若痰量增多又呈現黃稠，醫生會並用抗生素來治療。現在，流感疫苗已證實可以降低病人轉為急性惡化和死亡機率達50%。因此我在此呼籲，大家可以考慮一年一次或一年兩次接種流感疫苗。

　　我們從官方報告得知，健保每年約花費13億元來治療慢性阻塞性肺病。如果病人可以及早發現，又可以獲得準確的治療，一方面可以挽救許多生命，二方面可以降低健保費用的支出。

　　資料數據顯示，獲知全球每十秒就有一個人死於慢性阻塞性肺病，臺灣一年更有超過五千人因慢性阻塞性肺病死亡。病人時常出現「咳、痰、悶、喘」的明顯症狀，通常大約有90%的病人是癮君子，所以提醒務必戒菸和拒絕吸二手菸。萬一罹患慢性阻塞性肺病，通常會伴隨患有心血管疾病、骨質疏鬆、糖尿病、肺癌等疾病。

　　張仲景相繼在《傷寒論》第26、27條討論到以麻杏甘石湯來治療「風熱犯肺」或「風寒鬱而化熱，壅閉肺氣」的病症，藥方中的石膏分量是麻黃的兩倍多，這是為了抑制麻黃辛溫的特性，並且使它轉為辛涼清熱的作用，兩味藥材一起合用，發揮清宣肺中鬱熱而定喘的功能。而杏仁具有宣降肺氣的作用，可以協同麻黃以平喘；炙甘草有益氣和中的貢獻，能夠調和諸藥，和石膏互相搭配，既可以甘寒可生津止渴，又可以防其大寒傷胃，可謂發揮了雙重的效用。整體來說，本藥方應對的疾病是氣喘、急性支氣管炎、肺炎、百日咳、副鼻竇炎、蕁麻疹、感冒、麻疹。

　　中老年人的氣喘常和脾腎息息相關。急性發作時，中醫常採用「定喘湯」、「麻杏甘石湯」、「滾痰丸」等藥方來宣肺平喘和化痰。萬一發展成非常嚴重的病況，則會配合西藥加速緩解病情。因為氣喘和慢性阻塞性

肺病病情非常類似，都屬於慢性呼吸道發炎的疾病，兩者有很多共通點，治療方式也會採用相似的方式。在中醫立場，會以「哮、喘」相稱，喘病因為外感或內傷，引發肺失宣降，至於肺氣上逆或腎虛失於攝納，而顯現呼吸困難、張口抬肩、無法平臥等表徵。服用定喘湯、麻杏甘石湯、滾痰丸等藥方，是一般會考慮的對症下藥，實際上還要因人而異，看病人的病情斟酌用藥。

表 36　慢性阻塞性肺病的主要病因

病因	說明
抽菸	抽菸已經證實是慢性阻塞性肺病的最主要元兇，高達 90% 的病人都有抽菸的習慣。根據美國疾病管制局的資料，吸菸者罹患慢性阻塞性肺病是非吸菸者的 10 ～ 13 倍，而吸入二手菸者也是高危險群。
空氣汙染	平日，我們漠視空氣汙染會導致罹患疾病的可能性，但是不斷有臨床證據顯示，這個惡因已經是罹患慢性阻塞性肺病的第二個主因了。
環境	有一些環境會讓你更容易罹患慢性阻塞性肺病，例如煤礦礦場，噴砂研磨的場所，充滿棉絮粉塵的地方，廚房炒菜造成的油煙等。
過敏	有氣喘、過敏體質者，十分容易轉為慢性阻塞性肺病的病人。
老化的肺臟，功能退化	呼吸系統負責從空氣中取得氧氣，排出體內產生的二氧化碳，而肺部就是呼吸系統的中心，所以也是容易老化的器官之一。老化現象有：爬樓梯會喘不過氣，經常咳嗽，常常喉嚨有痰等。如果有抽菸的習慣，更會加速老化，一旦老化就很容易罹患慢性阻塞性肺病。
遺傳	家族有重度肺阻塞性疾病人的話，其家人罹患的風險也會增加。

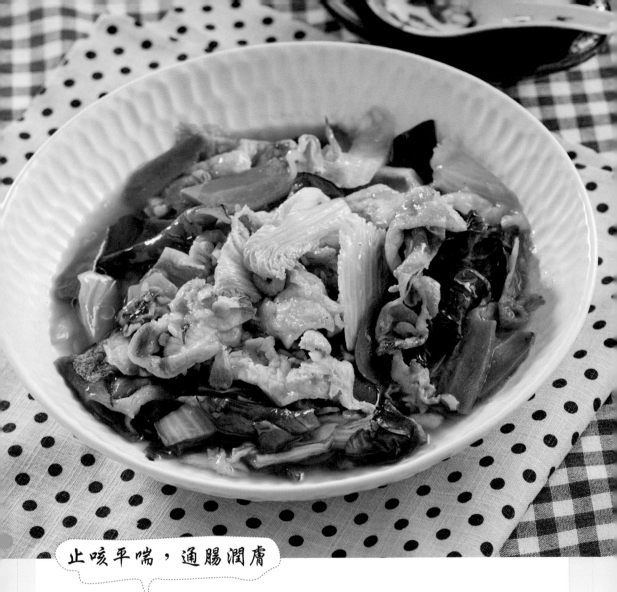

止咳平喘，通腸潤膚

麻杏娃娃菜炒里脊豬肉片

調配料理

功效

1 麻黃和杏仁具有降氣止咳平喘，潤腸通便的作用。

2 娃娃菜富含維生素 A、維生素 C、維生素 B 族、鉀、硒等，經常食用有利於預防心血管疾病，可降低罹患癌症的可能性，又可通腸利胃，增進腸管的蠕動，使大便通暢。

3 里脊豬肉益氣血、潤肌膚、滋陰液，除了優質蛋白質與脂肪，更富含碳水化合物、鈣、磷、鐵等成分，可補虛強身，滋陰潤燥、豐肌澤膚。

食材

麻黃去節 6 克、杏仁去皮尖 10 枚、炙甘草 3 克、碎石膏少許用棉布包裹、娃娃菜 600 克、白菜芽 300 克、蝦仁乾 1 大匙泡軟、米酒少許、里脊豬肉片 300 克、青蔥 1 根、蒜頭 3 個、紅蔥末 1 大匙、川耳 1 碗、紅蘿蔔 1 段、胡椒鹽少許、海鹽和糖少許

Tips

春天可以多吃綠色和發芽的蔬菜。如果加上木耳，能潤澤肝臟，疏通血液，促進新陳代謝，達到養肝的效果。到了秋天，烹煮這道食療料理，可以照護大家的肺部，特別是紅蘿蔔富含醣類和營養素蛋白質，素有「平民人參」的美譽。

做法

1 麻黃、杏仁、炙甘草和裝有碎石膏的棉布袋，放入小鍋中，加適量的水熬煮成湯汁，備用。

2 娃娃菜洗乾淨後切塊，青蔥切段，蒜頭、紅蘿蔔切片，備用。

3 里脊豬肉片切段，備用。

4 起鍋熱油，放入紅蔥末、蒜片爆香，再放入里脊豬肉片、蝦仁乾炒香拌勻後，倒入少許米酒、酌量胡椒鹽調味，拌勻後盛出，備用。

5 放入做法 1 備用的湯汁、蔥段、娃娃菜、白菜芽、適量的水、紅蘿蔔片、川耳、少許的海鹽和糖後，略為拌炒。

6 放入做法 4 的里脊豬肉片到鍋中續燜煮 2 ～ 3 分鐘左右，即可盛盤上桌。此道料理無論配飯或當下酒菜，都是很好的美食。

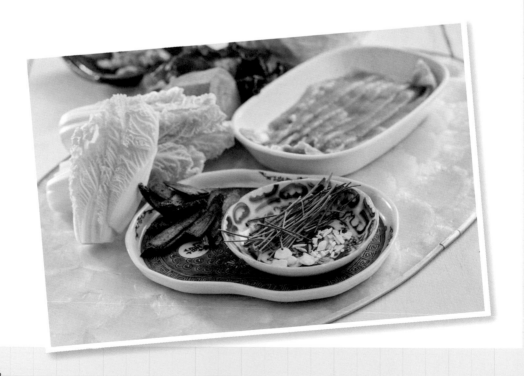

42

慢性間質性肺炎

✿ 症狀

因勞累而加重的氣短、乾咳、咳嗽、感冒症狀、發燒（二至三天或六至七天都有可能），過敏體質可能誘發過敏咳、氣喘發作。

✿ 莊醫師的話

間質性肺病，又稱為「瀰漫性肺病」，在末期時會產生肺纖維化。它可能是由肺部損傷導致的，這種損傷會引發異常的癒合反應。通常情況下，人們的身體會生成適量的組織來修復損傷，但若在修復過程中發生了偏差，氣囊（即肺泡）周圍的組織會形成疤痕和增厚，使得氧氣很難進入血液裡。大部分情況下，病因無法準確掌握，可能是由不同的因素引起，例如工作環境空氣中的毒素、藥物或醫學疾病等。此病常見於成年人，不過嬰兒和兒童有時候也會罹患。

藥方 | 大青龍湯

《傷寒論·太陽病下篇》第104條:「太陽中風,脈浮緊,發熱惡寒,身疼痛,不汗出而煩躁者,<mark>大青龍湯主之</mark>。若……此為逆也。」

——《傷寒論》條文104

《傷寒論·太陽病下篇》第105條:「傷寒脈浮緩,身不疼,但重,乍有輕時,無少陰證者,<mark>大青龍湯發之</mark>。」

——《傷寒論》條文105

製法用量

麻黃去節六兩、去皮桂枝二兩、炙甘草二兩、杏仁去皮尖四十枚、切生薑三兩、大棗十枚(手掰開)、碎石膏如雞子大。共七味,以水九升,先煮麻黃,減二升;去上沫,內諸藥,煮取二升,去滓,溫服一升,取微似汗。汗出多者溫粉粉之。一服汗者*,停後服;若複服,汗多亡陽,遂虛惡風,煩躁不得眠也。

*古人以炒熱的米粉(溫粉)敷在體表,把汗孔一堵,產生爽身止汗的作用,現今可以爽身粉取代。

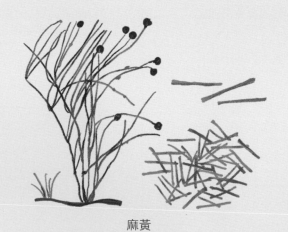

麻黃

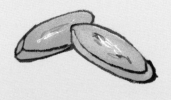

去皮桂枝

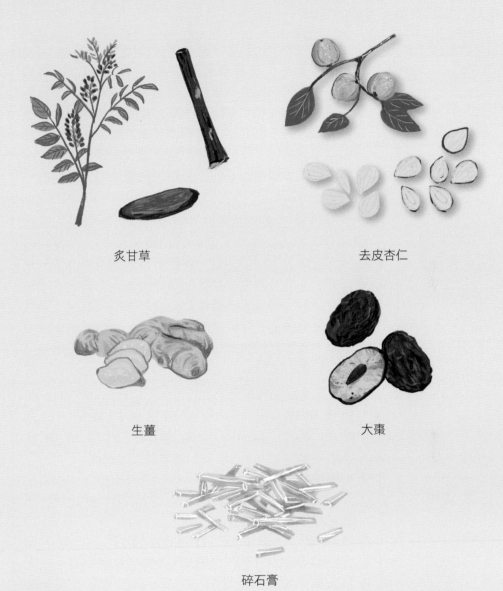

炙甘草　　　　　　　　　去皮杏仁

生薑　　　　　　　　　　大棗

碎石膏

主治

發汗退熱，抗菌消炎，增強肺的換氣功能。用於感冒、流感、肺炎、支氣管炎、麻疹、風疹、蕁麻疹、急性腎炎、結膜炎，關節炎、丹毒、皮膚癢、腦膜炎等。

表 37　間質性肺病可能的病因

病因	症狀
職業和環境因素	長時間暴露在大量毒素和汙染物中，會對肺部造成損害，包括矽塵、石棉樣纖維、糧食粉塵、鳥糞和動物糞便、放療、室內熱水浴缸等。部分接受放射療法的肺癌或乳腺癌病人，在最初治療幾個月或幾年後，就會出現肺部損傷的情形。倘若從事採礦、農務或建築工作，或暴露在已知會損傷肺部的汙染物，同樣會增加罹患的風險。
醫學疾病	自身免疫病會導致肺損傷，例如類風溼關節炎、硬皮病、皮肌炎和多肌炎、混合性結締組織病、乾燥綜合徵、結節病等。許多物質和疾病會導致間質性肺病，在通常情況下或許沒有辦法得知具體的病因。病因不明的疾病被歸為「特發性間質性感染性肺炎」。其中，最常見或最致命的是「特發性肺纖維化」。還有「胃食管反流病」，無法控制的胃酸反流或消化不良，也會增加罹間質性肺病的風險。
藥物	有一些藥物會損害肺部，如： 1. **化療藥物**：用來於殺死癌細胞的藥物，例如胺甲蝶呤（Methotrexate, MTX）和環磷醯胺（Cyclophosphamide），也會損害肺組織。 2. **心臟藥物**：一些用於治療心律不齊的藥物，如胺碘酮（Amiodarone）或普萘洛爾（Propranolol）等，可能對肺組織造成傷害 3. **抗生素**：呋喃妥因（Nitrofurantoin）、乙胺丁醇（Ethambutol）等，也都有可能導致肺部損傷。 4. **抗炎藥**：如利妥昔單抗（Rituximab）或柳氮磺吡啶（Sulfasalazine）等，會導致肺部損傷。
抽菸	有吸菸史的族群。主動吸菸會致使病情加重，特別是伴有肺氣腫時。
放療和化療	對胸部進行放射治療或使用一些化療藥物，會增加患肺病的風險。

　　《傷寒論・太陽病下篇》第 104 條中提到的「脈浮緊」，「浮緊」表示寒身體痛，沉緊逢見腹疼痛，加上「發熱惡寒，身疼痛，不汗出而煩躁者」，這些都是大青龍湯可治療之處。接著，張仲景在第 105 條提醒我們，「傷寒脈理當浮緊，卻出現浮緩脈」，卻又無少陰病的症狀下，才可以用大青龍湯發汗。所謂「少陰病」，即「若但欲寐，身重無輕時……」的一般症狀。倘若沒有「但欲寐」，就是「脈微細，心臟無力，昏昏沉沉」。當大腦缺氧會想睡覺，這時候採用大青龍湯來發汗，因此可知大青龍湯主治傷寒實證。

　　現在，我們來分析大青龍湯的組成。它使用去節的麻黃六兩、去皮的桂枝二兩、炙甘草二兩、去皮尖的杏仁四十枚、切片的生薑三兩、大棗十枚、碎石膏等七味藥材。煎煮方式須先煮麻黃去上沫以後，接著將所有中藥一起煎煮才服用，只要達到流些微汗的效果就好。萬一汗流太多，請用溫粉（炒熱的米粉或爽身粉）撲在身上來止汗。一旦吃了一次藥就出了汗，請病人留意後面就不能再服用了，因為繼續服用會丟失陽氣，導致怕風、肢體躁動不寧、失眠的副作用。

　　張仲景在大青龍湯裡將麻黃湯倍重麻黃，減杏仁劑量，加石膏、生薑、大棗而成，安排麻黃與桂枝的比例為 3：1，再以生薑搭配，催促發汗的效力，這是張仲景的用心。因為我們知道太陽病外寒入侵體內，外寒會將陽氣緊閉，而陽氣鬱在體內為發熱，汗流不出來就會產生煩躁的徵象，內熱被外寒阻遏，就會形成外寒裡熱的現象，也就是我們俗稱的「寒包火」。因此，在這時候要趕緊發汗，才能解除緊閉的危機，足見張仲景的心思縝密，用藥會整體思考。

　　由於大青龍湯發汗功效強，只能用在表寒裡熱的實際徵象。倘若脈象微弱，已經汗出又怕風的病人，代表為表裡俱虛，這時候千萬不能服用大青龍湯了，要不然會因發大汗而損傷了陽氣，引發肌膚經絡沒有溫養，顯現出「手足逆冷，筋肉跳動」的辯證，反而對病人不好。

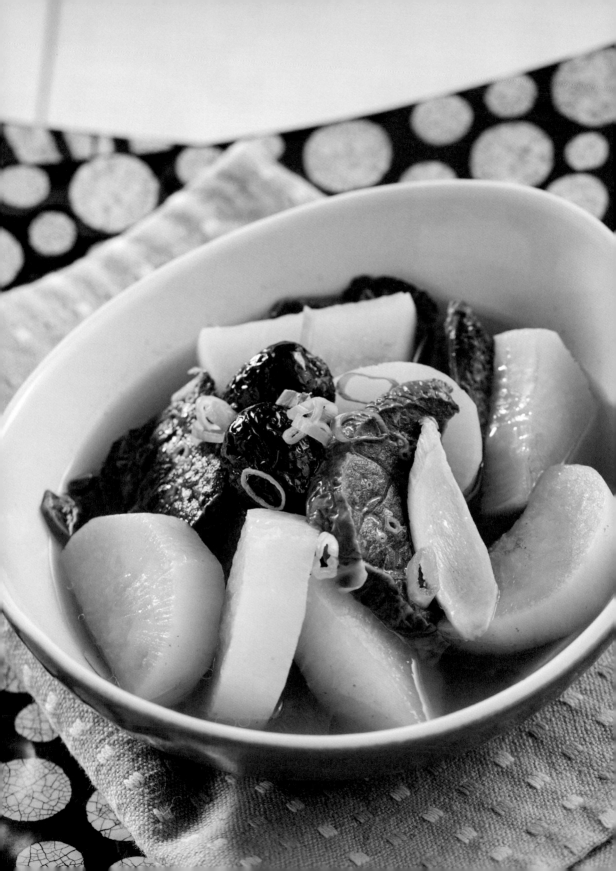

麻桂白蘿蔔煲豬肺

調配料理

功效

1 豬肺味甘性平，有補虛、止咳、止血的
  效用，適用在肺虛咳嗽、久咳、咳血；
  且含蛋白質、脂肪、鈣、磷、鐵、維生
  素 B1 和 B2、菸鹼酸等。
2 杏仁具有止咳潤肺平喘、生津開胃的作
  用。
3 生薑溫中止嘔，能夠溫肺止咳。
4 麻黃、桂枝、炙甘草等皆有潤肺通氣的
  貢獻。

食材

麻黃、去皮桂枝、炙甘草各 3 克、杏仁 6
枚、生薑適量、切開的紅棗 6 顆、碎石膏
少許、豬肺 500 克、油適量、海鹽適量、
白蘿蔔 300 克、米酒適量、雞高湯適量、
羅漢果適量

做法

1 將麻黃、去皮桂枝、炙甘草、杏仁、生
  薑片、切開的紅棗、碎石膏少許放入棉
  布袋，備用。
2 豬肺用水反覆清洗乾淨，切塊放入清水
  中煮沸，撈出再清洗乾淨，備用。
3 白蘿蔔去皮、洗淨切塊，放入清水鍋中
  煮沸撈出，備用。
4 將做法 **1** 備用的棉布袋、豬肺、白蘿蔔
  與其他食材一起放入砂鍋中，加入適量
  的米酒和雞高湯，以海鹽調味，燉煲約
  1 個小時後，香味逐漸散發，即可上桌
  享用美食。

Tips

豬肺屬於內臟，請務必清
洗乾淨。如果將高湯加量，把
這一道料理改成湯品也可
以。

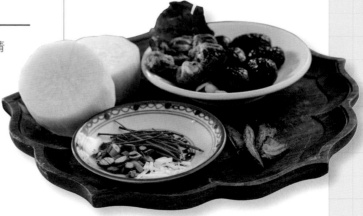

43

慢性眩暈症

✿ 症狀

天旋地轉，走路無法平衡，伴隨噁心、想吐、冷汗、心跳血壓上升、耳鳴、聽力異常。

✿ 莊醫師的話

平常頭暈是「暈」還是「眩」？從神經內科學的角度來說，一個簡單的原則就是，幾乎所有會運送到腦的訊號或東西都會導致頭暈。慢性眩暈症是因為腦部、平衡前庭神經、內耳問題、循環障礙而引起，一旦延誤，病情惡化可能會要人命！平衡的感覺主要分為內耳前庭系統、小腦和本體感覺系統，三個系統將訊息傳進大腦，由大腦感覺區綜合判斷是否平穩，若有不平均就會產生暈眩感。假使病人有暈眩或頭昏昏的問題，通常可以到耳鼻喉科或神經內科就醫，耳鼻喉科處理「眩」（感覺在轉）的問題，而神經內科則處理「暈」的問題（暈暈的感覺）。

眩暈症的症狀和普通感冒非常相似，於是有些病人以感冒來處理而疏忽了。病人平常的飲食，最好以清淡、低鹽的食物為主，逐漸增加休息的時間，如果有嚴重噁心、嘔吐的徵象，導致進食和喝水困難，這時候應該馬上找醫生治療。

綜合上述分析並注意慢性眩暈症的三大症狀，提醒自己若有以下情況，應該到醫院診治：

藥方 | 茯苓桂枝白朮甘草湯

「傷寒，若吐、若下後，心下逆滿，氣上衝胸，起則頭眩，脈沈緊，發汗則動輕，身為振振搖者，茯苓桂枝白朮甘草湯主之。」

——《傷寒論》條文 67

製法用量

茯苓四兩、去皮桂枝三兩、白朮二兩、炙甘草二兩。共四味，以水六升，煮取三升，去滓，分溫三服。

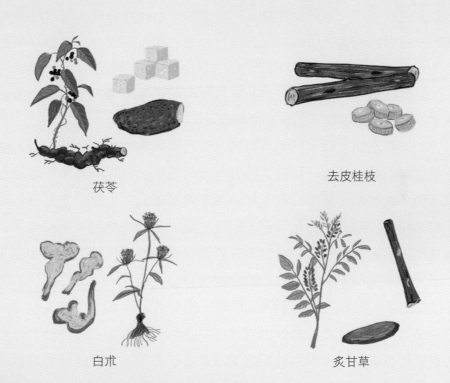

茯苓　　　　　　　　　　　　去皮桂枝

白朮　　　　　　　　　　　　炙甘草

主治

眩暈、慢性支氣管炎、支氣管哮喘、心臟病或慢性腎炎造成水腫。

一、頭暈持續三個月以上，感覺頭很沉重、昏昏的，走路飄飄然，沒有精神的樣子。

二、有視性暈眩的現象，在人多的地方特別嚴重。只要視線範圍內，出現人群走動或者雜物堆高的情況，都會讓病人頭暈目眩。

三、站立、走動或頭轉動時，更容易出現頭暈的症狀。

由於這種暈眩在不同的科別會被診斷為自律神經失調、腦神經衰弱、焦慮等，因此國際眩暈醫學會在 2014 年給予新定義、新名字並正式推廣，同年被世界衛生組織（WHO）統一命名為「持續性姿勢──知覺性頭暈」（Persistent Postural-perceptual Dizziness，簡稱 PPPD）。通常這種頭暈比較容易發生在 40 ～ 50 歲女性身上，焦慮病人也經常會有，屬於功能性障礙疾病。它和大腦掌管頭暈的部位息息相關，經常是因為一次內耳或腦部引發的嚴重眩暈症，雖然日後康復了，但是病人腦神經卻已經被誘發啟動，因此對眩暈會相當敏感，從此對這個現狀心生恐懼。由於不斷發生，也就更容易擔心和害怕，形成惡性循環。

要如何診治呢？除了服用具有鎮定作用的抗焦慮藥物之外，還有增加腦部血清素的藥物可用。當病人獲得適當的治療，搭配每回半小時以上的復健運動，通常在一個半月後能解除腦部的緊繃感，走出戶外是沒有問題的。建議 40 ～ 50 歲女性應學習放輕鬆，減少生活的壓力，多補充富血清素的食物，例如亞麻仁油、維生素 B 群等，維持正常規律的生活作息。倘若有以上的病症請不要忌醫，診治會減緩病情，而且搭配認知行為治療和前庭復健運動，更容易降低不舒服的暈眩感。

我曾經有兩位病人因為長期飽受頭暈目眩之苦，生活品質受到很大的影響。剛開始，他們誤以為是輕微感冒導致的頭暈，沒當一回事。其中一位趙先生，42 歲，頭暈現象已長達三年，經太太提醒才覺得應該不是普通的感冒，故帶他來找我診治。我根據趙先生的描述，直覺應該是「持續性

姿勢──知覺性頭暈」，先幫他們夫婦建立正常的觀念後，再請趙先生到大醫院做進一步的檢查。趙先生告訴我，有一次他在外面走路時，突然站不穩，走路左右晃動，感覺天旋地轉，只能先在路邊靠牆、停止不動，趙太太在一旁聽了臉色發白，才知道先生隱瞞病情很久了。後來，趙先生在大醫院做了多項檢查，獲得很好的治療，現在情況好轉許多。

另一位汪女士，48歲，1996年發病，出現頭暈、噁心、走路搖晃的症狀，初期她誤以為只是感冒，之後才到我的診所就醫。我同樣建議她到大醫院做檢查。經過多項檢查和電腦斷層掃描，汪女士被診斷為腦內出血，幸好及時得到適當的治療，如今已經康復了。

在此提醒，眩暈症如果是腦中風合併腦疝脫（Brain herniation），極有可能導致死亡。而普通慢性復發的眩暈症，經常與天氣變化、睡眠不足和壓力等有關。所以，慢性眩暈症的病人，提醒自己要保持心情愉悅，睡眠充足，並且要留意天氣變化，做好身體的保暖。

張仲景開出茯苓桂枝白朮甘草湯來治療眩暈症，四味藥材在透過煎煮、去除藥渣之後，分三次服用，是相當簡單又單純的方劑。其中，茯苓具有補益心脾且利水的功效，桂枝可以通陽化氣，白朮能夠健脾燥溼，而以炙甘草來健脾益氣，調和諸藥，可以看出這個藥方的精心設計，堪稱是「溫陽健脾，利水化飲」的經典藥方。茯苓桂枝白朮甘草湯的治療範圍十分廣泛，實用性非常強，現代中醫臨床大都應用在眩暈、慢性支氣管炎、支氣管哮喘、心臟病或慢性腎炎造成水腫的病人身上。

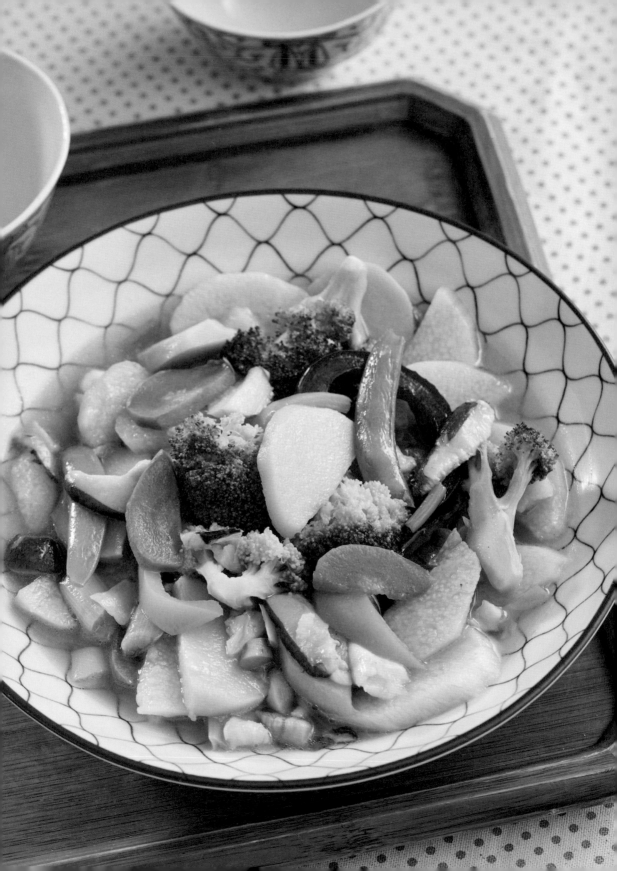

四君子五色時蔬

調配料理

功效

向來有「四君子」美稱的黨參、白朮、茯苓、炙甘草這四味藥材，能夠發揮溫陽健脾的效果。青花椰菜、胡蘿蔔、熟筍、山藥、香菇五色當令食材能夠滋益五臟，因為皆是低熱量的食材，具有補氣減重、養胃通便的作用。

食材

黨參、白朮、茯苓、炙甘草各 3 克、青花椰菜 90 克、紅蘿蔔 30 克、熟筍 60 克、山藥 90 克、香菇 50 克、青蔥 2 根、蒜頭 3 個、橄欖油適量、海鹽少許

Tips

五色時蔬的食材可以因個人喜好更換蔬果，只要秉持五種顏色搭配即可。如果長輩咀嚼困難，也可以榨成新鮮蔬果汁飲用或蒸煮成五色時蔬粥食用。

做法

1 將黨參、白朮、茯苓、炙甘草洗淨，以 300 毫升清水煎煮 20 分鐘後，去渣取汁，備用。

2 把青花椰菜切小顆、汆燙；紅蘿蔔、熟筍、山藥、香菇、蒜頭洗淨、切片；青蔥切段，備用。

3 鍋中加適量橄欖油燒熱後，放入蔥段、蒜片、香菇炒香，隨即放入所有食材、做法 1 備用的湯汁一起炒熟，以海鹽調味後，即可盛盤食用。

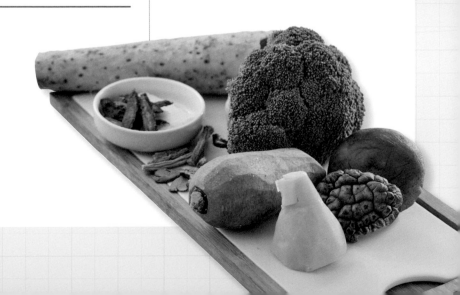

44

慢性肝炎

✿ 症狀

大部分沒有症狀，也有一些病人出現疲倦、胃口不好、噁心、嘔吐、黃疸、右上腹悶痛、茶色尿等症狀。

✿ 莊醫師的話

慢性肝炎的界定是指肝發炎的時間在六個月以上，而肝指數高於正常值上限。不過，有些病人的肝指數正常，肝臟切片卻有發炎的現象，因此不能單純用肝指數來判斷。臺灣的慢性肝炎病人大部分都是病毒性肝炎，而且以 B、C 型肝炎為主。早期，在臺灣還沒有全面推行 B 肝疫苗施打時，帶原者很多，加上口水容易互相感染，而且沒有什麼症狀，因此病人很難得知已經罹患肝炎，且得到肝硬化、肝癌的機率比健康者多出約兩百倍。至於急性肝炎倘若沒有完全康復，都有可能轉成慢性肝炎，其中包括了酒精、藥物造成的發炎。再加上大家的飲食習慣和偏好趨於西化，喜歡吃多油、多糖的食物，導致脂肪肝的問題成為慢性肝炎的次要病因，形成了脂肪性肝炎。

或許，急性肝炎病人因為知道肝炎多半會自行痊癒，結果掉以輕心。但要提醒的是，急性肝炎也有可能在短時間內轉變成猛爆性肝衰竭，又稱「猛爆性肝炎」。這時候，肝臟不僅是發炎的狀態，由於大量壞死到衰竭的程度，黃疸出現後八週內就會造成腦病變，形成神智不清的肝昏迷，致死率特

藥方 ｜大柴胡湯

「傷寒發熱，汗出不解，心中痞鞕，嘔吐而下利者，大柴胡湯主之。」

——《傷寒論·少陽病篇》條文 232

「太陽病，過經十餘日，反二、三下之，後四、五日，柴胡證仍在者，先與小柴胡湯。嘔不止，心下急，鬱鬱微煩者，為未解也。與大柴胡湯下之則癒。」

——《傷寒論·少陽病篇》條文 233

製法用量

柴胡八兩、黃芩三兩、洗半夏半升、白芍三兩、炙枳實四枚、大黃二兩、切生薑五兩、大棗十二枚（手掰開）。共八味，以水一斗二升，煮取六升，去滓再煎，溫服一升，日三服。

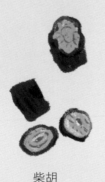

柴胡

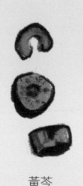

黃芩

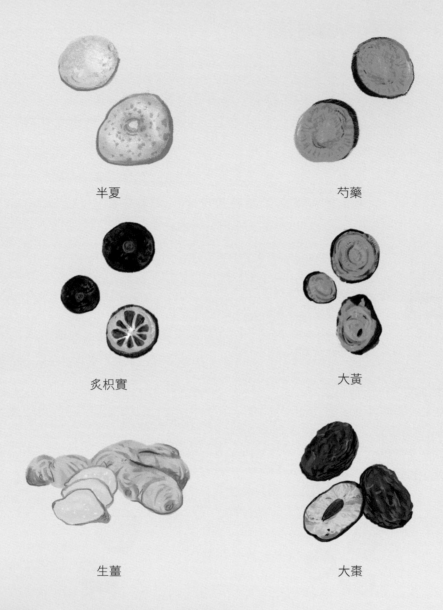

半夏

芍藥

炙枳實

大黃

生薑

大棗

主治

本方退熱、利膽、通便。用於肝臟機能障礙、肝膿瘍、膽石症、膽囊炎、高血
壓、胰腺炎、胃炎、胃潰瘍、十二指腸潰瘍、便祕、喘息、赤痢、糖尿病、肥
胖症、感冒、耳鳴。

304

別高，不得不慎重看待。由於猛爆性肝衰竭會讓大部分的肝壞死，因此會處於「無肝」的狀態，顯現食慾不振、噁心嘔吐、黃疸腹水、全身各處出血、昏迷等現象。通常情況下，醫生會先人工補充白蛋白、凝血因子等肝臟製造的激素，維持病人其他器官的運作，再等待肝臟移植的機會。

如果我們以痊癒率來判讀肝炎的嚴重程度，慢性肝炎比急性肝炎較不危險。不過，肝臟發炎並非正常的現象，倘若純以僥倖的心態去看，而不改善日常的生活壞習慣，並且沒有持續追蹤病毒性肝炎情況下，不論你是急性或慢性肝炎病人，都有轉變成肝硬化、肝纖維化和肝癌的可能性，奉勸大家還是要多關心自己的健康。

表 38　急性肝炎與慢性肝炎的比較表

項目	急性肝炎	慢性肝炎
定義	肝臟處於急性發炎狀態，肝功能指數超過正常值上限，且發炎時間在六個月內消失。	發炎時間在六個月以上，肝功能指數持續高於正常值上限。
病因	1. A、B、C、D、E 肝炎病毒 2. 酒精、藥物、保健食品、服用來路不明的中草藥等引起。	1. 大部分是脂肪肝或 B、C 型肝炎病毒引起。 2. 自體免疫疾病或服用來路不明的中草藥、保健食品。 3. 長期酗酒。 4. 從脂肪肝、急性肝炎轉變而來。
病症	容易疲倦，食慾不佳，噁心嘔吐，情況嚴重者會出現黃疸，右上腹悶痛，茶色尿等症狀。	大部分沒有症狀，一些病人會有疲倦，食慾不佳，噁心嘔吐，黃疸，右上腹悶痛，茶色尿等症狀。
治療方法	依循病因治療，例如若為肝炎病毒引起，可提供抗病毒藥物和支持性治療。同時，必須戒酒，停止吃保健食品和不必要的藥物。	依循病因治療，例如若為肝炎病毒引起，可提供抗病毒藥物；若因脂肪肝引起，則適量減重，增加運動量和減少酒精、油脂、果糖的攝取。同時，必須戒酒，停止吃保健食品和不必要的藥物。

大柴胡湯是將小柴胡湯的七味藥去掉人參、甘草兩味，另外加上白芍、枳實、大黃而成。為何要去掉人參、甘草呢？這是因為從《傷寒論・少陽病篇》的條文內容得知，這是「實證」。所謂「虛實」的界定，是指邪氣和正氣的盛衰。虛證，是指維持健康必要體力的虛弱，即「正氣虛弱」；實證，表示邪氣亢盛的狀態，是從體外入侵體內而引發疾病的原因。在這個藥方，張仲景為什麼加枳實、白芍兩味呢？他的用意在「解其外以和其內」，加大黃則是「瀉其結熱」，張仲景可說真是用藥的天才。

　　整體來說，大柴胡湯在現代應用上，除了能夠疏利肝膽氣滯，蕩滌胃腸實熱之外，還可以透過通腑泄濁，排除瘀血、痰濁等有形之邪。在臨床用途相當廣泛，平常用在治療感冒、流行性感冒、瘧疾、慢性肝炎、肝硬化、急／慢性膽囊炎、膽結石、急性胰腺炎、胸膜炎、中耳炎等辨證屬膽胃不和者。而大柴胡湯也可應用在情緒調養上，特別是現代人因為工作、生活壓力大，有一些人容易出現焦慮、煩躁等情緒問題，這時候建議服用大柴胡湯，可以幫助疏肝理氣。

　　大柴胡湯與小柴胡湯兩藥方性質有虛實的差異，而且適用體質也因為瘦胖有所區分。小柴胡湯的藥材有人參、甘草，為補氣理虛藥，專用在劇烈的吐下以後的食慾不振和消瘦，適用在體型瘦弱的人。而大柴胡湯的藥材沒有人參、甘草，反而有枳實、白芍、大黃，可以發揮理氣通便止痛的效用，所以適用在體型壯實、腹痛腹脹的病人。

表 39　大、小柴胡湯的比較

項目	大柴胡湯	小柴胡湯
藥材	柴胡半斤、黃芩三兩、洗半夏半升、白芍三兩、炙枳實四枚、大黃二兩、切生薑五兩、擘大棗十二枚。	柴胡八兩、半夏半升、人參、甘草、黃芩、生薑各三兩、大棗十二枚。
主治	治傷寒發熱，汗出不解，陽邪入裡，熱結在裡。心下痞鞕，嘔而下利，或往來寒熱，煩渴譫語，腹滿便祕，表證未除，裡證又急，脈洪或沉實弦數者。	治傷寒中風少陽證，往來寒熱，胸脅痞滿，默默不欲食，心煩喜嘔，或腹中痛，或脅下痛，或渴，或欬，或利或悸，小便不利，口苦耳聾，脈弦，或汗後餘熱不解，及春月時嗽瘧發寒熱，婦人傷寒熱入血室。亦治傷寒五六日，頭汗出，微惡寒，手足冷，心下滿，不欲食，大便鞕，脈細者，為陽微結。
現代應用	用在治療感冒、流行性感冒、瘧疾、慢性肝炎、肝硬化、急／慢性膽囊炎、膽結石、急性胰腺炎、胸膜炎、中耳炎等辨證屬膽胃不和者，或情緒調養等。	用在治療退熱，調整肝臟排出膽汁，調整中樞神經系統的活動，調理胃腸的蠕動，增強免疫功能、治療急／慢性肝炎、急／慢性胃炎、胰腺炎、支氣管炎、心肌炎、膽囊炎、肺炎、中耳炎、扁桃腺炎、睪丸炎、肋膜炎、胃／十二指腸潰瘍、感冒等。
虛實差異和適用體質	大柴胡湯的藥材沒有人參、甘草，有枳實、白芍、大黃，可以發揮理氣通便止痛的效用，適用在體型壯實、腹痛腹脹的病人。	小柴胡湯的藥材有人參、甘草，為補氣理虛藥，專用在劇烈的吐下以後的食慾不振和消瘦，適用在體型瘦弱的人。

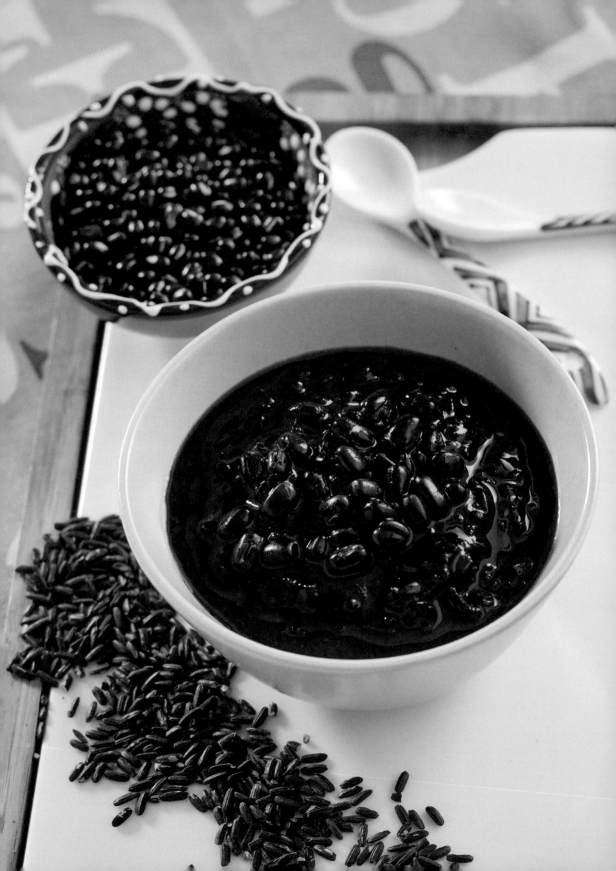

疏肝理氣，消腫排毒

紫米紅豆養生甜品

調配料理

功效

1 紫米富含膳食纖維和多種營養素，有潤肺養胃、補中益氣的效用。

2 紅豆中含有石鹼酸、纖維素和皂鹼，可以增加胃腸蠕動，減少便祕，促進排尿，可消除心臟性、腎臟性水腫和肝硬化腹水、治療腳氣病、消腫排毒等。

食材

紅豆1量米杯、紫米1量米杯、水適量、冰糖適量

做法

1 紅豆用熱開水浸泡至少7小時或一整晚，備用。

2 把紫米清洗乾淨後，與做法**1**備用的紅豆，加入適當的水（沒過所有食材），用電鍋方式蒸煮，外鍋可加2杯量米杯的水。如果想吃爛一點的紅豆，可以再煮第二次。

3 煮好後，隨個人的喜好加入適量的冰糖。拌勻後即可享用。

Tips

提醒大家，養生甜品食用的原則如下：

①**減少正餐的澱粉攝取**：減少一半的正餐澱粉攝取量，整天的全穀雜糧則不過量。

②**減少用糖量**：自己做甜品可以掌握糖的用量。

③**甜湯不必全部喝完**：不把甜湯全部喝完，就能減少糖分攝取。

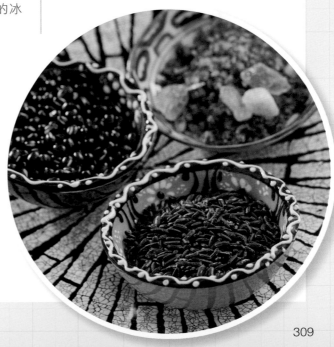

45

流行性感冒

✿ 症狀

發燒、頭痛、肌肉痠痛、疲倦、流鼻水、喉嚨痛、咳嗽、伴隨噁心、嘔吐和腹瀉等腸胃道症狀。最常見併發症有肺炎、腦炎、心肌炎和嚴重的繼發性感染或神經系統疾病等。

✿ 莊醫師的話

流行性感冒又稱「流感」，在談論一般性感冒時，我有做過兩者的比較（參閱第 25 頁）。流感為急性病毒性呼吸道疾病，主要致病原是流感病毒，分為 A、B、C 三種類型，其中 A、B 型會引起季節性流行。臺灣主要流行的季節性流感病毒有 A 型流感病毒的 H3N2 亞型和 H1N1 亞型，和 B 型流感病毒等 3 類。

近年來，大家普遍重視流感，原因在於流感爆發流行的速度很快，散播範圍廣泛，併發症十分嚴重。流感病毒傳染的途徑可經由飛沫和接觸傳染，特別是在公共場合人潮擁擠的地方，容易快速傳播。

如何預防流感呢？目前預防流感併發症最有效的方式，除了定期接種流感疫苗之外，多做戶外運動，與大自然多接觸，放鬆心情也很有幫助。不過，因為大部分的病人在發病後會自行康復，只有少部分的病人會出現嚴重的繼發性感染。老年人、嬰幼兒、患有心、肺、腎臟和代謝性疾病等慢性疾病人，以及免疫功能不全者，是流感的高危險族群。

藥方 ｜麻黃附子細辛湯

「少陰病，始得之，反發熱，脈沉者，麻黃附子細辛湯主之。」

——《傷寒論》條文 260

提醒

少陰病，一般是嗜臥但欲寐，且一般都屬寒證。《內經》云：「風、寒、溼三者，雜揉合而為痺。」故本方可治寒痺。

製法用量

麻黃去節二兩、細辛二兩、炮附子一枚（去皮，破八片）。共三味，以水一斗，先煮麻黃，減二升，去上沫；內諸藥，煮取三升，去滓，溫服一升，日三服。

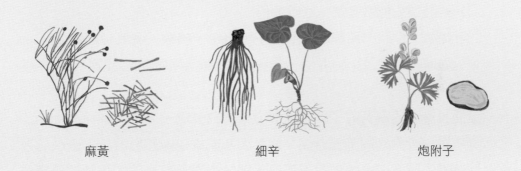

麻黃　　　　　　　　　細辛　　　　　　　　　炮附子

主治

感冒、流感、支氣管炎、急性腎炎初期、哮喘、神經性頭痛、心臟疾患、高血壓、上呼吸道感染、支氣管炎、哮喘、間質性肺炎、自發性氣胸、風溼性心臟病、面神經麻痺、頭痛、關節炎、尿路結石、遺尿、腎炎、尿滯留、過敏性鼻炎、視神經萎縮、蕁麻疹、慢性咽喉炎。

表 40　流行性感冒的症狀

項目	說明
潛伏期	大約 1～4 天，一般為 2 天。
主要症狀	發燒、頭痛、肌肉痛、疲倦、流鼻涕、喉嚨痛及咳嗽等。
伴隨症狀	腹瀉、嘔吐等症狀。
傳染期	發病前 1 天至症狀出現後的 3～7 天，都具傳染力。

　　罹患流感的人是否需要看醫生呢？許多人認為，既然大部分的病人會自行康復，就大可不必去看醫生。在此奉勸大家，不要輕忽流感的嚴重性！倘若家人是發生流感併發症的高危險族群，例如嬰幼兒、長輩和慢性疾病病人，請提高警覺意識。若出現流感的危險徵兆，最好到大醫院檢查和治療，切勿自行到藥房購買成藥服用。如果你無法分辨感冒或流感，在此提供基礎性的判斷原則：

一、**感冒**：症狀有流鼻水、打噴嚏、鼻塞、喉嚨痛且發癢、咳嗽、不會發燒或輕微發燒、略微疲倦。

二、**流感**：症狀有流鼻水、喉嚨痛、頭痛、咳嗽、發燒且超過 38℃、畏寒、中度以上的疲倦、全身無力、關節和肌肉痠痛等。

　　張仲景設計的麻黃附子細辛湯藥方，是為少陰、太陽兩種而設。為什麼太陽病會和少陰病同時並存呢？這是因為原來陽虛體質的人，感受到外寒之邪，陽氣原本即虛弱，脈不浮而沉重，不過沒有全陷入少陰的狀態，因此出現了發燒的情況。不論單以太陽病或少陰去治療，都會產生偏差，所以張仲景才會設計這個藥方，適合陽虛體質的人來服用。

　　每個病人的陽虛程度有差異，因此中醫師開出麻黃附子細辛湯藥方時，往往會與四逆湯交替應用，這是什麼原因呢？主因在於病人服用此方後，尚未完全康復，全身疼痛的徵象還在，運用四逆湯可以「溫裡（驅寒）壯陽，固其根本」，讓病人盡快痊癒。

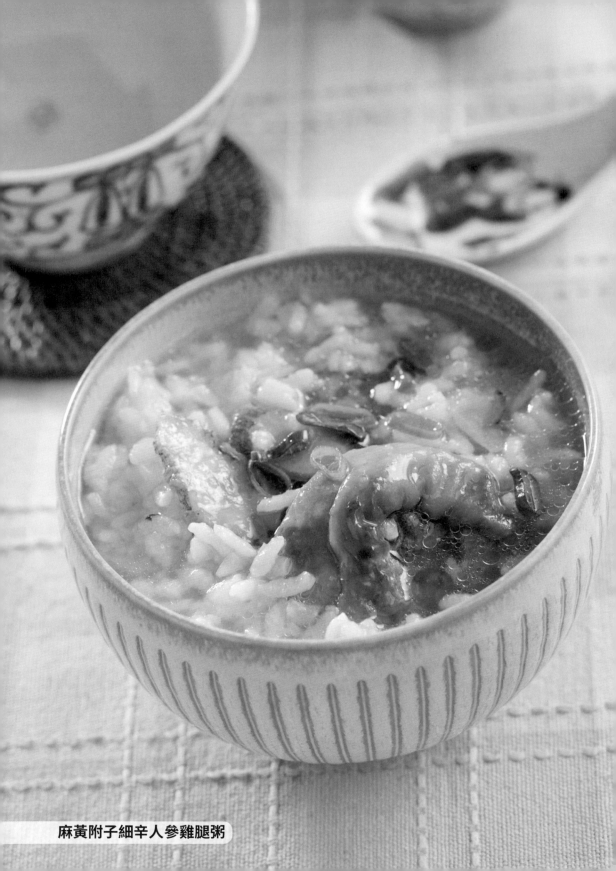

麻黃附子細辛人參雞腿粥

麻黃附子細辛人參雞腿粥

調配料理

功效

1 麻黃有發汗解熱、平喘鎮咳、抗炎、抗過敏、鎮痛和中樞興奮等效用。

2 附子可以強心，擴張外周肌肉血管，具鎮痛、抗炎、興奮腎上腺皮質和抗寒冷的作用。

3 細辛含有比較多的去甲基烏藥鹼，而且能夠提高新陳代謝，也具有鎮痛、抗炎，還有解熱、解除支氣管痙攣和抗組織胺、抗變態反應等效果，所以它既能增強麻黃的解熱、平喘、抗炎抗過敏，又能發揮補強附子促進新陳代謝、強心、擴張外周血管、提高血糖、鎮痛抗炎等的作用。

食材

麻黃、炮附子、細辛各 1 克、人參適量、1 隻雞腿、生米適量、海鹽少許

做法

1 將麻黃、附子、細辛略為清洗，再放入鍋中加少量的水熬煮成汁，備用。

2 人參切片，雞腿洗淨後切塊，備用。

3 生米洗淨後，放入湯鍋內加適量的水，再倒入做法 **1** 備用的湯汁和做法 **2** 切塊的雞腿、切片的人參、少許的海鹽，以小火熬煮大約 40 分鐘，即可盛碗食用。

Tips

這道粥品可以再加入紅棗或蒜頭，或是改用雞胸肉代替雞腿熬煮，都是不錯的食材。

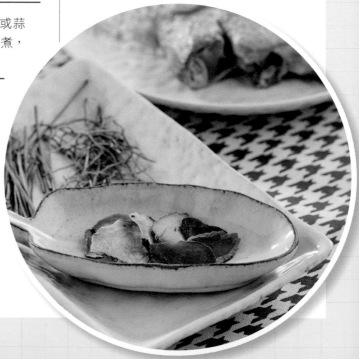

初期高血壓

✿ 症狀

初期高血壓不易發現症狀。頭痛、頸部肌肉繃緊、暈眩、心悸、氣喘、下肢水腫、腹瀉、經常疲勞想睡、心情煩燥、嘔吐、排尿困難、咳嗽、四肢浮腫發脹、產後浮腫、身體搖動容易跌倒、食慾不振等，都是可能的情況。

✿ 莊醫師的話

血壓是血液由心臟送出時，在動脈血管內產生的壓力。當血流通過周邊小動脈時，若血管狹窄、硬化或肌肉收縮擠壓管壁，就會使血管壓力上升，形成高血壓。高血壓分為「原發性」跟「次發性」兩種，大部分病人屬原發性高血壓，成因與遺傳、飲食、肥胖、生活型態等環境因素相關；而次發性高血壓的病人比例占整體高血壓的 5 ～ 15%，大多數是為內分泌疾病所導致，像是腎臟病變，也可能造成高血壓。

由於高血壓初期不會有明顯症狀，若無定期量測血壓的習慣，偶爾的頭暈頭痛、頸部很緊或是胸悶，往往容易被忽略，但卻是十分關鍵的初期症狀。因此許多病人是因血壓過高導致急性劇烈頭痛，心肺等器官受損，呼吸困難到急診就醫時，才驚覺自己早已罹患高血壓。

通常情況下，正常血壓的收縮壓在 120mmHg（毫米汞柱）以下，舒張壓在 80 mmHg 以下。倘若血壓的收縮壓在 120 ～ 139mmHg，舒張壓在

藥方 | 真武湯

「太陽病發汗，汗出不解，其人仍發熱，心下悸（心臟跳動得很厲害），頭眩身瞤動，振振欲擗地者，真武湯主之。」

——《傷寒論》條文 82

「少陰病二、三日不已，至四、五日腹痛，小便不利，四肢沉重疼痛，自下利（腹瀉）者，此為有水氣。其人或咳、或小便不利、或下利、或嘔吐，真武湯主之。」

——《傷寒論》條文 316

製法用量

茯苓三兩、白芍三兩、白朮二兩、切生薑三兩、炮附子一枚（去皮，破八片）。共五味，以水八升，煮取三升，去滓，溫服七合，日溫三服。

加減方

一、咳嗽者：加五味子半升，細辛、乾薑各一兩。

二、小便正常者：去茯苓。

三、腹瀉者：去白芍，加乾薑二兩。

四、嘔吐者：去附子，加生薑五兩，連前三兩，共八兩。

提醒

如果水腫屬實證而兼氣滯者，不宜使用；懷孕者慎用。

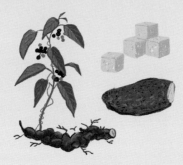

茯苓

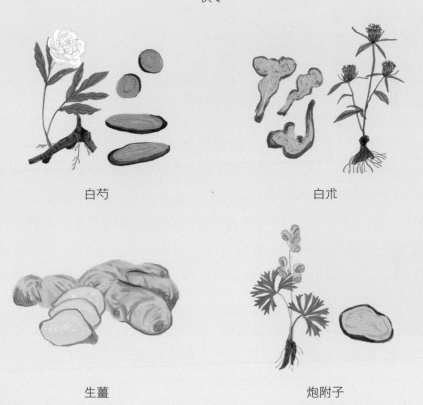

白芍　　　　　　　　白朮

生薑　　　　　　　　炮附子

主治

上呼吸道感染（感冒流感）、心律不整、初期高血壓、梅尼爾氏病、支氣管炎、尿道炎、心臟病、腎炎、腎盂腎炎、胃下垂、原發性高血壓、麻疹、慢性腎衰竭、肺氣腫、阿茲海默症（失智症）、慢性喉炎和喉氣管炎。

80 ～ 89 mmHg，即為高血壓的前期。倘若收縮壓在 140 mmHg 以上，舒張壓在 90 mmHg 以上，就成為高血壓的病人了。

表 41　血壓分期表

分期	收縮壓	舒張壓
正常	＜ 120	＜ 80
高血壓前期	120 ～ 139	80 ～ 89
高血壓第一期	140 ～ 159	90 ～ 99
高血壓第二期	160 ～ 179	100 ～ 109
高血壓第三期	≧ 180	≧ 110

單位：毫米汞柱（mmHg）

　　近幾年來，高血壓明顯有年輕化的趨勢，倘若沒有及時控制，會引發不可逆的慢性疾病。在此呼籲大家，日常要養成定期測量血壓的習慣。測量血壓的最佳的時間點是早上剛起床時或晚上睡覺前，最好不要在運動後、飲用咖啡因飲料或菸酒後測量，避免影響精準度。萬一有經常性的不明原因頭痛伴隨高血壓，或服用三種以上降壓藥物卻沒有獲得良好的控制，務必告訴你的主治醫生，做進一步檢查和診治，切勿錯過治療的黃金時間。

　　高血壓會引發中風和心臟病發。由於高血壓大部分沒有太明顯的症狀，往往被忽略，有時候病人自認為身體還健康，卻不知道血壓已經飆高了，而吃太多的鈉是引發高血壓重要的原因。亞洲人的鈉攝取量是最高的族群，平均高於建議量的四倍。也有些人誤認為，只要少吃鹽就可以脫離高血壓族群，殊不知我們生活中還有醬油及其他各種調味醬料，都含有相當多的鈉，這是我們的飲食文化所造成的疾病之一。

　　其次，上班族一整天在冷氣房裡，坐著的時間比走動的時間多。運動的時間大幅下降，也是罹患高血壓的主因之一。因此，除了調整飲食習慣

外，還要增加運動量及運動時間。高血壓其實是可逆轉的！我們時常告訴病人，只要改變生活型態，就可以把血壓恢復正常。特別是在高血壓前期時，不要急著吃藥，先從飲食減鈉，加強運動開始，只要持之以恆，都會有不錯的效果。運動方面，快走、騎自行車、打桌球等項目，都是適合的運動，只須生活規律和維持運動，高血壓會得到很好的調整和改善。

張仲景將真武湯分別寫在第 82 條和第 316 條。從第 82 條文，我們得知「此條示人以救逆之法也」，即發汗過當亡陽，造成心臟衰竭時，無法把血液輸送到大腦，導致大腦缺氧，這時候可採用真武湯來「扶陽抑陰以救其逆」。由於太陽病以麻黃湯或大青龍湯來讓病人發汗，應該可以緩解外感熱證。萬一不起作用，反而嚴重脫水，會亡陽於外，造成休克。

條文說「心下悸，築築然動」，表示心下胃部的上方有東西竄動感，這是因為發汗過當，促使心臟出現代償性的悸動。這意味著，心臟要把血液發射供應到全身而產生心跳加速，故稱「陽虛不能內守」。而所謂「頭眩身瞤動」，是說當心臟拚命的將血液輸送到全身，卻「心有餘而力不足」，造成腦部缺氧，繼而產生頭昏眼黑的現象，而且「陽微氣不能升」。當血液裡電解質不平衡，這就是中醫說的「陽虛液涸，失養於精也」，一旦身體平衡失常，站立不穩，身體隨時搖晃會倒在地上，代表「陽虛」，力氣無法支撐身體。

張仲景把真武湯放在第 316 條的意義，是專門針對體內陰寒有水氣來設計。所謂「水寒之氣，外攻於皮表」，會造成四肢沉重疼痛；「內盛於裡」，表示出現了腹痛腹瀉的症狀。當「水寒之氣停於上焦，則喘不能臥。停於中焦胃腑，則嘔或下利。停於下焦膀胱，則小便不利，或少腹滿」。為什麼張仲景不用五苓散來治療這些「陰寒之水」呢？這是因為非表熱之飲。為什麼不用小青龍湯呢？這是因非表寒之飲。因此惟有用真武湯，才能產生「溫寒制水」的功效。

以前有一位 76 歲的陳先生，心臟無力，高血壓前期，且全身水腫，因此我建議他服用真武湯。過了一個月之後，他的症狀全消。張仲景飽讀詩書，他以掌管大水的真武大帝來命名這個藥方。在陰陽學裡，大自然有四大守護神依循方位和四季：北方屬水，掌管冬季，顏色尚黑，真武即北方的水神；東方屬木，掌管春季，顏色尚青，以青龍坐鎮；西方屬金，顏色尚白，以白虎守護；南方屬火，顏色尚紅，紅為赤、朱，以朱雀主宰。

真武湯的組成藥材中，有附子發揮強心，將血液、水分輸送到人體各部組織和末梢的作用，可以讓血液回流正常。倘若用各種利水劑則達不到效果，因此服用真武湯，充分達到「利水消腫」的功能。白朮可以躁溼，協助脾胃運化的效用，做到制衡水的作用。生薑辛散，能幫助附子補陽溫中，具有散水的意義。茯苓則是協助白朮來健脾土，加上人參、甘草，就可以組成「四君子湯」。

真武湯的五味藥材互相強化功能，可以看到張仲景用藥之奇妙。茯苓、白芍具有利水的作用；白芍、附子產生止痛的效用。白芍也有鬆弛平滑肌的貢獻。因為附子是大熱之藥，故採取白芍的酸寒來作平衡。而附子、白芍兩味一起合作，一方面做到止痛的任務，二方面緩和互相的藥性，可以說整組藥方的安排，可圈可點。

為什麼真武湯可以同時治療高、低血壓呢？這是因為張仲景所創的方劑，在許多治療中達到了雙效的目的。在過猶不及之間，游刃有餘，發揮了團隊精神，以調節來達到平衡之效。

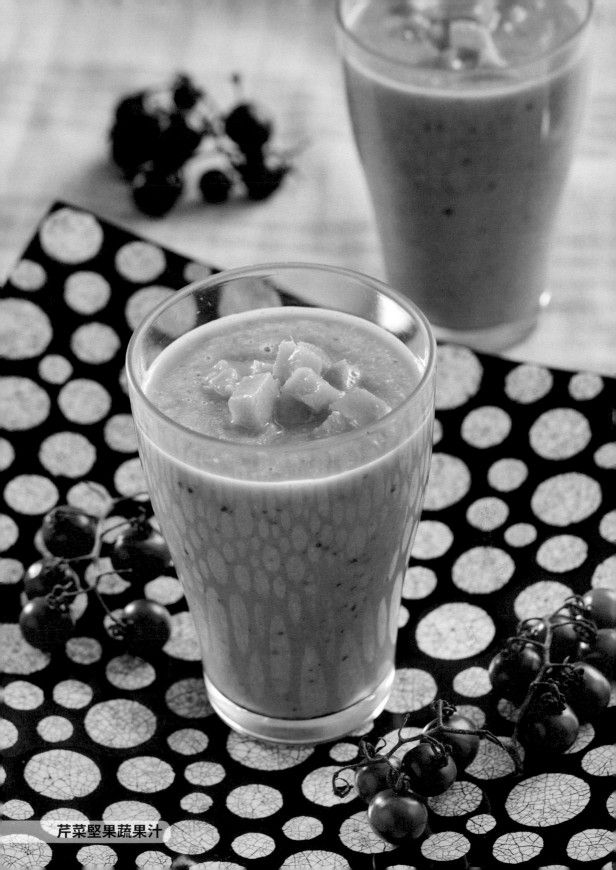

芹菜堅果蔬果汁

芹菜堅果蔬果汁

調配料理

功效

芹菜、番茄、高麗菜、酪梨都是降低血壓的好蔬果，加上其他的蔬果可以調整體溫和補充水分。

1 芹菜因為含多酚，且水分、纖維含量高，有助於改善消化系統，並減輕腹脹和水腫等現象；高麗菜因營養價值高，又可以保護心血管、降血糖、改善腸胃、防癌等；番茄具有養顏護膚、維持心臟健康、保護視力、降血糖等效用。酪梨含有豐富的維生素和礦物質，包括維生素 C、維生素 E、葉酸、鉀和纖維。酪梨中的單元不飽和脂肪酸有助於降低膽固醇，預防心血管疾病，維護心臟健康，還有穩定血糖的功效，而且它的高纖維有助於身體代謝排毒，促進腸道健康，預防便祕。

2 堅果好處多，具有預防心血管疾病、降低膽固醇、控制血糖等功效。

3 芒果能降低膽固醇，具有高含量的維生素 C、膳食纖維與果膠，能幫助吸收肝臟作用後產生的高膽固醇膽汁。

食材

芹菜一把、蘋果一個、酪梨半個、番茄一個、芒果適量、高麗菜適量、堅果適量、水或牛奶適量、蜂蜜（視個人口味添加）

做法

1 將所有蔬果清洗乾淨，切成小塊狀，備用。

2 把做法 1 備用的蔬果和適量的堅果放入果汁機裡，加入適量的水或牛奶打成汁。

3 約打 20 秒鐘即可，不必打得太細，保留一些蔬果渣。可以加少許的蜂蜜，但切記不要過甜。

Tips

如果有低血壓者，提醒不要飲用這一道芹菜堅果蔬果汁，可以改成適合自己飲用的蔬果汁。以芹菜、酪梨和番茄為基底，依據個人喜好作變化，彈性搭配其他的蔬果。

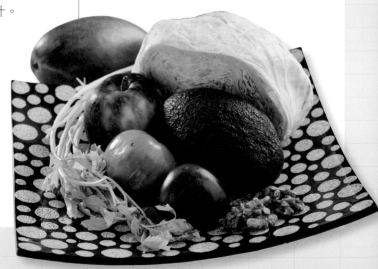

47

過敏性結腸炎

✿ 症狀

突然出現腹痛、腸鳴、腹瀉，瀉後痛減，便中帶有大量的黏液，或便祕腹瀉交替進行。

✿ 莊醫師的話

過敏性結腸炎是平日常見的一種腸道功能性疾病，以腸道壁無器質性病變、腸功能紊亂為其特色。此病又稱為黏液性結腸炎、痙攣性結腸炎、過敏性結腸症候群、腸應激症候群、腸道易激症候群等。任何年齡段都會得此病，通常以 20 ～ 50 歲的青壯年居多，而且女性多於男性。在門診中，差不多占消化道疾病的 30 ～ 50% 左右。

為什麼會罹患此病呢？這與病人的精神狀態和飲食習慣有關係，如經常顯現焦慮、恐懼、憤怒、憂鬱等情緒，或進食雞蛋、蝦、蟹等異體蛋白食物後，會突然出現腹痛、腸鳴、腹瀉，腹瀉後病痛會減緩，且便中帶有大量的黏液，或便祕腹瀉交替進行。

過敏性結腸炎的治療，比較無法單純憑藉某種特定的中西藥物來幫助病人康復，治療的關鍵需要先解決病人的思緒矛盾。一旦確診後，醫生必須很仔細和耐心向病人說明，協助病人釐清各方面的疑慮，提升病人的信心。通常情況下，除了腹痛或瀉泄帶來不便外，仍可過著日常的生活。醫生會建議病人多運動，強化體質，讓身心靈平衡，生活步調要有規律，

藥方 | 白通加豬膽汁湯

「少陰病，下利，脈微（脈潛伏著不明顯）者，與白通湯；利不止，厥逆無脈（正邪相爭，邪氣占優勢的表現），乾嘔，煩者（正氣抗邪的特徵），白通加豬膽汁湯主之。服湯，脈暴出者死（喝完湯後，脈象突然出現了，這是迴光返照的現象）；微續者生（慢慢的脈象出來了，這是真陽恢復的現象，病人的生命就獲得挽救）。」

——《傷寒論》條文 315

加減方

一、腹痛者：真陰不足也，去蔥，加芍藥二兩以斂陰。

一、嘔吐者：加生薑二兩以散逆。

三、咽痛者：加桔梗二兩以利咽。

四、利止脈不出（腹瀉停止但摸不到脈或脈潛伏著不明顯）者：加人參二兩以助陽。

製法用量

一、白通湯：蔥白四根、乾薑一兩、附子一枚（生，去皮，破八片）。共三味，以水三升，煮取一升，去滓，分溫再服。

二、白通加豬膽汁湯：蔥白四根、乾薑一兩、附子一枚（生，去皮，破八片）、人尿五合、豬膽汁一合。共五味，以水三升，煮取一升，去滓，內膽汁、人尿，和令相得，分溫再服。若無膽，亦可用。

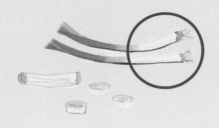

蔥白

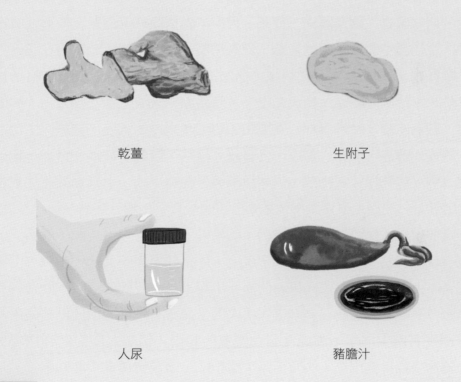

乾薑

生附子

人尿

豬膽汁

主治

治少陰病下利脈微（腹瀉脈象微弱）者，下利不止，厥逆無脈，面赤乾嘔而煩躁；及寒溼腰痛；久坐溼地傷腎，腎傷則短氣腰痛，四肢發冷，陰脈微者；少陰中寒，陰盛格陽（指體內陰寒過勝，陽氣被拒於外），熱藥（即藥性溫熱）相拒不入。

飲食採取少量多餐，口味以清淡為主，但是不吃生冷油膩的食物，需要戒菸。有便祕情況的人，多吃蔬果，定時上廁所。

在日常生活上，少接觸容易緊張的事務或容易引發生氣的事件，盡量不讓自己的情緒波動太大。因為一旦引發情緒不穩，就會發生腹痛、拉肚子並伴隨胸悶腹脹、打嗝、食慾不振等症狀。

白通加豬膽汁湯是白通湯原方加入人尿、豬膽汁組成。蔥白性味辛溫，主治發汗解表、利尿、解毒、殺蟲，一般用在感冒頭痛、鼻塞、小便不利、癰癤腫毒、陰寒腹痛、便祕、痢疾、蟲積腹痛等症狀。乾薑性味辛性熱，主治溫中散寒、回陽通脈、燥溼消痰、溫肺化飲，時常用在腹部冷痛、嘔吐泄瀉、脈弱、痰飲喘咳、四肢冰冷、寒飲喘咳等症狀。附子性辛甘熱，主治回陽救逆、補火助陽、散寒除溼。人尿主治心腹冷痛、脾虛腹瀉、腳氣水腫、風寒溼痺、陽萎和一切沉寒痼冷的疾疾。豬膽汁主治清熱、潤燥、解毒、便祕、黃疸、百日咳、哮喘、腹瀉、痢疾、目赤、咽部紅腫疼痛，或乾燥、異物感，或咽癢不適、吞咽不利，中耳部的急性或慢性化膿性耳，皮膚毛囊受到細菌感染，造成發炎與化膿等症狀。

張仲景在《傷寒論》告訴我們，如果喝了白通湯後，拉肚子的情況依舊沒有改善的話，中醫則視為「下脫」。如果頻繁想吐又吐不出來，中醫則視為「上脫」。一旦體內僅存的陽氣出現了上、下脫的症狀，脈微會變成無脈，表示體內臟腑已經衰竭，病人的生命會有危險。由於已經服用白通湯卻沒有產生作用，體內受到大熱藥的刺激，頓時之間亢進到把喝進去的藥物全都排瀉出來，中醫稱為「格拒」，表示病情進入非常嚴重的階段。萬一發生電解質失調，引發自律神經失調，就會顯現了乾嘔、心煩的症狀。

所以，張仲景想出了在白通湯裡，加入人尿、豬膽汁兩味藥材來改善惡化的病情。由於人尿鹹寒，豬膽汁苦寒，在大熱藥裡加上這兩味寒藥，聰明的發揮了「緩解亢進」的效用，來解決「阻止不吸收」的問題，我們

把這情況稱為「引陽藥入陰，從其性而治之」。由此可以得知，張仲景在用藥上的精心設想和靈活運用之法，令人欽佩。

　　在西醫方面，通常用生理食鹽水來解決脫水的問題，也就是用生理食鹽水來補充流失的電解質，而張仲景居然會想到用尿液來迅速恢復電解質，平衡自律神經的失調，真是絕頂聰明。而豬膽汁可使藥物停留吸收，因為它含有膽鹽、膽紅素、膽固醇、氯化鈉、碳酸氫鈉、鈣等無機鹽類，也具有協助調節電解質的作用，幫助細胞的修復。總的來說，當病情嚴重時，張仲景將人尿、豬膽汁當作抗格拒的關鍵藥材。

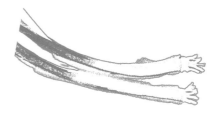

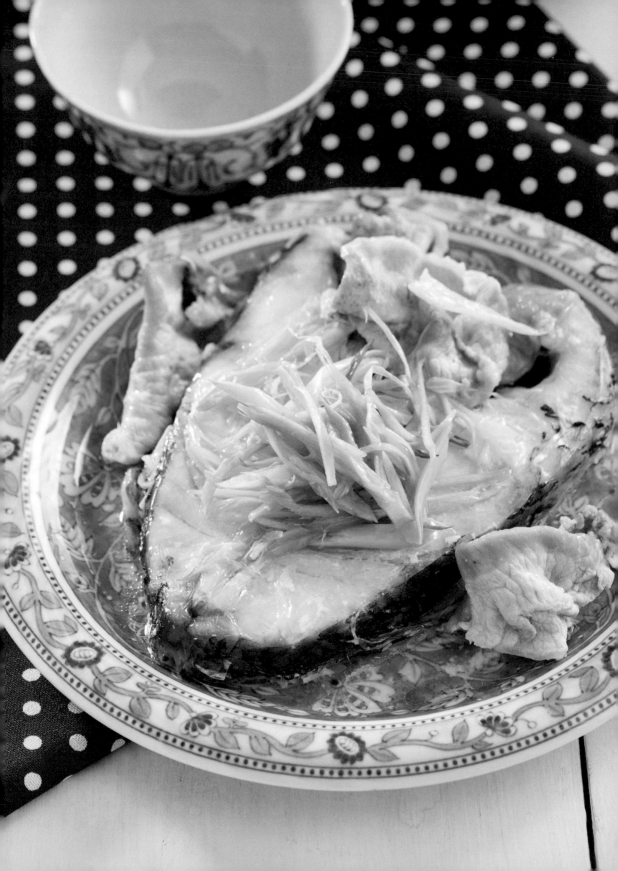

清熱解毒，增進食慾

蔥白薑絲蒸鱈魚豬肉片

調配料理

功效

1 蔥白辛散溫通，有發汗解表散寒作用，因藥力較弱，故適用於風寒感冒病情較輕者，經常和生薑、淡豆豉等同用，來增強發汗解表之功，例如連須蔥白湯、蔥豉湯；也用於陰盛格陽腹瀉脈象微弱，陰寒腹痛。

2 鱈魚的營養價值豐富，含有蛋白質、脂肪、維生素 A、B、D 和鈣、磷、鈉等礦物質。它屬於高蛋白、低脂肪的深海魚，含有約 73% 的單元不飽和脂肪酸，是所有魚類中含膽固醇最低的，能夠增強骨骼和牙齒、預防糖尿病、癌症等，其優質蛋白質是製造肌肉和血液的原料，可強身健體。

3 豬肉性平味甘，有潤腸胃、生津液、補腎氣、解熱毒的功效。

食材

蔥白 4 根、薑絲適量、蒜頭 1 個、鱈魚 1 片、豬肉片適量、米酒 2 小匙、醬油 1 大匙、橄欖油適量

做法

1 薑切絲、蒜切末、蔥白切段、蔥綠切絲，備用。

2 鱈魚和豬肉片洗淨並用紙巾擦乾表面後，倒少許米酒醃漬去腥。

3 將醬油、橄欖油淋在鱈魚片和豬肉片上，放上做法 1 備用的薑絲、蒜末、蔥白。在電鍋外鍋放 1 杯量米杯的水，蒸煮大約 20 分鐘。

4 電鍋跳起後，可以視個人喜好決定，是否挑走蔥白之後，放入青蔥絲再燜 2 ～ 3 分鐘，即可食用。

Tips

　　本道料理使用的魚片，可以按照個人喜好更換。也可以作成湯品或粥品。只要加入生米和適量的水，就可煮成一道美味的粥品了。

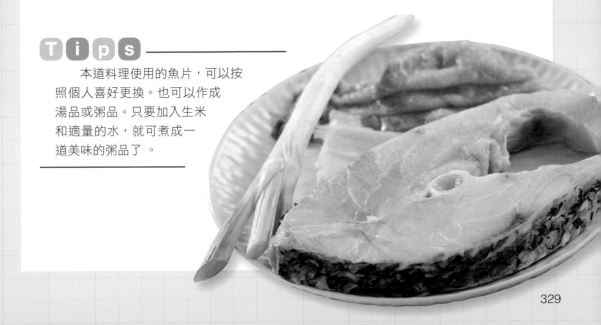

48

慢性泄瀉

❀ 症狀

　　大便次數增多，而且糞質稀薄或呈水樣，持續幾週或甚至半年以上，瀉下時比較緩緩而出，或飲食後又再加劇，腹部隱隱作痛，精神和身體比較容易疲倦。

❀ 莊醫師的話

　　許多人多半都曾「拉肚子」，在中醫統稱為「慢性泄瀉」。中醫師使用辨證論治的方法來治療慢性泄瀉，能夠逐漸調整病人的脾胃運化功能，幫助病人的腹痛、腹瀉症狀獲得改善。泄瀉可分為「急性泄瀉」和「慢性泄瀉」兩類。

　　在急性泄瀉這類，可看見的症狀有以下三種：

一、**寒溼泄瀉**：病人因為常吃生冷的食物而導致，藥方經常採用「藿香正氣散」。
二、**溼熱泄瀉**：病人因為常吃辛辣又油膩的食物或經常性飲酒而導致，藥方經常採用「葛根黃芩黃連湯」。
三、**傷食泄瀉**：病人因為常吃不易消化的食物而導致，藥方經常採用「保和丸」。

藥方 ｜黃芩湯

「太陽與少陽合病，自下利者，與黃芩湯；若嘔者，黃芩加半夏生薑湯主之。」

——《傷寒論》條文 172

製法用量

一、**黃芩湯方**：黃芩三兩、白芍二兩、炙甘草二兩、大棗十二枚（手掰開）。共四味，以水一斗，煮取三升，去滓，溫服一升，日再，夜一服。

二、**黃芩加半夏生薑湯方**：黃芩三兩、白芍二兩、炙甘草二兩、擘大棗十二枚、洗半夏半升、切生薑一兩半。共六味，以水一斗，煮取三升，去滓，溫服一升，日再，夜一服。

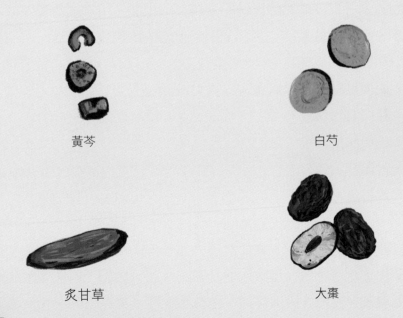

黃芩　　　　　　　　　　　　　　白芍

炙甘草　　　　　　　　　　　　　大棗

主治

熱瀉、熱痢，身熱口苦，腹痛腹瀉，舌紅苔黃，可以清熱止利，和中止痛。

在慢性泄瀉這類，可看見的症狀有以下三種：

一、**脾虛泄瀉**：病人因為多吃油膩的食物或食量稍大，勞累後顯現腹瀉，藥方經常採用「參苓白朮散」。

二、**腎虛泄瀉**：病人常在黎明前出現腹痛即瀉，瀉後即安的情況，藥方經常採用「四神丸」。

三、**肝鬱泄瀉**：病人大部分在發脾氣或情緒緊張當下顯現症狀，藥方經常採用「痛瀉要方」。

所謂慢性泄瀉，都以大便次數增多，又以糞質稀薄或呈水樣，或肛門有灼熱感，大便熱臭，或夾有大量黏液為特徵的一種疾病。在古代稱大便溏薄者為「泄」，大便呈水樣者為「瀉」。此病病因很多，凡是飲食衛生、氣候變化、情志失調、脾胃虛弱等，都在病因範圍之內。不過最有可能引發的因素，以溼盛和脾胃功能失調息息相關，引發了清濁不分，水穀混雜而下，並走大腸導致。以下為慢性泄瀉的主要五種症狀：

一、**大便黏膩又熱臭。**
二、**肛門有灼熱感。**
三、**小便味道很重。**
四、**舌頭紅。**
五、**舌苔黃。**

站在西醫的立場來看，急性泄瀉大部分因為腸炎引發，少部分是由於毒素、藥物或化學物質而導致，並且在 1～3 天內即出現腹瀉的症狀，同時伴隨著發燒、腹痛、肌肉疼痛、倦怠等症狀。常見引起急性泄瀉的有食物中毒、傷寒、痢疾、病毒性胃腸炎等，而慢性泄瀉則大部分是因為消化不良導致，但也有可能是因為甲狀腺機能亢進、肝硬化、結腸腫瘤、結核

病、精神因素、情緒因素等諸多原因而引發腹瀉。此外，結腸過敏、腸功能紊亂等，也可引起腹瀉。

張仲景用來治療慢性泄瀉的藥方是黃芩湯，它的功用在「清熱止利，和中止痛」，主治熱瀉、熱痢、身熱口苦、腹痛下利、舌紅苔黃、脈數（脈搏跳的快些，在一呼一吸之間六次以上）。我們在《傷寒論》第172條看到：「太陽與少陽合病，自下利者，與黃芩湯；若嘔者，黃芩加半夏生薑湯主之。」其中提到的黃芩湯，所治熱瀉熱痢的病機在於少陽火鬱，內迫胃腸。藥材黃芩苦寒，清少陽、陽明在裡之熱，清熱燥溼，解毒止利為主。白芍酸寒，泄熱斂陰和營，並在土中瀉木而緩急止痛為副。甘草和大棗扮演調中和脾，益氣滋液，顧護正氣的角色。於是，四味藥材組合成為黃金搭檔，共同發揮「清熱止瀉，和中止痛」的效果。

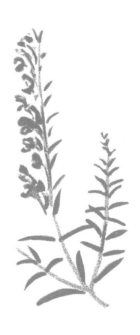

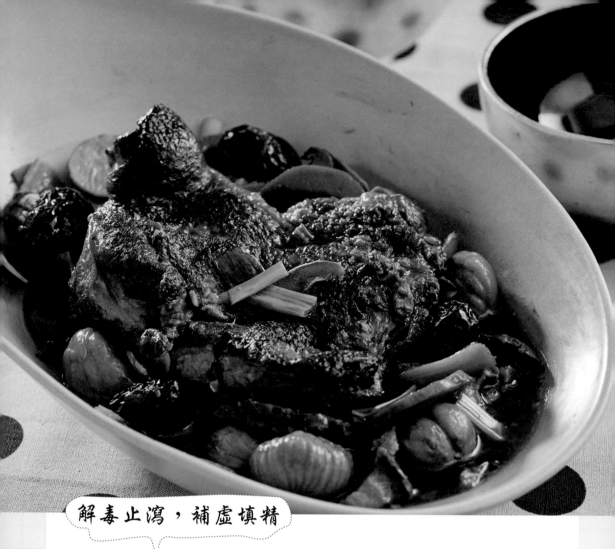

黃芩紅棗蓮子照燒雞腿

調配料理

功效

1 炎炎夏日多吃苦瓜、蓮子心等有苦味的食物，能夠幫助解暑祛熱、健脾利胃。

2 蓮子可以產生防癌抗癌、降血壓、強心安神、清心、祛斑的貢獻。

3 紅棗能夠健脾益胃、補氣養血，還含有蛋白質、多種胺基酸、胡蘿蔔素、維生素、鐵、鈣、磷等物質。

4 雞肉則對營養不良、畏寒怕冷、乏力疲勞、月經不調、貧血、虛弱等具有食療作用，能夠溫中益氣、補虛填精、健脾胃、活血脈、強筋骨。

5 黃芩、白芍、炙甘草等食療之材具有清熱燥溼，解毒止瀉的功效。

食材

黃芩、白芍、炙甘草各 3 克、紅棗 15 顆、去骨雞腿 1 隻、乾香菇 4 朵、杏鮑菇 2 朵、蒜苗半根、青蔥 2 根、薑 1 塊、熟栗子 10 顆、蓮子 10 顆、太白粉少許、醬油適量、紹興酒少許、雞蛋 1 個、香油少許、冰糖少許、蠔油少許、白胡椒粉少許

Tips

挑選雞肉時可特別注意： 新鮮雞腿會呈現光澤、有彈性。不新鮮的雞腿，肉質沒有彈性，顏色為暗紅色或有瘀血。新鮮的雞皮是淺乳白色，如果皮膚顏色太黃，表示飼料中含有太多的色素。新鮮的雞肉脂肪應為乳白色或淡黃色。

做法

1. 黃芩、白芍、炙甘草、紅棗略微清洗後，加入適量的水熬約 3 分鐘後取湯汁，備用。乾香菇、紅棗分別泡水，並留下香菇水（100 毫升）、紅棗水（80 毫升），備用。

2. 泡好的香菇、杏鮑菇切塊、青蔥切段、薑切片，備用。

3. 在雞腿肉上劃幾刀（也可切塊），用醬油、紹興酒、蛋液、太白粉醃漬 10 分鐘後，下鍋煎至雞肉表皮酥脆、呈現金黃色時，就可以加入菇類拌炒。

4. 加入冰糖將所有食材炒至顏色油亮，陸續把做法 1 備用的少許湯汁、醬油、蠔油、香菇水、紅棗水加入拌炒，再放入蓮子、栗子。

5. 燜煮 15 分鐘後，加入青蔥段、白胡椒粉、香油，即大功告成。裝盤後看個人喜好，可斟酌放少許蒜白、乾辣椒絲，增添不同層次的口感。

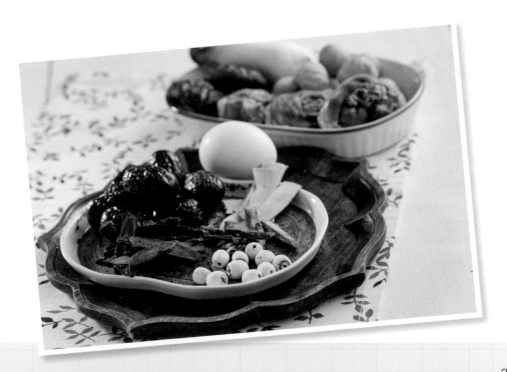

49

精神官能症

✤ 症狀

胸悶、心悸、呼吸困難、消化不良、腹瀉、便祕、女性月經失調等。

✤ 莊醫師的話

　　一般我們定義「精神官能症」，指的是一系列精神狀況的總稱，它是功能性心理障礙的一種疾病，即人體的腦部組織沒有實質的損傷，不過在運作方式卻發生異常。病人能夠感受到痛苦又有病識感，但可以確定的是不會出現妄想、幻覺或幻聽等情形，在日常生活的表現比其他精神疾病的病人正常。

　　常見的精神官能症，例如焦慮性精神官能症、憂鬱性精神官能症、衰弱性精神官能症、強迫症、慮病性精神官能症、恐慌症等，一方面呈現心理的症狀，二方面在生理症狀上也會因為焦慮和憂鬱，出現了自律神經失調的現象，例如胸悶、心悸、呼吸困難、消化不良、腹瀉、便祕、月經失調等。

　　中醫師會採用張仲景設計的柴胡加龍骨牡蠣湯，來輔助改善精神疾病症狀，例如當出現「胸滿煩驚（精神情志調節功能失職的臨床表現）」症狀時，就會考慮使用此藥方。它原來用在傷寒誤治造成正氣損傷，以致出現譫語（神志不清、胡言亂語）、胸悶煩驚等症狀，後來在現代應用上，則經常採用在治療精神分裂、失眠、焦慮等疾病方面。

表 42　精神官能症主要的症狀

主要症狀	說明
焦慮性精神官能症	經常表現的徵象是坐立難安、緊張、疲勞、注意力不集中、腦袋空白、易發脾氣、肌肉緊繃、失眠等。
憂鬱性精神官能症	經常表現的徵象是情緒低潮、鬱悶、情緒不穩、易掉淚、煩躁、易發脾氣等症狀。
衰弱性精神官能症	經常表現的徵象是慢性疲勞，容易發脾氣，往往不明原因不舒服，對生活沒有興趣等症狀。
強迫症	1. 強迫性思考：一種不想要又侵入性的想法或是衝動，經常表現的徵象是有厭惡感，例如會對手腳不乾淨或東西凌亂等，產生不舒服感。 2. 強迫性行為：多數是伴隨強迫性思考而來，經常表現的徵象是重複洗手、檢查、排序或默念句子等。
恐慌症	經常表現的徵象是病人會感受強烈又突然的恐懼感，心神不寧且有快死亡的錯覺。
慮病性精神官能症	經常表現的徵象是過度關注個人健康，女性多於男性，大部分發生在中年時期，很容易因為輕微的不舒服會過度擔心得重病，或在健康檢查後，會不斷的懷疑已經得重病等。
生理症狀	經常表現的徵象是胸悶、心悸、呼吸困難、消化不良、腹瀉、便祕、月經失調等。
解離反應	病人會產生不願面對的心理威脅和衝突強行抑制，容易引發人格離散，經常表現的徵象是出現遺忘症、浮客症（脫離以前的記憶，重新開啟一個新生活，建立新的交友圈等，不過也會因為一些刺激而想起往事）、多重人格（有多個各自獨立的人格，且各自支配不同時間點的行為）、夢遊等。

　　這個藥方實為小柴胡湯加減而成，和解少陽之邪，半夏、生薑相合，以和胃降逆，人參與大棗益氣扶止，另加龍骨、牡蠣、鉛丹以鎮驚安神，

藥方 ｜ 柴胡加龍骨牡蠣湯

「傷寒，八九日，下之，胸滿煩驚（精神情志調節功能失職的臨床表現），小便不利，譫語（神志不清、胡言亂語），一身盡重，不可轉側者（肌肉失去津液的濡養感到身重、只想躺著不想動），柴胡加龍骨牡蠣湯主之。」

——《傷寒論》條文107

製法用量

柴胡四兩，龍骨、黃芩、生薑切、鉛丹、人參、去皮桂枝、茯苓各一兩、洗半夏二合半、大黃二兩、熬牡蠣一兩半、大棗六枚（手掰開）。共十二味，以水八升，煮取四升，內大黃，切如碁子（棋子），更煮一兩沸，去滓，溫服一升。本云柴胡湯，今加龍骨等。

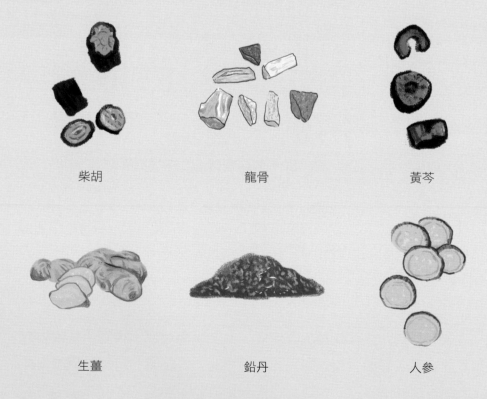

柴胡　　　　　　　龍骨　　　　　　　黃芩

生薑　　　　　　　鉛丹　　　　　　　人參

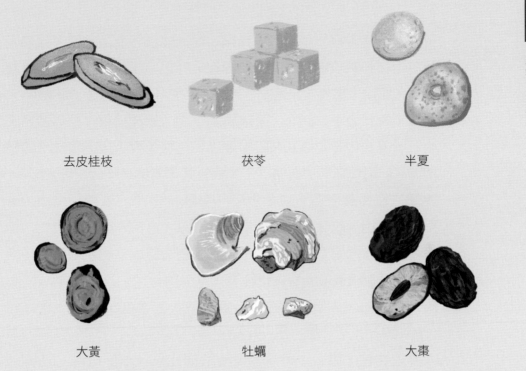

去皮桂枝　　　　　　　茯苓　　　　　　　　半夏

大黃　　　　　　　　　牡蠣　　　　　　　　大棗

主治

焦慮性精神官能症、恐慌症、強迫症、畏懼性精神官能症、慮病症、憂鬱性精
神官能症、歇斯底里性精神官能症、失眠等。

該三味藥材都有重鎮安神的作用。以下是這十二味藥材的特性和貢獻：

一、黃芩：性味苦寒。主治清熱燥溼、瀉火解毒、涼血止血、除熱安胎。用在肺熱咳嗽、熱病高熱神昏、肝火頭痛、目赤腫痛、溼熱黃疸、瀉痢，熱淋，吐衄血，崩漏，胎熱不安，癰腫疔瘡等。

二、龍骨：性甘澀平、無毒。主治鎮驚安神、斂汗固精、止血澀腸、生肌斂瘡。治驚癇癲狂、怔忡健忘、失眠多夢、自汗盜汗、遺精淋濁、吐衄便血、崩漏帶下、瀉痢脫肛、潰瘍久不收口等。

三、牡蠣：性味鹹微寒。主治斂陰、潛陽、止汗、澀精、化痰、軟堅。治驚癇、眩暈、自汗、盜汗、遺精、淋濁、崩漏、帶下、瘰癧、癭瘤。常用在驚悸失眠、眩暈耳鳴、瘰癧痰核、癥痞塊、自汗盜汗、遺精崩帶、胃痛泛酸等。

四、鉛丹：以鉛、硫磺、硝石等合煉製成，主要成分有四氧化三鉛（Pb_3O_4）。辛、鹹、寒、有毒。

五、人參：性甘、微苦、微溫。主治大補元氣、復脈固脫、補脾益肺、生津、安神。用於體虛欲脫、肢冷脈微、脾虛食少、肺虛喘咳、津傷口渴、內熱消渴、久病虛羸、驚悸失眠、陽痿宮冷、心力衰竭、心原性休克等。

六、桂枝：性辛甘溫。主治發汗解表、調和營衛、溫經通脈止痛、助心陽且通陽利水、常用於治療風寒感冒等。

七、生薑：性味辛溫。主治主風寒感冒、惡寒發熱、頭痛鼻塞、嘔吐、痰飲喘咳、脹滿、泄瀉等。

八、大棗：性甘溫。主治補中益氣、解藥毒、養血安神。用在脾虛食少、乏力便溏、婦人臟躁、氣管炎、腸炎、痢疾、崩漏、外用治外傷出血等。

九、半夏：性味辛溫。主治降逆止嘔，燥溼化痰、降逆止嘔、消痞散結。用在痰多咳喘、痰飲眩悸、風痰眩暈、嘔吐反胃、胸脘痞

悶、梅核氣等。

十、柴胡：性味苦辛、微寒。主治解表退熱、疏肝解鬱、升舉陽氣。用在外感發熱、半表半裡寒熱往來、瘧疾、肝鬱脅痛乳脹、頭痛頭眩、月經不調、氣虛下陷之脫肛、子宮脫垂、胃下垂等。

十一、大黃：性苦寒。主治瀉熱通腸、涼血解毒、逐瘀通經。常用在治療實熱便祕、積滯腹痛、溼熱黃疸、血熱吐衄、目赤、咽腫、腸癰腹痛、癰腫疔瘡、瘀血經閉、跌打損傷等。

十二、茯苓：性甘、淡、平。主治滲溼利水、健脾和胃、寧心安神。用在水腫尿少、水腫脹滿、痰飲眩悸、脾虛食少、便溏泄瀉、心悸不安、失眠健忘、痰飲咳逆、嘔吐、脾虛食少、遺精白濁等。

　　柴胡加龍骨牡蠣湯使用的藥材多，從小柴胡湯去掉甘草加龍骨、牡蠣、桂枝、茯苓、鉛丹、大黃等藥材組成。以小柴胡湯來和解少陽，宣暢樞機，使陷里之邪，得以樞轉而出；加桂枝者，非取其解肌祛風，而欲其通陽透達，助小柴胡湯轉出裡邪（在裡之病邪，有向外透達之勢）。少許的大黃，並沒有峻猛傷正的弊端，反而有泄熱和胃的功勞，而且鉛丹、龍牡，都可以「重鎮安神，定驚止煩」。張仲景最神奇的地方，在於採用茯苓這一味藥材，一方面具有「淡滲利水，疏通三焦」的功效，二方面又有「寧心安神，以止煩驚」的貢獻。

　　至於，為什麼要去掉甘草呢？這是因為張仲景不想讓它的甘緩之性來妨礙「祛邪」（把體內的邪氣盡快清除）。他巧妙的神用各藥材的優缺點，進可攻，退可守，這是後人要多學習的地方。

　　柴胡加龍骨牡蠣湯採用了具有毒性的鉛丹，雖然它有鎮驚安神的功能，卻要考慮到它的毒性大，使用的時候需要非常謹慎。現在中醫師在使用時，通常都以小量暫服為原則，或可以使用「生鐵落」、「磁石」等藥材來替換，這是用藥者必須為病人設想的地方。

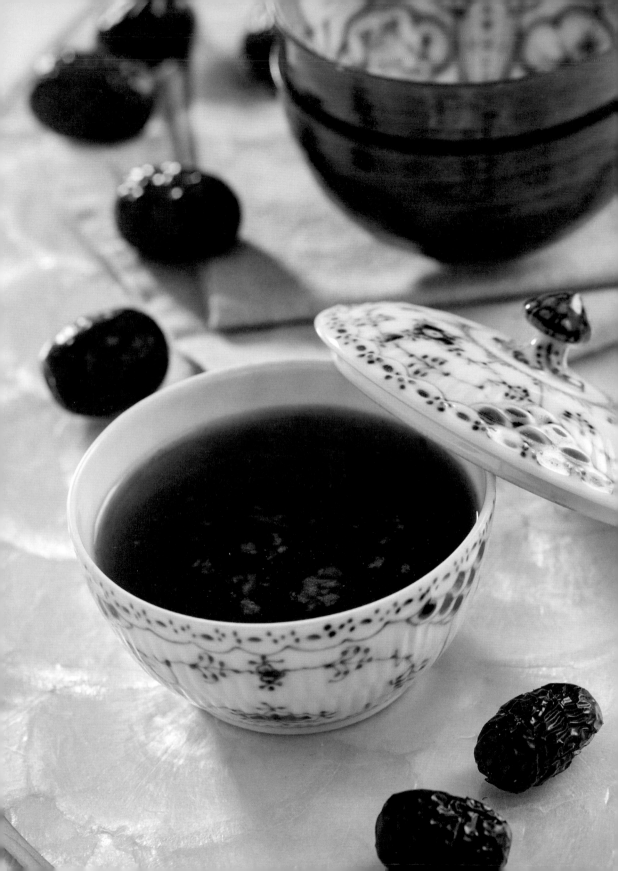

> 穩定神經，清熱解毒

莊家米酒水養肝茶

調配料理

功效

養肝茶具有清肝火、養肝血、穩定神經、安神、降脂、降糖、補氣養血，軟化血管，潤肺除痰，疏肝理氣，清熱解毒，護肝保肝等功效。而米酒水富含酵素，可以提振神經和肌肉組織，防止憂鬱。

食材

紅棗 7 顆、米酒水（不含酒精的米酒）1瓶

做法

1 將 7 顆紅棗清洗乾淨，備用。

2 將做法 1 備用的 7 顆紅棗放入湯鍋，加入 1 瓶米酒水，以小火慢慢熬煮 1 小時左右。

3 在熬煮過程中，米酒水會揮發一些是正常的現象。待熬煮好，熱喝或溫飲皆可。

Tips

養肝茶可以按照比例和米酒水（7 顆紅棗：1 瓶米酒水，加倍以此類推，例如 14：2）熬煮備用，煮好、放涼後，裝入保鮮袋內，放入冰箱冷藏。要飲用時，再拿出來溫熱一下即可。米酒水可向臺灣菸酒公司購買，一般超市也可訂購。

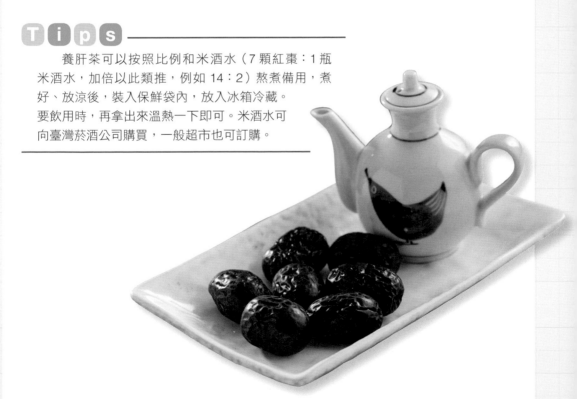

50
初期腦動脈硬化

✿ 症狀

　　頭痛,看東西會昏花、耳鳴、聽力減退、肢體麻木等情況,或有睏乏無力以及睡眠障礙等。初期以失眠為主,入睡較難,睡眠淺而易醒,到晚期則表現為嗜睡、記憶力減退、反應遲鈍、注意力不集中、生活懶散。

✿ 莊醫師的話

　　以前到我診所看病的長輩,不乏有許多頭痛族。造成頭痛的原因很多,例如肌肉僵硬、顏面部壓迫、腦瘤、腦中血管阻塞、荷爾蒙改變等,都會引發頭痛。在我的臨床經驗裡,頭痛族中最常見的是「腦動脈硬化症」,好發在40歲以上的中老年人,一般來說男性多於女性,通常大部分的病人會有高血壓、糖尿病、高脂血症、長期吸菸、飲酒和精神緊張的情況。

　　有些人很疑惑,為什麼他們的腦動脈會硬化呢?其實,腦動脈硬化症是因為腦部長期慢性供血不足,引發大腦功能減退。腦動脈硬化以後,由於腦部多發性梗塞、軟化、壞死和萎縮而引起神經衰弱症候群、動脈硬化性癡呆、假性延髓麻痺等慢性的腦部疾病。

　　我們經常看到腦動脈硬化症的表徵,包括神經衰弱症候群、頭暈、頭痛、注意力不容易集中、記憶力逐漸減退、慢性腦缺血等症狀。這些症狀和短暫性大腦缺血性發作、血管性癡呆並不相同。基本上,對初期的病人,我們在治療上會以控制症狀為主,另外採用血管擴張或抗血小板等藥

藥方 ｜吳茱萸湯

「少陰病，吐利（嘔吐拉肚子），手足逆冷（四肢冰冷），煩躁欲死（劇烈嘔吐，痛苦難耐）者，吳茱萸湯主之」

——《傷寒論》條文 309

「乾嘔，吐涎沫，頭痛者，吳茱萸湯主之。」

——《傷寒論》條文 378

提醒

凡胃鬱熱嘔吐、吞酸者禁用。

製法用量

吳茱萸一升、人參三兩、切生薑六兩、大棗十二枚（手掰開）。共四味，以水七升，煮取二升，去滓，溫服七合，日三服。

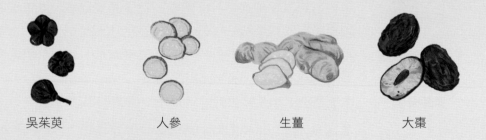

| 吳茱萸 | 人參 | 生薑 | 大棗 |

主治

少陰吐利、四肢冰冷、劇烈嘔吐、痛苦難耐、嘔吐涎沫、陰盛生寒、腹部脹大、飲食無味、頭風頭痛、神經衰弱症候群、注意力不集中、記憶力減退。

物，來解緩腦動脈硬化程度和預防腦血栓形成。所以罹患的病人不要太擔心，只要獲得適當的治療，配合醫生的指示，都有改善的效果。

由於腦動脈硬化症和原發性疾病，例如糖尿病、高血壓、高血脂症等息息相關，所以病人需要牢記醫生的叮嚀，進行有效控制危險因素的療程，在日常生活中養成健康的生活作息和良好的飲食習慣才好。

腦動脈硬化症病人初期以失眠為主，時常失眠或睡眠很淺，容易醒過來，發展到晚期則表現為嗜睡，記憶力嚴重減退（對剛說過的話和做過的事情容易遺忘）。

表 43　初期腦動脈硬化症可能的病因

病因	說明
頭部不舒服、視力不佳	時常感覺頭髮沉重，頭部有緊箍和壓迫感，頭暈，頭痛，伴隨著耳鳴，看不清楚東西。
經常失眠或嗜睡	不容易入睡，容易清醒，多夢等。有一些人需要服用安眠藥才能入睡，有一些人反而嗜睡，總覺得睡眠不夠。
記憶逐漸減退	容易忘記人名、數字和最近發生的事情，對小時候的事或往事卻記得很牢。
情緒波動大、習慣轉變	經常為小事計較而產生情緒激動，容易生氣，過度悲傷。也可能原本節儉的好習慣轉變為奢侈的壞習慣，原本情感細膩脆弱變得更加疑心多慮等。
短時間的肢體麻木	身體的一側肢體或肢體的某部分出現麻木、無力、感覺異常等症狀。
步態多變	步態慌張，走路或轉身變得緩慢、僵硬和不穩定。
出現老人環	慢慢老化後，長輩們的眼睛角膜邊緣會出現一圈灰白色的環，我們稱為「老人環」。有老人環的長輩，八九不離十會有不同程度的腦動脈硬化症。倘若觀察到自己有老人環，請掌握關鍵時刻，務必要控制腦動脈硬化的發展，避免導致腦血管疾病。

　　從中醫的角度來看「腦動脈硬化症」，外感是因外在因素引發，例如受寒、熬夜、飲食等原因。頭痛時比較劇烈，病程時間比較短；內傷則是因為臟腑虛損或情志等因素導致，一般病程比較長。

　　在治療偏頭痛方面，不一樣類型的頭痛會有不相同的緩解效果。因為臺灣地區氣候多雨潮溼，往往一吹到風很容易感冒，出現頸肩痠痛或頭重腳輕，即中醫所稱的「頭風」，治療會採用發汗中藥為主，再加按摩頸肩、運動或泡澡流汗為輔。在中藥辨證方面，考慮頭部在身體的最高處，藥方上會選用例如菊花、薄荷、荊芥、藁本、蔓荊子等藥材，可以協助藥效傳引到身體其他的部位，發揮改善的良效。

　　倘若治療頭痛，經常使用天麻，因天麻具有通過血腦障壁的效用；倘若治療太陽經頭痛，則會使用羌活；倘若陽明經頭痛，則會使用白芷；倘若少陽經頭痛，會使用川芎；而治療厥陰經頭痛，則會使用吳茱萸，這也是張仲景設計吳茱萸湯的重點。

　　吳茱萸湯的方證往往見於傷寒六經的「陽明病」、「少陰病」、「厥陰病」，又被稱為「寒邪犯胃濁陰上逆證」，這是肝寒犯胃，中陽（脾胃）虛弱，胃氣濁陰上逆，胃失和降引發致以嘔吐為主要表現的證候，通常是乾嘔或持續泛吐清稀涎沫，或吐清水，口淡不渴。因為時常出現在三陰證，因此病人出現手腳冰冷、大便稀爛或腹瀉的情況。而腹部寒冷時，則會感覺到肚子冰冰冷冷的。這個藥方有一個亮點，就是針對頭頂痛或整個頭都痛。由於肝經運行路線最後會通往頭頂，因此肝經寒邪隨經上逆，造成頭痛常見在「巔頂痛」。當體內陰寒之氣過度的時候，會感到「煩躁不堪」，胸部有悶悶不樂之感。張仲景應該掌握了許多臨床的症兆，針對病人常常在半夜發作嚴重而對症下藥，主因是半夜是陰氣盛極的當下，寒邪得陰氣的助力而更加猖狂，故選用溫性的吳茱萸湯來平衡。

　　在藥材上，吳茱萸辛苦大熱，直入肝胃，溫肝暖胃，特別擅長降逆止嘔，為主藥方劑。生薑辛溫，溫胃散寒，和中止嘔，是治療嘔吐的藥材，協助吳茱萸發揮藥效，散寒降濁特別有用。人參能夠益氣健脾，養胃生

津，一則扶中氣之虛，二則顧津液之傷，堪稱最好的幫手。大棗可以益氣滋脾，甘緩和中，它幫助人參補脾養胃，又抑制吳茱萸的辛熱燥烈，且和生薑唱作俱佳，調和營衛（「營」指由飲食中吸收的營養物質，「衛」指人體抗禦病邪侵入的機能），可圈可點，讓我們見識到張仲景用藥之神準的能力。

《傷寒論》第378條條文明確的說明了厥陰頭痛病位在於肝，外邪循肝經上逆於巔頂，擾亂清空，痹阻經絡，發為頭痛；肝寒橫逆犯胃，肝木剋脾土，胃氣上逆，失於和降，則乾嘔；肝胃兩寒，飲邪不化，則口中吐清冷涎沫。所以，中醫會在治療厥陰頭痛時，「以暖肝溫胃散寒，泄濁和胃降逆為主」。

吳茱萸湯是治療頭痛的代表藥方。在現代醫學則運用在神經系統，治療頭痛、眩暈。頭痛如有高血壓、腦動脈硬化、癲癇等心腦血管疾病，神經性的偏頭痛，頑固性頭痛；而眩暈有美尼爾綜合症、高血壓等疾病。如今吳茱萸湯廣泛運用在如消化系統、神經系統等，發揮了顯著的降壓、止嘔等功效。它也可以聯合艾灸治療厥陰寒證眩暈，能夠減輕眩暈。

我時常呼籲大家，「以食補代替藥補，以廚房代替藥房」。平日以改善飲食習慣做起，這也是預防醫學的根本精神。由於攝取太多的醣類、脂質、鹽分，會讓人體內血液中的膽固醇和三酸甘油酯超標，於是引起高血脂症和動脈硬化。改善的方式，建議先從調整自己的飲食內容做起。透過減少熱量攝取，增加膳食纖維，搭配運動等來減少三酸甘油酯，有吸菸的人最好戒菸，才會做到友善身體的目標。

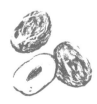

表 44　清血管的飲食原則

項目	說明
減少吃鹽量	鹽攝取過多會造成高血壓，形成動脈硬化，要特別留意。減鹽是清血管的第一步。
減少吃動物性脂肪	減少壞膽固醇多的動物性脂肪，積極攝取富含好膽固醇的食材。
多吃膳食纖維	積極吃根菜類及海藻。海藻的水溶性膳食纖維可以降低膽固醇。
戒酒、戒甜食	飲酒過多或吃太多的甜食，都會增加三酸甘油酯。只要戒酒、戒甜食，就可以達到清血管的目標。

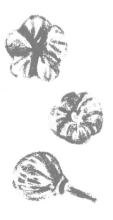

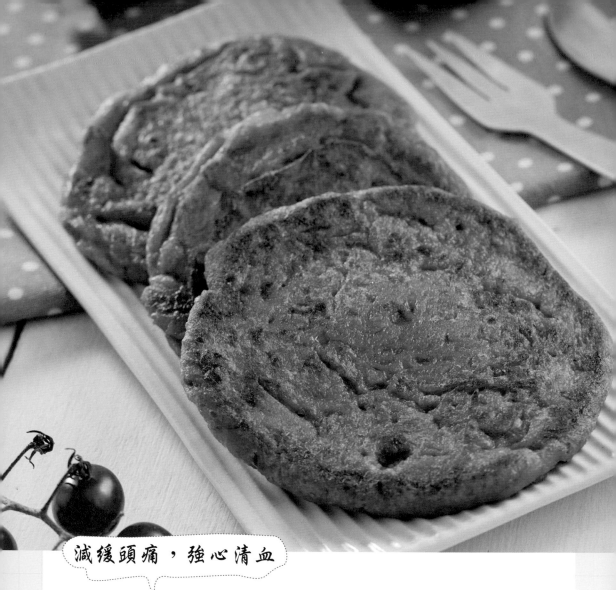

吳茱萸南瓜煎餅

調配料理

功效

要防止動脈硬化等血液循環不佳所引起的疾病，就要攝取能有效改善血流的食材，例如吳茱萸、人參、紅棗、生薑、南瓜、青背魚脂肪中所含的 DHA 與 EPA 等。其中，吳茱萸具有抗菌、鎮痛、強心、抗心律不整、保持體溫等功效，平日也可以和生米一起煮成吳茱萸粥食用。南瓜富含的鉀、維生素 C 和纖維，可以幫助心臟健康；攝取較多鉀的人，血壓會較低，也會降低中風的機會。

食材

吳茱萸、人參、紅棗、生薑四味少許、中型南瓜 1 個、麵粉 120 克、雞蛋 1 顆、橄欖油適量、水適量

做法

1 吳茱萸、人參、紅棗、生薑加水放入小鍋熬煮成汁，放涼，備用。
2 南瓜洗乾淨後去皮刨絲，放入碗中，備用。
3 在做法 2 的南瓜絲中加入適量橄欖油，攪拌均勻。
4 取做法 1 的湯汁與麵粉和雞蛋混合，備用。
5 將做法 3 和做法 4 的南瓜絲和麵糊混合後，攪拌均勻，備用。
6 起鍋熱油，鍋中加入做法 5 的南瓜麵糊兩大匙，煎成一個餅。南瓜麵糊的厚度隨個人喜歡，盡量將麵糊修整到圓形。
7 將南瓜餅的兩面煎至金黃色。
8 南瓜煎餅切片或切塊，即大功告成。

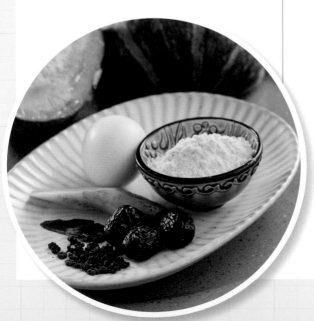

Tips

南瓜也可以事先切塊蒸爛，和湯汁、麵粉拌勻。如果想吃甜的，可以酌加一些糖；如果想吃鹹的，可以酌加一些蔥花、海鹽。

在此另外推薦三種食材，也可以預防動脈硬化疾病：

① 洋蔥：是極少數含有前列腺素 A 的蔬菜。前列腺素 A 是一種較強的血管擴張劑，可以軟化血管，降低血液黏稠度，增加冠狀動脈血流量，促進引起血壓升高的鈉鹽等物質的排泄，所以可以發揮調節血脂，降壓和預防血栓形成的效用。

② 綠豆芽：綠豆是很好的降膽固醇食物。在發芽過程裡，維生素 C 可達到綠豆原含量的六、七倍。大量維生素 C 能夠促進膽固醇排泄，防止其在動脈內壁沉積。綠豆芽的膳食纖維，能夠協助清除體內垃圾，和食物中的膽固醇相結合，且將其轉化為膽酸排出體外，從而降低膽固醇水準。

③ 蘋果：很好的「降脂果」，其降脂效用源於富含的果膠，可以和膽汁酸結合，吸收多餘的膽固醇和三酸甘油酯，幫助它排出體外。

將張仲景的
配藥智慧
改成日常料理
的夢想終於實現了

如何把中藥的湯、散、丸劑創新？

　　大約 7 年前，我在構思如何把傳統醫書轉換成簡單易懂的出版品時，陷入了困境，我想做醫書現代化工程，但是白話醫書、醫書分析、圖解醫書、醫書藥方解析……等等，已經有許多名家完成，我想企畫一個別出心裁又對普羅大眾有貢獻的選題，於是每每想到一個做法又重寫的頻率從此在電腦裡不斷更新，到了某一天我決定把這些企畫全部刪除，因為我在老作法裡打轉，必須先「破舊」，才能「革新」。

　　我看了《黃帝內經》、《傷寒雜病論》、《五十二病方》、《備急千金要方》等書的內容，於是有了初步的想法。因為我照護過生病的先母足足 20 年之久，當她服用「美國仙丹」和其他藥物時，味覺都被破壞了，時常食不知味。當她需要住院時，我時常為了刺激她的味覺每天變換菜色給她吃，但她往往只吃一兩口就不吃了，醫院裡的伙食幾乎是我吃的。由於

她久病成良醫，自己會想盡辦法讓支氣管舒服一些，於是她會偷偷地在嘴裡含一塊冰塊或糖果，當我發現時還跟她起了口角，我擔心她會讓支氣管更加惡化。所以病人的飲食困境或病人家屬的需求我深深體會過，如果有人可以根據某一種疾病做出相對應的料理該多好。

基於切身的經驗和看了醫書的心得，引發了我想製作「傳統醫書食補料理系列」的出版品，倘若把千古名醫的藥方轉換為日常食補料理，這樣一方面可以把古代名醫的藥方普及化，另一方面又可把中藥的湯、散、丸三種劑方改成凡夫俗子皆可飲食的酸、甜、苦、辣、鹹五味綜合的菜餚點心。剎那間，我茅塞頓開，感覺看見了未來。

獨創內科權威《傷寒論》藥方改成日常料理

企畫方向找到了，那種喜悅無法言表，但是要從哪一本醫書入手呢？左思右想，我想到了我的兩位忘年之交——臺灣國寶莊淑旂博士和她的么女莊靜芬醫師。莊博士從小就喜愛閱讀《傷寒論》，很多醫學巧思受到東漢張仲景的啟迪；而莊靜芬醫師雖然是西醫小兒科出身，但她們母女時常討論《傷寒論》，我和她們聊天時也受到了影響，而且這套書是傳統醫學內科的經典權威，從內科整理日常疾病需要的食療料理更能普及每一個家庭。當我把這個企畫告訴莊靜芬醫師時，她拍手叫好，她說：「怎麼這樣巧合，我正在醞釀如何整理《傷寒論》，當作 2023 年母親冥誕的禮物。」莫非這是莊博士給我們兩人的牽引？

我們知道無論中醫或西醫都有治未病即預防醫學的觀念，我很高興能夠邀請熟讀《傷寒論》的莊靜芬醫師參與此案，由她精闢分析書中談及的 50 個日常疾病病症，再以中、西醫兩個角度幫讀者綜合剖析張仲景的配藥智慧，再獨家設計相對應的 50 道調配料理，把藥材和其他食材一起烹飪，不僅活化了傳統醫學知識，而且真正做到古材今用的巧思。

《傷寒雜病論》流傳到宋朝分成《傷寒論》和《金匱要略》兩本，成

為治療急性病症和治療慢性病症的最佳指導手冊。其重點分成病症的特徵、藥方、飲食三大部分，其中飲食大都是中藥湯品比較多，例如桂枝湯、小柴胡湯、小青龍湯、真武湯等等，我和莊靜芬醫師討論製作這本書時，內容重點需要做到：

1、 首創內科權威《傷寒論》藥方改成好吃又健康的日常料理。
2、 精挑細選 50 種日常疾病，設計本書 4 大架構：病症、《傷寒論》藥方、莊醫師的話、50 道調配料理，歷經 2000 年來醫家臨床實驗，汰舊換新，古今兼備，傳統現代一脈相傳。
3、 幫助大家預防疾病，協助病患和家屬解決飲食的煩惱，做到有病可調養，無病可預防。
4、 把《傷寒論》苦口的傳統藥劑：湯劑、散劑、丸劑通權達變，全部調理成食指大動的美味佳餚，提升藥食同源的最佳做法。

第一本有病可調養，無病可預防的飲食聖典誕生

如今此書即將出版，能夠將醫聖張仲景的藥方精髓改成日常食療料理的夢想終於得以實現，內心充滿喜悅，我和作者莊靜芬醫師踏出了第一步，而這一本是從傳統醫書研發出藥方飲食的革命性代表，相信能夠將精深的傳統醫書更能視覺化、簡單化，以現代人快速理解的方式，扼要掌握飲食藥方的調理性、健康性、預防性，打破艱深難懂的刻板印象，建立「健康從嘴巴開始」、「廚房代替藥房」的樂觀保健概念，我們肯定這是一本家庭必備的天然食療聖典，從老祖宗的智慧，傳承大自然提供最好的飲食治病和養身配方。

戴月芳 博士

2023 年 11 月

MEMO

國家圖書館出版品預行編目資料

跟古代名醫做料理，吃出好健康：根據病症，以古代內科權威張
仲景《傷寒論》的藥方，調配出的50道獨家料理／莊靜芬著.——
初版.——臺中市：晨星出版有限公司，2023.11
　面；公分.——（健康與飲食；154）

ISBN 978-626-320-657-1（平裝）

1.CST：食療　2.CST：中藥材　3.CST：食譜

413.98　　　　　　　　　　　　　　　　　　112016432

健康與飲食 154

跟古代名醫做料理，
吃出好健康

——根據病症，以古代內科權威張仲景《傷寒論》
的藥方，調配出的50道獨家料理

可至線上填回函！

作者	莊靜芬醫師
主編	莊雅琦
企畫	戴月芳博士
編輯	洪絹、張雅棋
校對	洪絹、張雅棋
網路編輯	黃嘉儀
封面設計	王大可
美術編排	林姿秀
內頁插畫	胡韻葳 Lake Hu

創辦人	陳銘民
發行所	晨星出版有限公司
	407台中市西屯區工業30路1號1樓
	TEL：04-23595820　FAX：04-23550581
	E-mail：service-taipei@morningstar.com.tw
	http://star.morningstar.com.tw
	行政院新聞局局版台業字第2500號
法律顧問	陳思成律師
初版	西元2023年11月01日

讀者服務專線	TEL：02-23672044／04-23595819#212
讀者傳真專線	FAX：02-23635741／04-23595493
讀者專用信箱	service@morningstar.com.tw
網路書店	http://www.morningstar.com.tw
郵政劃撥	15060393（知己圖書股份有限公司）
印刷	上好印刷股份有限公司

定價 **699** 元

ISBN　978-626-320-657-1